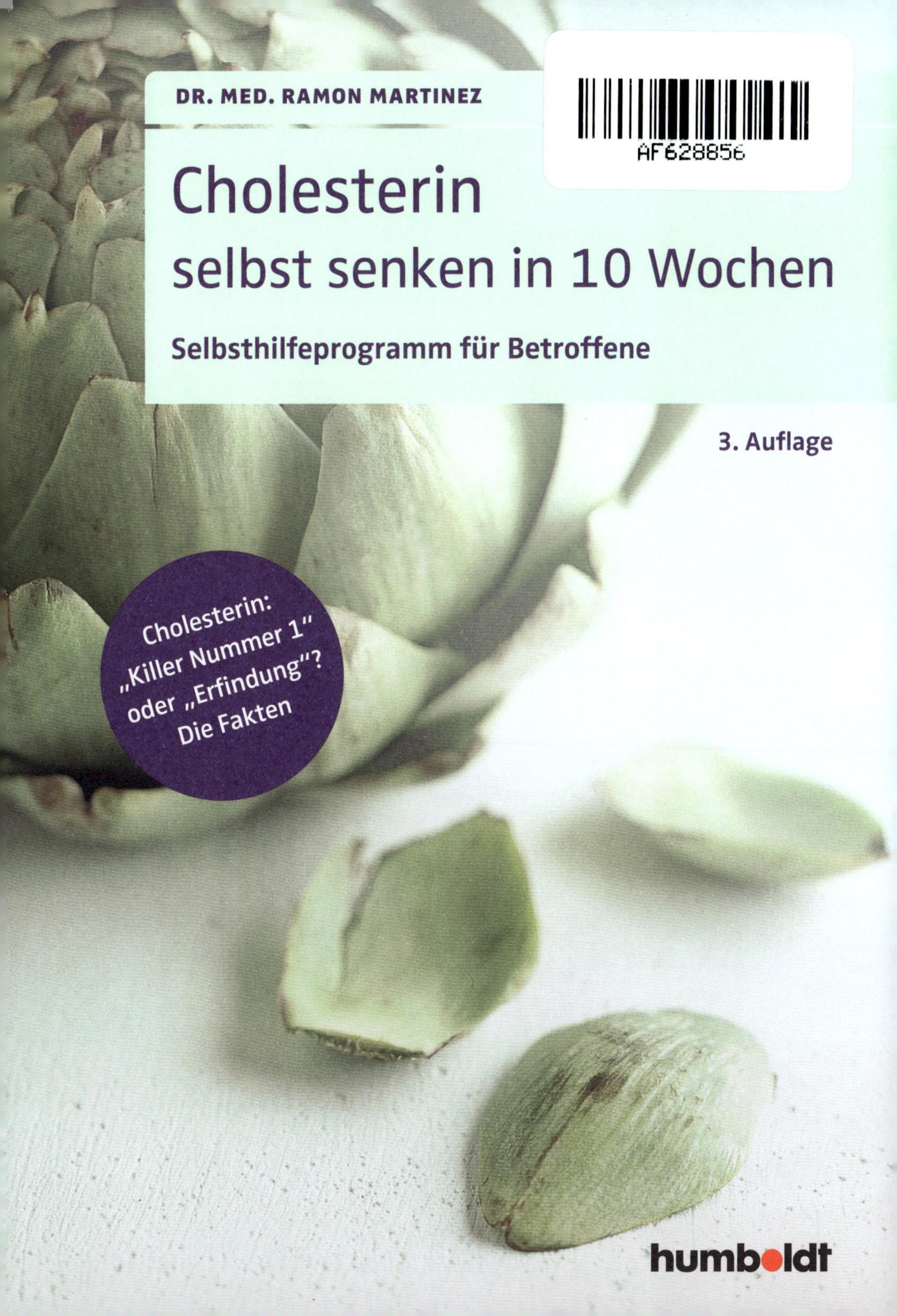

DR. MED. RAMON MARTINEZ

Cholesterin selbst senken in 10 Wochen

Selbsthilfeprogramm für Betroffene

3. Auflage

Cholesterin: „Killer Nummer 1" oder „Erfindung"? Die Fakten

humboldt

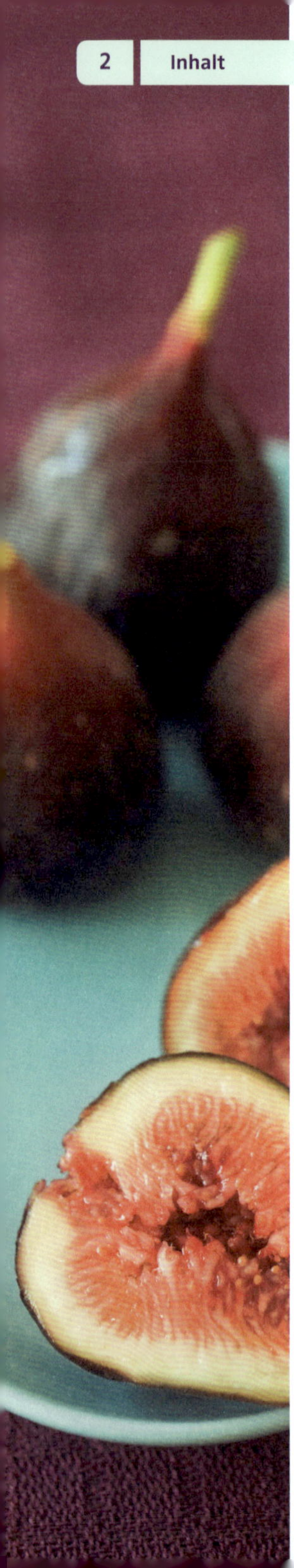

6 **VORWORT**

9 **BEVOR SIE STARTEN – WICHTIG ZU WISSEN**

10 Wie Sie mit diesem Buch Ihr Ziel erreichen

12 Cholesterin – das Wichtigste in Kürze

15 **IHR 10-WOCHEN-PLAN**

16 **1. Woche**
Cholesterin – „Killer Nummer 1“ oder „Erfindung“?

17 Wie alles entstand

20 Wie unterscheiden Sie gesicherte Fakten von Spekulationen über Cholesterin?

22 Der Zusammenhang zwischen Cholesterin und Herzinfarkt

32 Der Durchbruch in der Cholesterinbehandlung

37 Was nutzt eine Cholesterinsenkung?

39 Welche Cholesterinwerte sind normal?

49 **2. Woche**
Cholesterin senken durch Ernährungsumstellung – und es schmeckt doch!

49 Je weniger Fett, desto besser?

51 Fette – auf die richtigen kommt es an

63 Aufgabe für diese Woche

64 **3. Woche**
Richtig essen und den Cholesterinspiegel weiter senken

64 LDL, HDL und Co.

65 LDL – je kleiner, desto gemeiner

68 Ist Cholesterin nur schädlich?

69 Das Cholesterin im Essen – das kleinere Übel
74 Wie viel Cholesterin im Essen darf es sein?
81 Das Besondere am Fischfett
83 Die Mittelmeerkost
85 Mehr Tipps zum Cholesterinsenken
87 Transfettsäure – das Scheusal unter den Fetten
89 Aufgabe für diese Woche

90 **4. Woche**
Triglyceride, Omega-3-Fette und glykämische Last einfach verstehen
90 Triglyceride, der oft verkannte Schurke
94 Wann sind die Triglyceride zu hoch?
96 Omega-3-Fettsäuren und Omega-6-Fettsäuren – der feine Unterschied
102 Mittelkettige Fettsäuren – sinnvoll?
102 Kohlenhydrate
107 Der glykämische Index
115 Alkohol in Maßen – aber nicht für jeden
118 Aufgabe für diese Woche

119 **5. Woche**
Cholesterinsenken für Fortgeschrittene
119 Warum schadet Cholesterin?
123 Unterschiede beim Cholesterin zwischen Mann und Frau
124 Schwung für das HDL
126 Ballaststoffe – welche das Cholesterin wirklich drücken
133 Was ist wirklich dran an Obst und Gemüse?
136 Aufgabe für diese Woche

137 **6. Woche**
Blutfette verbessern durch Bewegung und Sport
138 Richtiges Training verbessert die Blutfettwerte und die Fitness
144 Ist Ausdauertraining besser als Krafttraining?
148 Das richtige Tempo und die optimale Intensität beim Training
151 Welche Sportart ist die richtige bei hohem Cholesterin?
158 Weitere Tipps zum Training
160 Zusätzliche kleine Trainingseinheiten im Alltag
161 Nach dem Sport: richtig essen und trinken
164 Aufgabe für diese Woche

165 **7. Woche**
Mikronährstoffe und sekundäre Pflanzenstoffe – die hohe Schule der Ernährung
165 Mikronährstoffe – klein aber mächtig
193 Neuere Risikofaktoren – die Gefahr kommt aus vielen Richtungen
201 Wie genau ist die Cholesterinmessung?
206 Aufgabe für diese Woche

207 **8. Woche**
Durch Abnehmen das Cholesterin senken
207 Die Folgen von Übergewicht
208 Das Körpergewicht richtig bewerten
210 Auf die Fettverteilung kommt es an
212 So nehmen Sie am besten ab
217 Aufgabe für diese Woche

218 **9. Woche**
Stressabbau und Entspannung bessern die Blutfette und schützen das Herz
219 Entspannen – Ihr Sofortprogramm
223 Rauchen und hohes Cholesterin
225 So werden Sie Nichtraucher
228 Entspannung – zweiter Teil
229 Aufgabe für diese Woche

230 **10. Woche**
Cholesterinsenkende Medikamente und natürliche Mittel
231 Statine – die gebräuchlichsten Medikamente der Welt
234 Nikotinsäure – ein Oldie dankt ab
235 Ezetimib – der umstrittene Kamerad
236 Gestatten – der Neue
237 Fibrate – die Meister der Triglyceride
238 Gallensäurebinder – noch aktuell?
239 Kombinationen mehrerer Cholesterinsenker
239 Bluthochdruck und Cholesterin – wenn 1+1 = 4 ist
242 Wohin die Zukunft geht – quo vadis Cholesterinbehandlung?
242 Pflanzliche Mittel zur Cholesterinsenkung
256 Aufgabe für diese Woche

257 **Zu guter Letzt**

259 **Register**

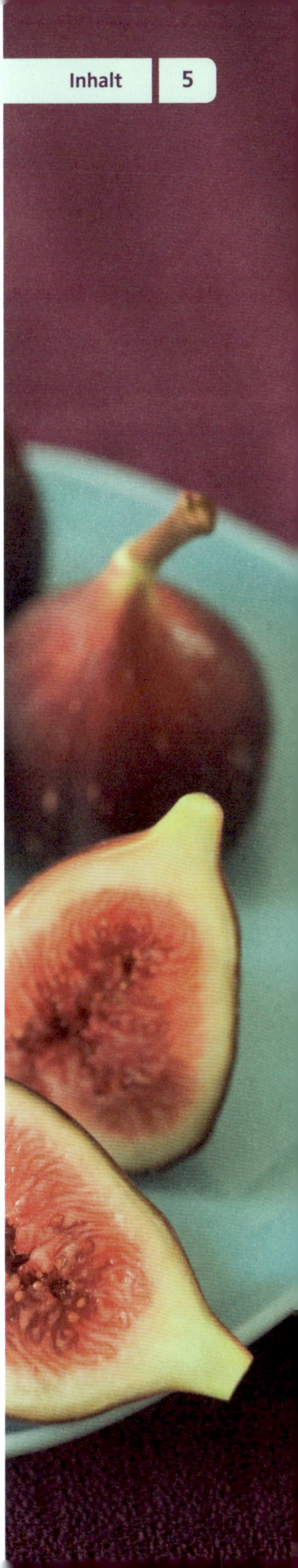

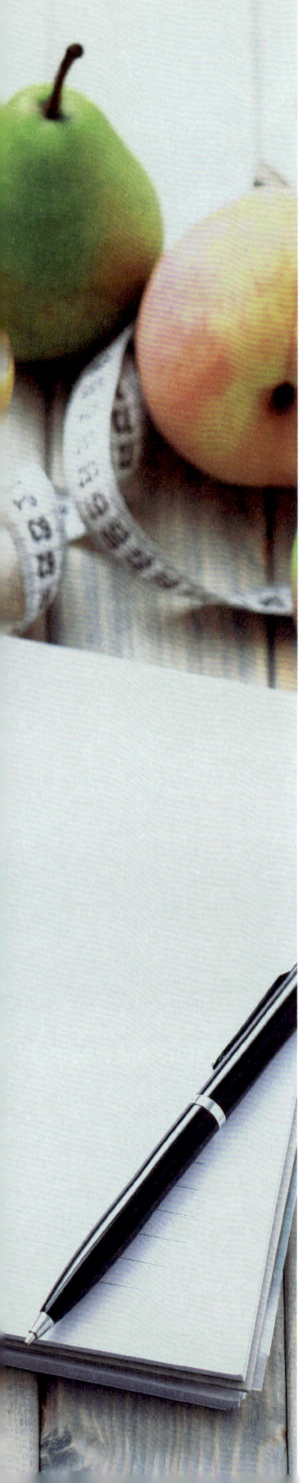

VORWORT

Liebe Leserin, lieber Leser,

ein hoher Cholesterinspiegel gehört zu den Hauptrisiken für Herzerkrankungen und Schlaganfälle, denen jedes Jahr in Deutschland mehr als 350.000 Menschen zum Opfer fallen. Würden die uns heutzutage zur Verfügung stehenden Vorbeugemaßnahmen genutzt, könnten nach Schätzungen der Weltgesundheitsorganisation WHO über 80 % dieser Erkrankungen verhindert werden.

Ich zeige Ihnen in meinem Buch Schritt für Schritt, wie Sie nach und nach Ihre Risikofaktoren beseitigen, die zu einem hohen Cholesterin und zu Herzerkrankungen führen. Das dazu notwendige Rüstzeug bekommen Sie aus Sicht eines praktisch tätigen Mediziners, dessen Erfahrungen und Einschätzungen in alle Empfehlungen mit eingehen.

Ist Cholesterin denn wirklich so gefährlich wie allgemein behauptet wird? Das ist sicher eine der spannendsten Fragen, auf die das vorliegende Buch nachvollziehbare Antworten geben will. Zugleich bekommen Sie das aktuelle Wissen über Cholesterin in allgemein verständlicher Form. Machen Sie sich selbst ein Bild davon, wie Sie die eigenen Cholesterin- und Blutfettwerte bewerten müssen. Nach der Lektüre des Buches werden Sie Ihr persönliches Risiko, eine Herzerkrankung zu erleiden, abschätzen und maßgeblich senken können.

Mittlerweile gibt es so viele Informationen über das Cholesterin, dass es nur noch vom Spezialisten überschaut werden kann. Vieles, was vor Jahren noch für richtig gehalten wurde, muss inzwischen, aufgrund neuer Erkenntnisse, anders gesehen werden.

Das gilt zum Beispiel für die noch vor einigen Jahren übliche pauschale Einschränkung von Fett in der Ernährung, die heute in dieser Form nicht mehr empfohlen werden kann.

Dieses Buch soll Ihnen nicht nur das sicher sehr spannende aktuelle Wissen über Cholesterin nahebringen. Es soll Ihnen vor allem den Weg aufzeigen, wie Sie Ihren Cholesterinspiegel auch ohne Medikamente senken können. Im Mittelpunkt stehen dabei praktische Hinweise und Tipps. Denn bereits Konfuzius wusste, dass nichts so dauerhaft gelernt wird, wie das, was man selbst tut: „Erzähle es mir – und ich werde es vergessen. Zeige es mir – und ich werde mich erinnern. Lass es mich tun – und ich werde es behalten." Dabei wünsche ich Ihnen viele Erfolgserlebnisse, um das Wichtigste aller Güter, Ihre Gesundheit und Lebensfreude, zu erhalten und zu verbessern.

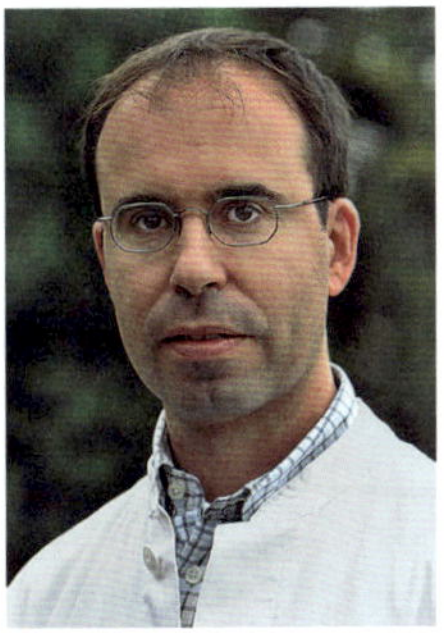

Ihr
Dr. med. Ramon Martinez

*Meiner Familie Tatjana, Nico,
Daniel und Luis gewidmet*

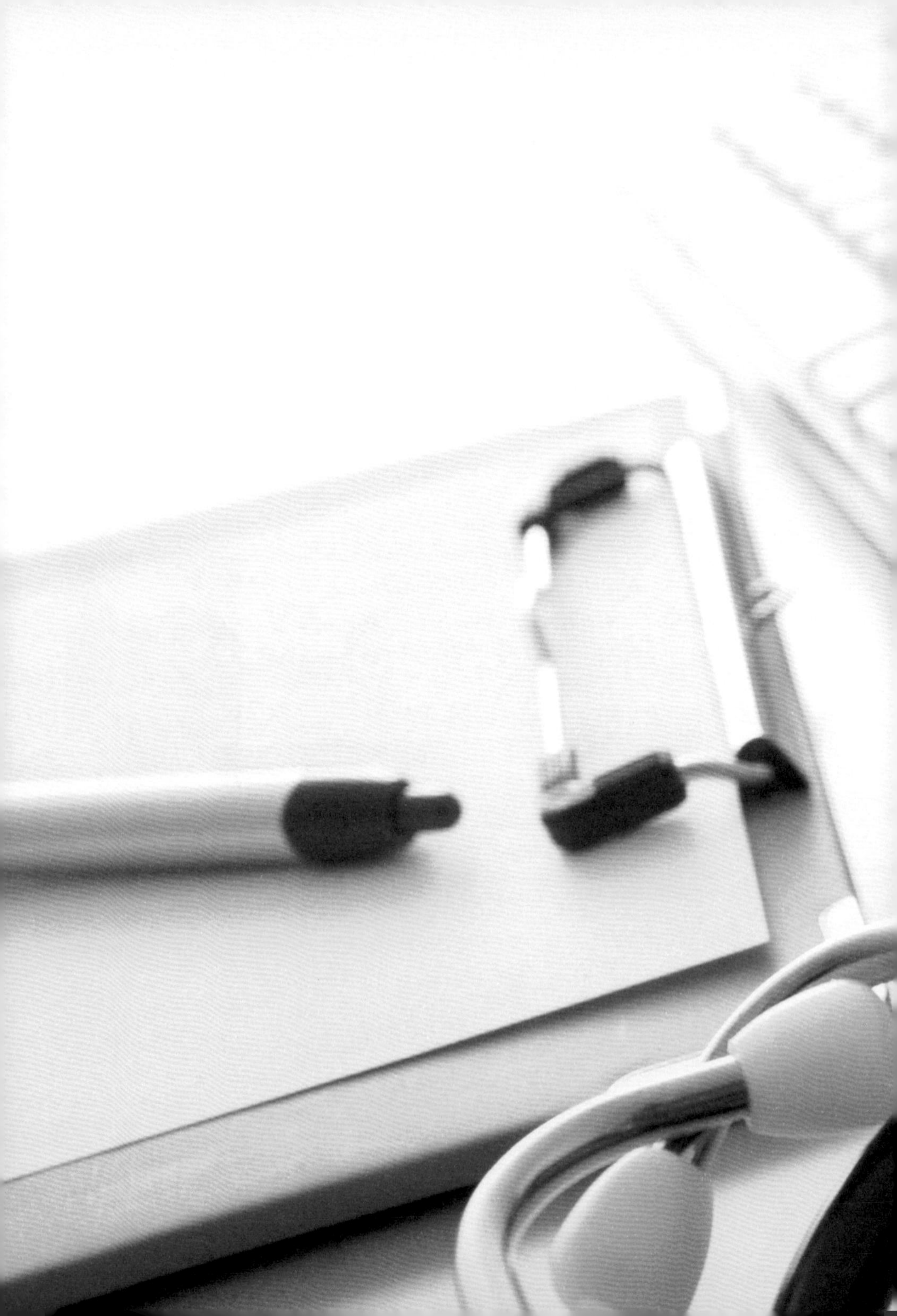

BEVOR SIE STARTEN – WICHTIG ZU WISSEN

Herz-Kreislauf-Erkrankungen sind weltweit die häufigste Todesursache. Auslöser hierfür kann ein erhöhter Cholesterinspiegel sein, der sich am Anfang nicht bemerkbar macht. Deshalb ist es enorm wichtig, die eigenen Cholesterinwerte zu kennen und sie vor allem niedrig zu halten.

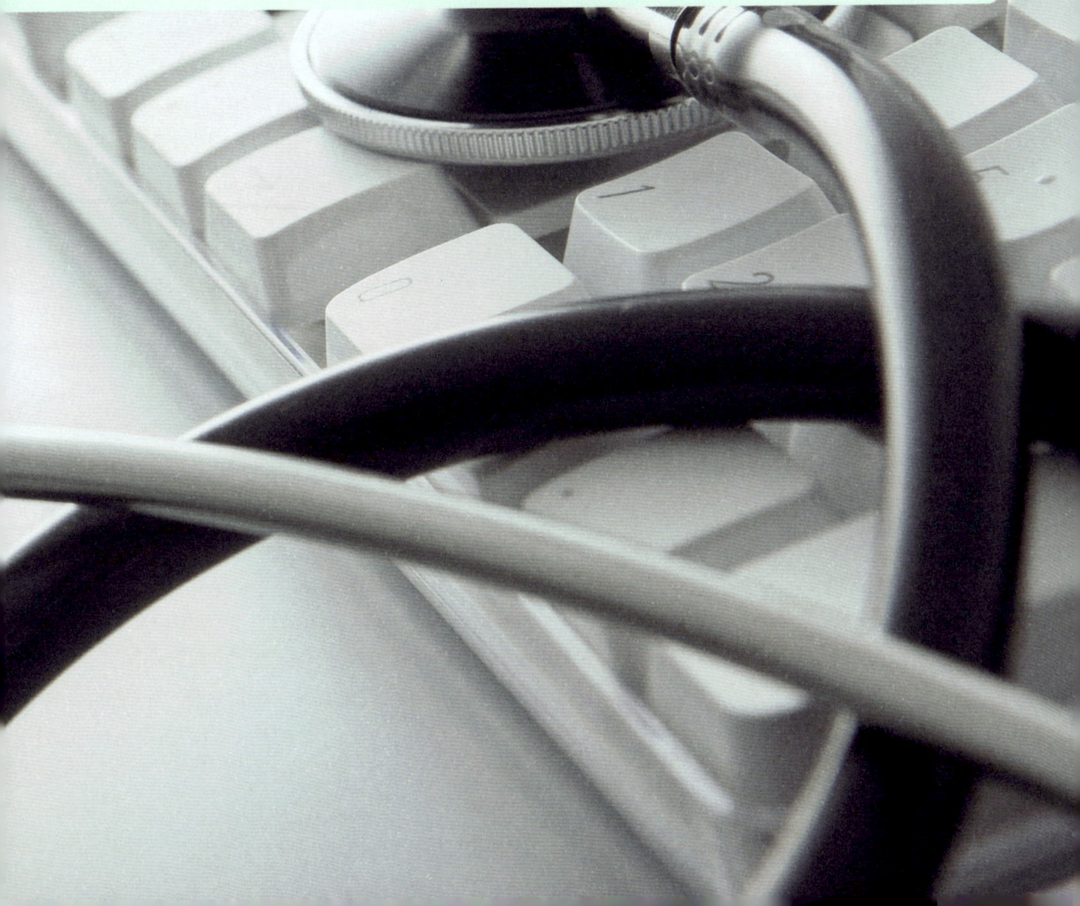

Wie Sie mit diesem Buch Ihr Ziel erreichen

Wie Sie vielleicht schon gesehen haben, ist das Buch nach Wochen eingeteilt, sodass Sie in 10 Wochen die einzelnen Inhalte lesen und – wichtig! – die Aufgaben machen können. Sie haben richtig gelesen: „die Aufgaben machen". Denn: Wer nicht nur die Kapitel durchliest, sondern auch die Maßnahmen umsetzt, profitiert am meisten.

Arbeiten Sie zunächst das vorbereitende Kapitel in der ersten Woche des Buches durch, damit Sie sich mit den Grundlagen des Cholesterins vertraut machen. Im praktischen Teil ab der zweiten Woche lernen Sie die einzelnen Maßnahmen der nicht medikamentösen Cholesterin- und Blutfettsenkung kennen, die Sie sofort umsetzen können. In jeder der zehn Wochen finden Sie außerdem wichtige Informationen und neue Erkenntnisse. Vieles wird für Sie neu sein – lesen Sie diese Seiten ruhig häufiger durch. Anschließend können Sie Berichte und Nachrichten, die Sie über Cholesterin und Blutfette lesen, besser verstehen. Sie werden außerdem beurteilen können, ob es sich um gesichertes Wissen handelt oder ob eher Skepsis angebracht ist. Arbeiten Sie alle Aufgaben in der beschriebenen Reihenfolge durch, da die Aufgaben und Erläuterungen aufeinander aufbauen. Üben Sie, bevor Sie weiterlesen, da erst das Umsetzen des Erlernten den gewünschten Effekt zeigt.

> !
> Vieles wird für Sie neu sein.

Lassen Sie sich Zeit!

Zu Beginn eines neuen Kapitels finden Sie die Wochenangabe, in der Sie das Kapitel durcharbeiten können. Es schadet aber nichts, wenn Sie sich für ein Kapitel mehr Zeit nehmen. So könnten Sie für jedes Kapitel z. B. ohne Probleme zwei Wochen verwenden. Die einzelnen Inhalte bleiben sogar besser im Gedächtnis, wenn Sie sich längere Zeit damit beschäftigen. Eine solche Verlängerung bietet sich vor allem dann an, wenn Sie nur über relativ wenig Zeit für die Übungen verfügen. Lassen Sie sich lieber Zeit, als die Kapitel sehr schnell und oberflächlich durchzugehen, ohne die Inhalte praktisch umzusetzen. Insgesamt ist dieses Programm für zehn Wochen konzipiert. Nach dieser Zeit haben Sie das Rüstzeug, um Ihre Blutfette effektiv zu senken.

Die positiven Wirkungen auf den Cholesterinspiegel bleiben auch nach dieser Zeit erhalten und können sich sogar noch verstärken. Denn das Gelernte soll nach und nach verinnerlicht und zur selbstverständlichen Gewohnheit werden. Während Sie die neu erlernten Lebensstiländerungen fortführen, werden sich weitere Fortschritte sowohl im Hinblick auf Ihren Cholesterinspiegel als auch auf Ihre Lebensqualität einstellen.

Gewohnheiten ändern sich nur langsam

Um Ihre Blutfette zu verbessern, Ihre gesundheitliche Verfassung und Ihr Wohlbefinden nachhaltig zu steigern, müssen Sie die notwendigen Änderungen, z. B. in der Ernährung oder bei der Wahl Ihrer Lebensmittel, schrittweise vollziehen. Diese Änderungen benötigen eine gewisse Zeit, da sich Gewohnheiten, die über Jahre und Jahrzehnte bestanden haben, nur durch regelmäßige Übung ändern lassen. Daher wurden bei den einzelnen Etappen Zeitspannen vorgegeben, bevor mit dem nächsten Kapitel begonnen wird.

> **!** Das Gelernte soll zur Gewohnheit werden.

Der praktische Teil des Kapitels über Gewichtsreduktion ist für Menschen mit Übergewicht verfasst, wobei auch Menschen mit leichterem Übergewicht angesprochen sind. Die genaue Definition finden Sie im betreffenden Kapitel (siehe Seite 207).

Wenn Sie ein spezielles Kapitel nicht umsetzen können oder möchten, nehmen Sie sich das nächste Kapitel vor, da jede Maßnahme für sich bereits eine merkliche Verbesserung der Blutfette bewirkt. Um den bestmöglichen Effekt zu erreichen, empfehle ich Ihnen jedoch, möglichst alle hier beschriebenen Schritte abzuschließen.

> **!** Schließen Sie möglichst alle beschriebenen Schritte ab.

Im Buch wird der Ausdruck „Blutfette" gleichbedeutend mit „Lipide im Blut" verwendet, was wissenschaftlich nicht ganz richtig ist, da Cholesterin einen anderen chemischen Aufbau zeigt als die „Fette". Da sich dieser Ausdruck eingebürgert hat, wird er hier der Einfachheit halber nach dieser Definition benutzt.

Cholesterin – das Wichtigste in Kürze

Neue medizinische Informationen und aktuelle Erkenntnisse schaffen oft Unklarheit. Bei dem Thema Cholesterin werden sogar teilweise gegensätzliche Meinungen vertreten! Das Ergebnis: Weder der Laie noch (oft sogar) der Mediziner sind in der Lage, sich bei der Unmenge an Daten zum Cholesterin ein vollständiges und klares Bild zu verschaffen.

In den vergangenen Jahren wurden erstaunliche Erkenntnisse gewonnen, mit denen bereits im Vorfeld festgestellt werden kann, wer gefährdet ist. Dadurch können Maßnahmen ergriffen werden, um dieser häufig tödlichen Krankheit zuvorzukommen. Mit einem überschaubaren Aufwand können Sie Ihr Befinden, Ihre Fitness und vor allem Ihre Gesundheit effektiv und mit weniger Einschränkungen, als es früher möglich war, verbessern. Strenge und nicht schmeckende Diäten müssen nicht mehr eingehalten werden, denn heute weiß man, dass nicht das Weglassen von Nahrungsmitteln den Cholesterinspiegel senkt, sondern die richtigen Nahrungsmittel gewählt werden müssen.

> !
>
> Strenge Diäten gehören der Vergangenheit an.

Cholesterin steht seit Langem im Mittelpunkt des Interesses, wenn es darum geht, Herzinfarkte, Schlaganfälle und weitere schwere Krankheiten zu vermeiden. Ein niedriger Cholesterinspiegel wurde lange als eine Art „Lebensversicherung" verstanden. Heute wird das Cholesterin als einer von mehreren Faktoren angesehen, die erst im Zusammenspiel die Lebenserwartung verlängern oder verkürzen können. Die einfache Formel „niedriges Cholesterin = hohe Gesundheit“ gilt in dieser Form nicht mehr.

Mittlerweile weiß man, wer von einer Cholesterinsenkung profitiert und wer nicht, wer aufgrund seiner Cholesterinwerte wirklich gefährdet ist und wer trotz höherer Cholesterinwerte kein erhöhtes Risiko aufweist. Darauf werden wir im Einzelnen an späterer Stelle noch eingehen. Sowohl ansonsten Gesunde mit einer erhöhten Risikokonstellation als auch Personen, die schon einen Herzinfarkt oder einen Schlaganfall erlitten haben, profitieren in hohem Maß von den in diesem Buch beschriebenen Maßnahmen zur Cholesterinsenkung. Denn dadurch lernen sie, Herz-Kreislauf-Erkrankungen effektiv vorzubeugen, die Leistungsfähigkeit sowie das Wohlbefinden zu steigern und die Lebenserwartung bei guter Gesundheit zu verlängern.

!

Dank moderner Erkenntnisse über das Cholesterin benötigt man heute die früher üblichen strengen Diäten nicht mehr und ist obendrein sogar noch erfolgreicher damit.

Untersuchungen haben bewiesen, dass die in diesem Buch beschriebenen Maßnahmen wirken: Eine Studie aus dem Jahr 2004 mit 30.000 Teilnehmern belegte, dass rund 90 % aller Herzerkrankungen vermeidbar wären, wenn das vorhandene medizinische Wissen konsequent genutzt würde. Eine andere Untersuchung kommt bereits 2001 zu dem Resultat, dass über 80 % aller Herzinfarkte und Schlaganfälle vermieden werden könnten, wenn die aktuellen medizinischen Erkenntnisse im Alltag angewandt würden. Diese Fakten untermauern eindrucksvoll, welche immense Chance der moderne medizinische Fortschritt bietet. Eine Chance, die jeder nutzen kann, der sich entsprechend informiert und diese Erkenntnisse für sich nutzt.

!

Mehr als 80 % aller Herzerkrankungen sind grundsätzlich vermeidbar.

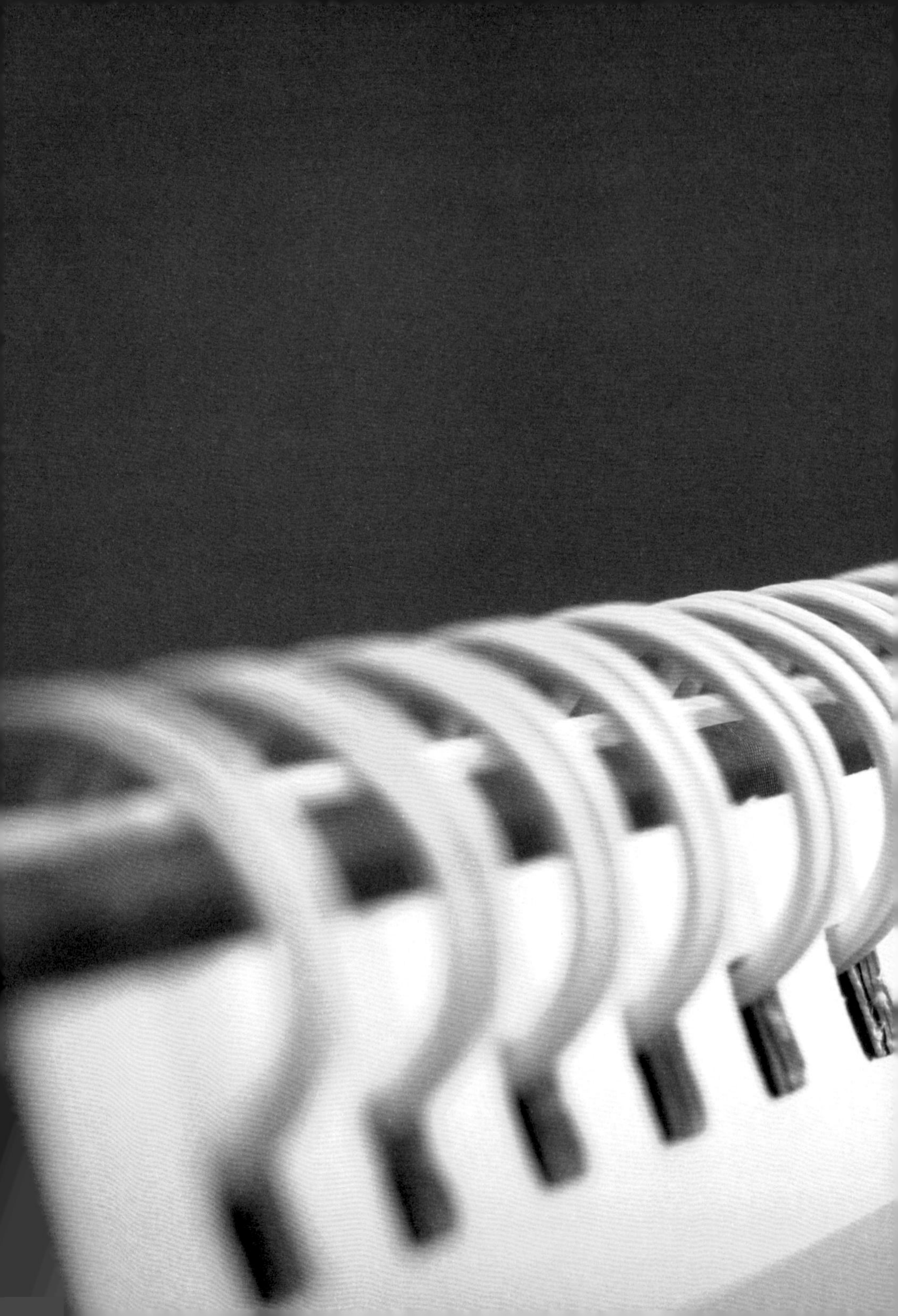

IHR 10-WOCHEN-PLAN

Es gibt leider viele widersprüchliche Aussagen darüber, in welchem Fall und mit welchen Maßnahmen der Cholesterinspiegel zu senken ist. In diesem Kapitel habe ich alle aktuellen Fakten zusammengestellt, damit Sie sich eine fundierte Meinung bilden können. Sie erfahren außerdem, welche effektiven Maßnahmen es zum Cholesterinsenken gibt und wie Sie diese in den nächsten Wochen ganz leicht umsetzen können, um Ihren Cholesterinspiegel dauerhaft zu senken.

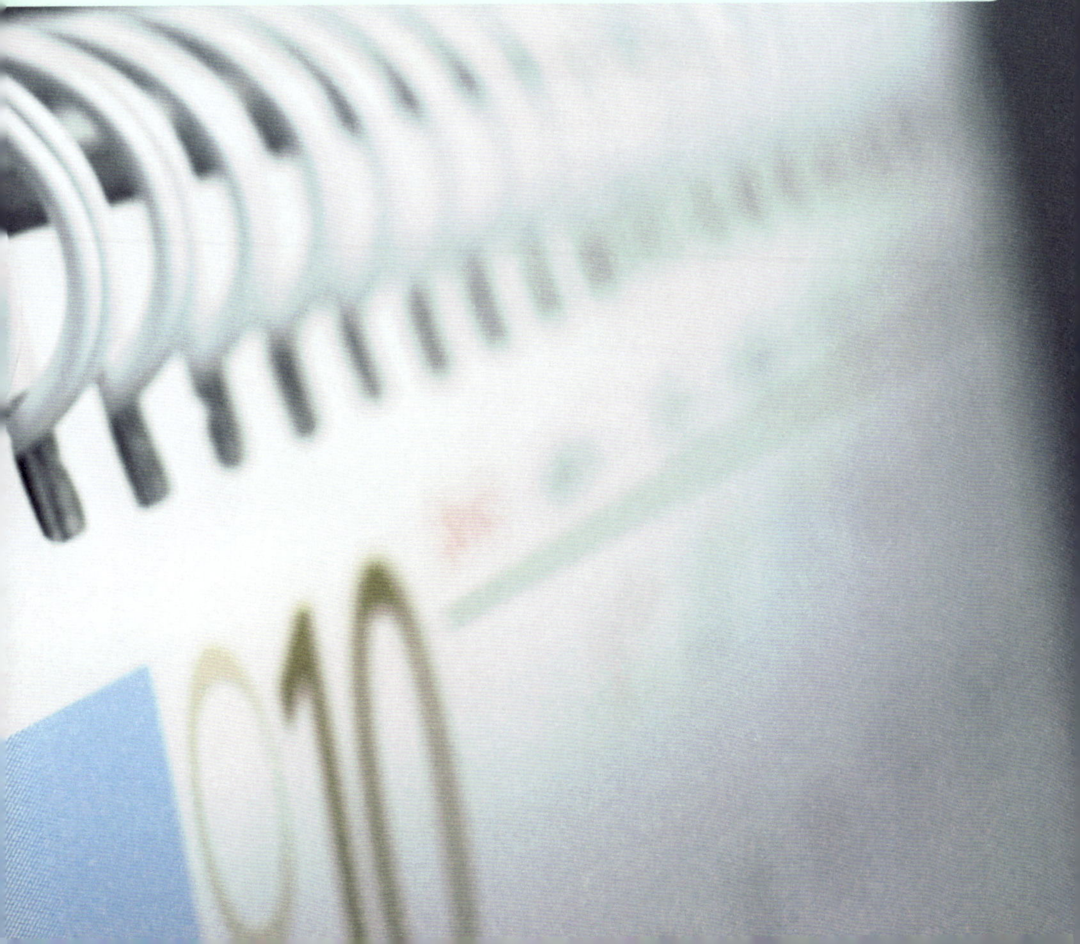

1. WOCHE

Cholesterin – „Killer Nummer 1" oder „Erfindung"?

Bevor Sie weiterlesen, sollten Sie zunächst Ihren persönlichen „Status quo" bestimmen, das heißt: Haben Sie erhöhte Cholesterinwerte? Welche Werte sind erhöht? Welches Ziel müssen Sie verfolgen? Gemäß einer alten Weisheit kann nur, wer ein festes Ziel hat, sich auf den Weg dorthin machen.

AUFGABE

Besorgen Sie sich als Erstes einen kompletten Lipidstatus, d. h., Sie benötigen Ihre Werte für das Gesamtcholesterin, das LDL- und HDL-Cholesterin sowie die Triglyceride. Tragen Sie Ihre Laborwerte als Ausgangswerte hier ein.

LIPIDSTATUS	MEINE AUSGANGSWERTE
Gesamtcholesterin (mg/dl)	
LDL-Cholesterin (mg/dl)	
HDL-Cholesterin (mg/dl)	
Triglyceride (mg/dl)	

Aktuelle Cholesterinmedikamente (falls vorhanden):

____

____

Wie alles entstand

Anfang der 1960er-Jahre, als der Wohlstand in den industrialisierten Ländern bereits einige Zeit bestand, entwickelten sich Herzerkrankungen, besonders der Herzinfarkt, zum Hauptfeind der Gesundheit und zur Todesursache Nummer eins. Aktuell gehen genauso viele Todesfälle auf das Konto von Herzinfarkten und Schlaganfällen wie die in der Statistik nachfolgenden vier Todesursachen (Krebserkrankungen, Lungenkrankheiten, Unfälle, Demenz) zusammen. Fieberhaft versuchten Mediziner zu ergründen, warum sich diese Krankheiten epidemieartig ausbreiteten, obwohl es den Menschen doch endlich besser ging, da Hygiene, Nahrung und Komfort ein noch nie da gewesenes Niveau erreicht hatten.

!

Wohlstand und Nahrung brachten neue Krankheiten mit sich.

Schon bald wurde klar, dass gerade in den neuen Lebensgewohnheiten die Ursachen zu finden waren. Ein Grund war und ist, dass früher Bewegung garantiert war, Nahrung nicht – während heute Nahrung garantiert ist, Bewegung aber nicht. Darüber hinaus gab es zu diesem Zeitpunkt etliche Theorien über die Gründe der lawinenartigen Zunahme von Herzinfarkten, aber keine wirklich überzeugende Ursache. Schließlich wurde ein Zusammenhang zwischen der Cholesterinhöhe im Blut, die man seit 1934 messen konnte, und dem Auftreten von Herzinfarkten gesehen.

Die Euphorie, endlich den Schuldigen für den Gesundheitsfeind Nummer eins gefunden zu haben, war so überwältigend, dass sich diese Meldung durch die Medien wie ein Lauffeuer verbreitete. Bald war das Cholesterin, das bis dahin kaum jemand kannte, in aller Munde; es folgten Empfehlungen, wie der Cholesterinspiegel zu senken sei – ohne vorher zu prüfen, ob diese Empfehlungen überhaupt zum Ziel führten. Man wollte mit Prüfungen keine Zeit verlieren, während Herzinfarkte weiter um sich greifen. Der Öffentlichkeit wurden Ungereimtheiten in der Cholesterinproblematik verschwiegen. Man tat so, als hätte man un-

!

Man gab dem Cholesterin zunächst die Hauptschuld an der Verbreitung von Herzinfarkten.

umstößliche Beweise dafür, dass der Cholesterinspiegel die Hauptschuld an der Verbreitung von Herzinfarkten und der Arterienverkalkung (Arteriosklerose) trägt. Schließlich sollte die Öffentlichkeit sich auch konsequent an die Empfehlungen zur Cholesterinsenkung halten.

Dieser wichtige Hinweis soll die Rolle des Cholesterins weder abschwächen noch stützen. Er zeigt jedoch, wie die Sichtweise in der Bevölkerung und auch in Fachkreisen bis heute erheblich beeinflusst wurde. Ob dadurch auch die Fakten und die Cholesterinforschung selbst beeinflusst wurden, werden wir noch sehen.

Seither hat die Fülle an Daten und Studien enorm zugenommen und ist für den medizinischen Laien kaum zu überschauen. Sachliche und umfassende Informationen zum Thema Cholesterin sind schwer zu bekommen, da diese Thematik oft emotional, teilweise auch sehr einseitig dargestellt wird. Meistens bleiben entweder die Daten, die der Cholesterinhypothese widersprechen, unberücksichtigt oder es werden umgekehrt die Fakten, die für die Cholesterinhypothese sprechen, ausgelassen. Ich halte es für erforderlich, alle vorliegenden Daten zu berücksichtigen, um die Rolle des Cholesterins zu verstehen und angemessene Empfehlungen aussprechen zu können.

Neuere Erkenntnisse haben ergeben, dass frühere Empfehlungen unwirksam, teilweise sogar schädlich sind: Gesättigte (meist tierische) Fette in der Nahrung erhöhen den Cholesterinspiegel stärker als das Cholesterin in der Nahrung selbst. Außerdem kann die lange propagierte kohlenhydratreiche und fettarme Ernährung nach jetzigen Erkenntnissen nicht mehr empfohlen werden kann.

Das Aufkommen cholesterinsenkender Medikamente warf sehr bald die Frage auf, wer von solchen Medikamenten profitiert und wer nicht. Dabei nutzt vielen eine nicht medikamentöse Cholesterinsenkung, vor allem, wenn noch keine Medikamente erforderlich sind. Zum Teil haben die wirksamen Medikamente sogar dazu geführt, dass die nicht medikamentösen Maßnahmen zu Unrecht in den Hintergrund gerieten. Mehrere Faktoren haben dies begünstigt:

- Die neueren Medikamente, vor allem die sogenannten Statine, auf die später noch genauer eingegangen wird, sind so wirksam, dass andere Maßnahmen für unnötig gehalten wurden.
- Die Schulung von Patienten – und allgemein der Bevölkerung – in den cholesterinsenkenden Maßnahmen ist aufwendig und beansprucht mehrere Stunden, sodass solche Unterweisungen kaum zur Verfügung stehen.
- Weiterhin erweckt die Fehlinterpretation einiger Studien den Eindruck, als würde nahezu jedermann von einer medikamentösen Cholesterinsenkung profitieren und als wären daher andere Maßnahmen unnötig.

Neuere Medikamente zur Senkung des Cholesterinspiegels sind so wirksam, dass andere Maßnahmen zunächst für unnötig gehalten wurden. Von nicht medikamentösen Maßnahmen profitiert jeder.

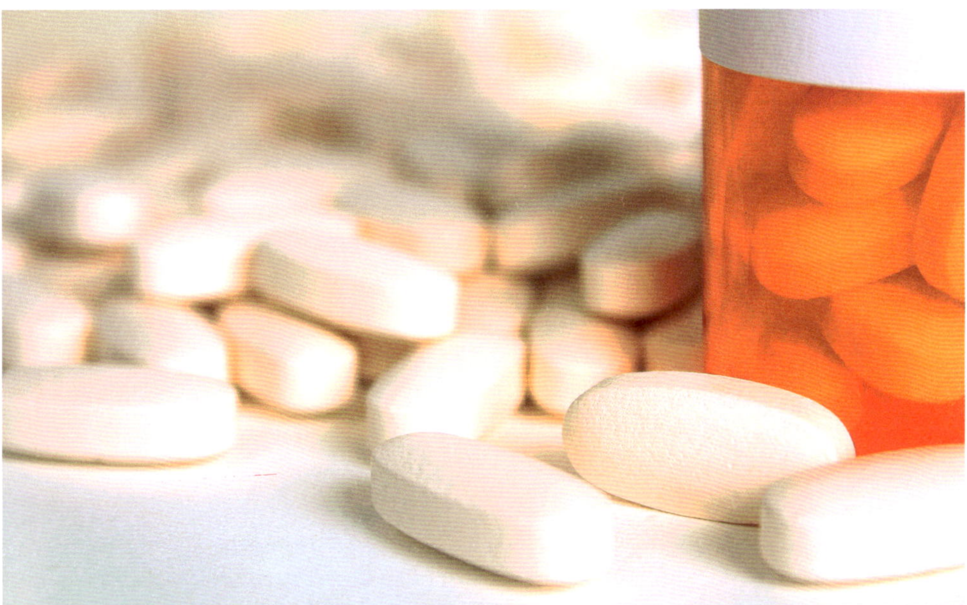

All dies hat zur Folge, dass die wissenschaftlich gut gesicherten nicht medikamentösen Maßnahmen der Cholesterinsenkung wenig verbreitet sind – obwohl das Interesse an solchen Maßnahmen, die frei von Nebenwirkungen und Risiken sind, sehr groß ist, wie die tägliche Arbeit mit Patienten zeigt. Ebenso groß ist der Wunsch nach sachlichen Informationen, um selbst aktiv zur Senkung des Cholesterins beitragen zu können. In diesem Buch werden beide Aspekte ausführlich erläutert und neben dem wichtigen theoretischen Rüstzeug auch die erforderlichen praktischen Anleitungen vermittelt, sodass Sie das erworbene Wissen auch anwenden können.

Die Normwerte für den Cholesterinspiegel sanken seit den 1960ern bis heute stetig: 60er-Jahre: bis 300 Milligramm pro Deziliter (mg/dl), 80er-Jahre: bis 250 mg/dl, heute: unter 200 mg/dl.

Wichtige Fachausdrücke

Hypercholesterinämie: Cholesterinerhöhung
Hyperlipidämie: Erhöhung der Blutfette
Hypertriglyceridämie: Erhöhung der Neutralfette (Triglyceride)
Lipide im Blut: Cholesterin (= Cholesterol) und Triglyceride
Arteriosklerose: Erkrankungen der Arterien mit Ablagerungen – „Arterienverkalkung"

Wie unterscheiden Sie gesicherte Fakten von Spekulationen über Cholesterin?

Daten und Statistiken zum Thema Cholesterin sind inzwischen nahezu unüberschaubar geworden, erst die Gesamtschau aller Informationen erlaubt gesicherte Schlüsse. Da die Forschung weitergeht, ist auch in Zukunft mit neuen Daten und Behauptungen zu rechnen.

Wer sich näher mit der Cholesterinthematik befasst, wird mit verschiedenen Studien konfrontiert werden. Studien dienen –

ähnlich wie Versuche, die Sie aus der Schulzeit kennen – dazu, eine bestimmte Fragestellung wissenschaftlich objektiv zu klären. Unser Wissen darüber, welche Medikamente nützen und welche nicht und selbst über die Ursachen vieler Erkrankungen erhalten wir, wie in jeder Naturwissenschaft, über Versuche und Beobachtungen. Solche Versuche werden in der Medizin Studien genannt. Im einfachsten Fall erhalten z. B. 1000 Personen, die sich dazu bereit erklären, ein bestimmtes Mittel und 1000 Personen ein Scheinmedikament, auch Placebo genannt.

!

Neue Verfahren müssen sich in der Praxis in Studien beweisen – die Ergebnisse sind oft überraschend.

Natürlich dürfen weder Proband noch Arzt wissen, ob der Einzelne das Medikament oder das Placebo erhält, denn sonst könnte dieses Wissen Empfinden und Verhalten und damit den Versuchsausgang beeinflussen. Dieses Vorgehen wird „doppelblind“ genannt, da sowohl Versuchsperson als auch Versuchshelfer „blind“ sind, und stellt ein wichtiges Qualitätsmerkmal einer Studie dar.

Handelt es sich um ein Medikament, das den Cholesterinwert senken soll, wird nach einer gewissen Zeit in beiden Gruppen der Cholesterinwert gemessen und verglichen. Aber nicht nur der Cholesterinwert ist wichtig, sondern – wie wir noch sehen werden – auch die Anzahl an Herzinfarkten und ganz wesentlich auch die Lebenserwartung in jeder Gruppe. Denn ein Medikament könnte zwar den Cholesterinwert senken, aber nicht das Herzinfarktrisiko und die Sterblichkeit. Grundsätzlich könnte es sogar den Cholesterinwert senken, aber die Herzinfarktrate und die Sterblichkeit erhöhen.

Solche Beispiele gibt es sehr häufig in der Medizin. So wurden bis in die 1980er- und den Anfang der 90er-Jahre bestimmte Herzrhythmusstörungen nach einem Herzinfarkt mit Medikamenten behandelt. Man wusste, dass schwere Herzrhythmusstörungen für diese Patienten lebensgefährlich werden können. Die Beschwerden wurden eindrucksvoll gebessert, sodass niemand daran zweifelte, dass diese Medikamente, *Antiarrhythmika* genannt, auch etwas Gutes bewirkten.

In einer Studie wurde schließlich nicht nur die Wirkung der Antiarrhythmika auf die Herzrhythmusstörungen, sondern auch auf die Sterblichkeit untersucht. Das Ergebnis verblüffte die Fachwelt: In der Gruppe, die Antiarrhythmika bekam, lag die Sterblichkeit sage und schreibe rund dreimal höher als in der Gruppe ohne diese Medikamente – und das, obwohl die Personen, die Antiarrhythmika nahmen, viel weniger Herzrhythmusstörungen aufwiesen. Der Grund: Unter der Behandlung traten zwar insgesamt viel seltener, dafür aber häufiger *lebensgefährliche* Herzrhythmusstörungen sowie tödliche Herzinfarkte auf.

!

Studien müssen auch die Lebenserwartung untersuchen.

Diese und viele andere Beispiele aus der Medizin zeigen, dass schlussendlich die Wirkung eines Medikamentes auf das eigentliche Behandlungsziel, meistens auf die Lebenserwartung, untersucht werden muss und nicht seine Wirkung auf z. B. Herzrhythmusstörungen oder den Cholesterinspiegel (sogenannte Surrogat-Parameter). Auch wenn die Wirkung „logisch" erscheint, zeigt das genannte Beispiel, dass es trügerisch und gefährlich sein kann, auf den endgültigen Beweis auf die Lebenserwartung zu verzichten. Leider wird dieser feine, aber ganz entscheidende Unterschied sehr häufig gerade in der Cholesterindebatte vernachlässigt.

Wo gute Studien fehlen, ist Platz für Spekulationen. Das ist der Grund, warum die Medizin Beweise für die Wirkung einer Therapie verlangt, bevor sie allgemein empfohlen wird. Der Beweis muss in der „harten Realität" mittels wissenschaftlich sauberer Studien erbracht werden.

Der Zusammenhang zwischen Cholesterin und Herzinfarkt

Aber was bedeutet nun ein hoher Cholesterinspiegel? Welche Gefahr geht davon aus und welche nicht? Die Meinungen darüber, welcher Anteil dem Cholesterin bei der Entstehung des Herzinfarktes zukommt, gehen auch heute noch auseinander. Häufig wird bezweifelt, dass Cholesterin überhaupt die Lebenserwartung verkürzt. Sie sehen: Es genügt nicht, sich auf die Meinung der Mehrheit zu beziehen – man muss die Daten, die vorhanden sind, heranziehen, um sich eine eigene begründete Meinung zu bilden.

!

Bilden Sie sich eine begründete Meinung.

Die Voraussetzungen, um einen Zusammenhang zwischen dem Cholesterinspiegel und den Herzinfarkten herzustellen, waren bereits seit 1934 gegeben, als sich das Cholesterin im Blut zuverlässig bestimmen ließ. Herzinfarkte konnten seit 1918 mittels Elektrokardiogramm (EKG) zumindest in vielen Fällen diagnostiziert werden.

Ende der 40er-Jahre rückten in den industrialisierten Ländern, allen voran den USA, Erkrankungen aufgrund einer Arteriosklerose, landläufig Arterienverkalkung genannt, an die Spitze der Todesursachen. Ohne direkten ersichtlichen Grund begann sich vor allem der Herzinfarkt in Windeseile zu verbreiten. Es begann die fieberhafte Suche nach der Ursache des „Killer Nummer 1", dem Herzinfarkt.

Viele der heutigen Erkenntnisse verdanken wir einer amerikanischen Kleinstadt namens Framingham, in der 1948 eine groß angelegte Studie begonnen wurde. 5209 Einwohner beteiligten sich daran, die Ursache für die hohe Zahl an Herz-Kreislauf-Erkrankungen in den USA zu ergründen. Durch diese bahnbrechende Studie erlangte die Kleinstadt großen Ruhm. Da die Auswirkungen verschiedener Lebensumstände auf die Gesundheit oft erst nach vielen Jahren und sogar Jahrzehnten zum Vorschein kommen, werden bis heute Daten aus dieser Bevölkerung gesammelt. 1971 wurden die Kinder der ersten Probanden in die Studie mit einbezogen (5124); sie verlief also über zwei Generationen.

In der Auswertung nach einer Zeitspanne von 30 Jahren lag die Sterblichkeit bei den unter 50-Jährigen umso niedriger, je niedriger der Cholesterinspiegel war. Ein um 10 mg/dl höherer Cholesterinspiegel erhöhte die Sterblichkeit um 5 % und das Risiko einer tödlichen Herzerkrankung um 9 %. Bereits in dieser Gesamtheit der Individuen (Population) wirkte sich schon eine relativ geringe Senkung des Cholesterins deutlich auf das persönliche Herzinfarktrisiko und auf die Lebenserwartung aus. Aber nicht alle Resultate passten so gut zur Lehrmeinung über das Cholesterin. So war bei den über 50-Jährigen kein solcher Zusammenhang mehr zu erkennen. Das muss aber nicht zwangsläufig bedeuten, dass ein erhöhter Cholesterinspiegel bei den über 50-Jährigen nicht mehr das Risiko für Herzinfarkte erhöht.

!

Bei über 50-Jährigen gab es keinen Einfluss von Cholesterin auf die Sterblichkeit.

Möglicherweise gehen bestimmte schwere Krankheiten, wie Krebserkrankungen, die oft zur Auszehrung der Erkrankten führen, mit einem niedrigen Cholesterinspiegel einher. So könnten sich in der Gruppe der Personen mit niedrigem Cholesterinspiegel mehr schwer kranker Personen befinden als in der Gruppe der Personen mit höherem Cholesterinspiegel. Das könnte den schützenden Effekt eines niedrigen Cholesterinspiegels auf das Herz-Kreislauf-System aufheben.

Diese und andere Daten, die Anlass zur Kritik seitens der Cholesterinzweifler gaben, wurden in der Öffentlichkeit tatsächlich kaum diskutiert. Veröffentlicht wurden zumeist Deutungen, die in das damals geltende wissenschaftliche Bild passten. Fest steht, dass die Framingham-Studie Fragen offen ließ und sie in der Öffentlichkeit zum Teil einseitig als Beleg für die schädliche Wirkung des Cholesterins aufgeführt wurde, ohne wirklich alle Resultate zu würdigen. Erst weitere Studien konnten mehr Licht in diesen Sachverhalt bringen. Eine spätere Analyse der Framingham-Studie aus dem Jahr 1993 offenbarte zwar einen positiven Zusammenhang zwischen dem Cholesterinspiegel und dem Risiko, an einer Herzerkrankung zu sterben für 40- bis 60-Jährige, nicht aber für über 70-Jährige. Wohlgemerkt sprechen wir hier vom Gesamtsterberisiko, denn das Herzinfarktrisiko nahm auch hier mit ansteigendem Cholesterinspiegel merklich zu, nicht jedoch die Gesamtsterblichkeit.

!

Framingham zeigt: Niedriges Cholesterin = bessere Lebenserwartung stimmt nicht immer.

Während die Framingham-Studie also zeigte, dass mit ansteigendem Cholesterinspiegel Herzinfarkte häufiger auftreten, wurde an dieser Stelle nicht bewiesen, dass eine Senkung des Cholesterinspiegels die Lebenserwartung erhöht.

Ancel Keys, einer der bekanntesten Pioniere in der Cholesterinforschung, unternahm ab 1958 eine bedeutende Untersuchung, bei der die Häufigkeit von Herzkrankheiten in sieben verschiedenen Ländern erfasst und mit dem Cholesterinspiegel sowie den Ernährungsgewohnheiten der jeweiligen Bevölkerung in Zusammenhang gebracht wurde. In dieser „7-Country-Study" genannten Untersuchung wurde die, für damalige Verhältnisse, erstaunliche Zahl von 12.763 Männern aus den USA, Italien, Griechenland, Japan, Finnland, Serbien und den Niederlanden untersucht und beobachtet. Die Unterschiede zwischen den sieben Ländern waren verblüffend: Als Land mit der höchsten Sterblichkeit am Herzinfarkt stellte sich Finnland mit 972 pro 10.000 Personen heraus und wies damit eine achtmal höhere Sterblichkeit am Herzinfarkt als Griechenland auf, das mit 120 pro 10.000 Personen das geringste Risiko zeigte.

Was war der Grund für diese erstaunlichen Unterschiede? Zu dieser Zeit, und noch lange danach, galt ein hoher Fettkonsum allgemein als schädlich. Es überraschte zunächst, dass die

Anatomie eines Herzinfarktes

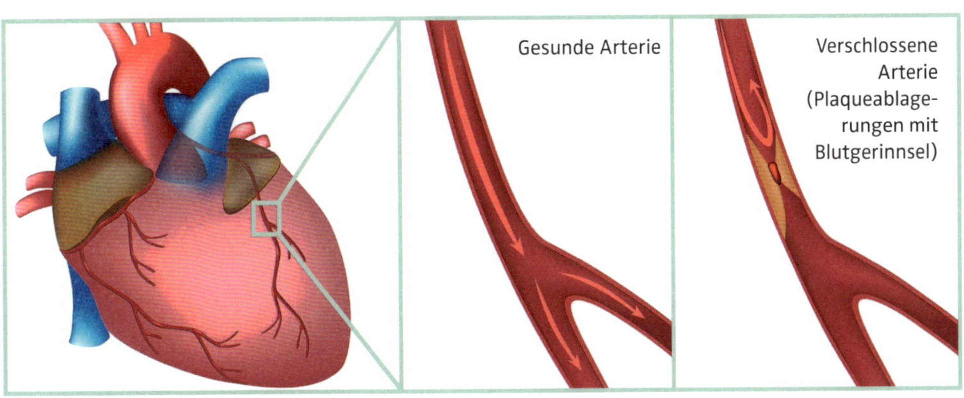

Fettmenge, die im Durchschnitt täglich verzehrt wurde, für Griechenland und Finnland etwa gleich hoch lag, nämlich bei ca. 40 % der täglichen Kalorienmenge. Die Lösung für diesen scheinbaren Widerspruch lag nicht in der Fettmenge, sondern in der Fettart. Die Griechen bevorzugten einfach ungesättigte Fette, vor allem aus Olivenöl. Diese machten 29 % der Fettmenge aus. Dagegen lag die Menge an gesättigten Fetten bei nur 8 %. In Finnland wurden überwiegend gesättigte Fette (22 %) und nur wenig ungesättigte (14 %) verzehrt – ein wichtiger früher Hinweis darauf, dass nicht die Fettmenge, sondern ihre Zusammensetzung über kranke oder gesunde Arterien entscheidet. In diesem Fall weisen die einfach ungesättigten Fette aus Olivenöl tatsächlich einen schützenden Effekt auf. Diese Beobachtung führte übrigens zur Popularität der Mediterranen Kost (siehe auch S. 78).

!

Je mehr ungesättigte Fette, desto weniger Herzinfarkte.

Schon zu diesem Zeitpunkt – also vor über 50 Jahren – fanden sich Hinweise auf den Zusammenhang zwischen erhöhtem Cholesterinspiegel und Herzinfarkt, aber keine sicheren Beweise, denn zu viele andere Faktoren könnten diese Ergebnisse verursacht haben.

Der nächste Schritt erschien logisch: Wenn auf der einen Seite zu viel Cholesterin Herzinfarkte verursachte, müsste auf der anderen Seite eine Senkung des Cholesterins das Herzinfarktrisiko vermindern. Wenn außerdem eine Studie nachweist, dass eine bestimmte cholesterinsenkende Ernährung die Sterblichkeit reduziert, wäre damit der Durchbruch erreicht. Zu diesem Zweck wurde 1959 den Patienten zweier finnischer psychiatrischer Krankenhäuser eine cholesterinsenkende Diät mit einem niedrigen Anteil an gesättigten Fetten und Cholesterin sowie einem relativ hohen Anteil an mehrfach ungesättigten Fetten verabreicht. Die Patienten im zweiten Krankenhaus erhielten die dort übliche Kost. Nach sechs Jahren wurde in beiden Krankenhäusern die Kost getauscht. Es zeigte sich, dass unter der cholesterinsenkenden Kost erwartungsgemäß der Cholesterinspiegel der Patienten merklich abfiel. Was noch wichtiger war: Es ergaben sich auch Hinweise darauf, dass unter der cholesterinsenkenden Diät weniger Herzerkrankungen auftraten, was der damals noch jungen Cholesterinhypothese als Ursache von Herzinfarkten einen ziemlichen Auftrieb gab.

!

Einfach ungesättigte Fette lassen den Cholesterinspiegel sinken.

Nun waren das bislang nicht mehr als Hinweise, sicher keine Belege, auf die man eine Behandlung oder Empfehlungen aufbauen kann. Um eindeutig zu beweisen, dass eine Cholesterinsenkung mittels Ernährungsumstellung das Herzinfarktrisiko reduziert, wäre eine groß angelegte Untersuchung mit einer großen Personenzahl notwendig gewesen. Das erschien dem National Heart & Lung Institute (NHLI) als zu teuer und schwer durchführbar. Stattdessen wurde die „Multiple Risk Factor Intervention Trial Study“ (MRFIT-Studie) in den USA realisiert: 1972 wurden 85.773 Männer untersucht; anhand der Risikofaktoren Cholesterin, Blutdruck und Rauchen wurden 15 % der Männer (= 12.866) mit dem höchsten Risiko, einen Herzinfarkt zu erleiden, für die Studie ausgewählt. Die Teilnehmer im Alter von 35 bis 57 Jahren wurden nach dem Zufallsprinzip in zwei gleich große Gruppen eingeteilt. Die erste erhielt ein spezielles Gesundheitsprogramm: eine cholesterinsenkende Diät, kein Nikotin, zusätzlich wurde der Blutdruck konsequent behandelt. Der zweiten Hälfte der Teilnehmer wurde keine dieser Maßnahmen zuteil.

Nach sieben Jahren prüften die Wissenschaftler, wie viele Menschen in jeder Gruppe an einer Erkrankung der Herzkranzgefäße verstorben waren. Unter der Behandlung lag die Sterblichkeit bei 17,9 von 1000, ohne die genannte Behandlung mit 19,3 pro 1000 höher. Doch überraschenderweise fiel das Ergebnis bei Betrachtung der Gesamtsterblichkeit ganz anders aus: Sie lag bei 41,2 pro 1000 in der Behandlungsgruppe gegenüber 40,4 pro 1000 in der Vergleichsgruppe. Was die Herzinfarktsterblichkeit

!

Studienergebnisse enttäuschten.

angeht, blieb das Ergebnis deutlich unter den Erwartungen, aber das Resultat der Gesamtsterblichkeit enttäuschte ohne Zweifel. Letztlich hinterließ die Studie anstelle der erhofften Bestätigung weiterhin viel Spielraum für Spekulationen zugunsten und auch gegen die Bedeutung des Cholesterins.

!

Deutsche PROCAM-Studie: Triglyceride als Risikofaktor.

Nicht nur in Amerika, auch in Deutschland wurden große Anstrengungen unternommen, um das Rätsel des Herzinfarktes zu entschlüsseln. In den 1970er-Jahren startete die aufsehenerregende deutsche „Prospective Cardiovascular Munster Study“ (PROCAM-Studie). Ab dem Jahr 1978 wurden für diese Studie 50.000 Teilnehmer – 31.376 Männer und 18.624 Frauen – im Alter von 16 bis 65 Jahren rekrutiert. Als wichtige Ergebnisse stellten sich mehrere beeinflussbare Risikofaktoren für Herzinfarkte heraus: das „böse“ LDL-Cholesterin sowie die Triglyceride, also die Neutralfette, die bis dahin, teilweise auch noch heute, wenig Beachtung gefunden hatten. Ebenso bestätigten sich Rauchen, Bluthochdruck und der Diabetes mellitus als Risikofaktoren. Ein hohes HDL-Cholesterin ließ das Herzinfarktrisiko sinken, eine wichtige Erkenntnis, die vielfach bestätigt wurde. Schon an dieser Stelle wurde deutlich, dass es nicht reicht, nur das Gesamtcholesterin oder das LDL-Cholesterin zu senken, sondern auch die Triglyceride und das HDL-Cholesterin.

Bei niedrigem Cholesterinspiegel sollte, so glaubte man, die Lebenserwartung besonders hoch liegen – die Wirklichkeit zeigte etwas anderes: Bei einem niedrigen Anfangscholesterinspiegel wurde eine höhere Sterblichkeit beobachtet. Bei näherer Betrachtung war dies auf eine bei Rauchern beobachtete höhere Krebsrate mit niedrigem Cholesterinspiegel zurückzuführen. Da nach über zehn Jahren Beobachtungsdauer ein solcher Zusammenhang nicht mehr vorhanden war, sprechen die Daten dafür, dass eine vorbestehende, noch nicht festgestellte Krebserkrankung in der Gruppe der Raucher einen niedrigeren Cholesterinspiegel bewirkt hatte. Wäre der niedrige Cholesterinspiegel die Ursache für die höhere Zahl an Krebserkrankungen, müsste sich dieser Zusammenhang auch nach zehn Jahren abzeichnen, sogar dann besonders stark, was jedoch nicht der Fall war.

Fazit

Schon anhand der größeren Studien, die in den 1970er-Jahren vorlagen, lässt sich absehen, dass der Zusammenhang zwischen Cholesterin und Herzinfarkt nicht so einfach ist, wie oft dargestellt:

- In der Framingham-Studie ließ sich eine Verbindung zwischen dem Cholesterin und dem Herzinfarktrisiko nicht in jeder Altersgruppe erkennen.
- In der MRFIT-Studie verbesserte eine Behandlung mit dem Ziel, das Cholesterin mittels der Ernährung zu senken, nicht die Lebenserwartung.
- Auch in der deutschen PROCAM-Studie passte die hohe Sterblichkeit bei niedrigem Cholesterin nicht in das bisherige Bild. Wenn man sich einen Cholesterinwert aussuchen könnte, sollte man sich nach dieser Studie nicht einen besonders niedrigen Wert aussuchen, da dieser mit einer schlechteren Lebenserwartung verbunden war.

Demnach genügt es nicht, dass der Cholesterinspiegel mit einem Medikament sinkt, denn damit wird nicht automatisch auch das Risiko für Herzinfarkte u. a. reduziert oder gar die Lebenserwartung gesteigert. Andere, teilweise unbekannte Effekte dieser Medikamente könnten z. B. das Risiko für andere Erkrankungen steigern und damit die Wirkung der Cholesterinsenkung vereiteln. Wir werden sehen, dass tatsächlich nicht alle Medikamente, die den Cholesterinspiegel senken, auch eine Verbesserung des Risikos oder der Lebenserwartung erzielen.

Das erste Medikament, das zur Cholesterinsenkung eingesetzt wurde, das Cholestyramin, reduziert den LDL-Cholesterinspiegel. Dementsprechend erwartete man, dass unter dieser Substanz weniger Herzinfarkte auftreten und sich damit die Lebenserwartung erhöht. Folglich wurde das Mittel häufig verschrieben. Die Substanz fördert im Darm die Gallensäureausscheidung und bewirkt so, dass Cholesterin verstärkt zu Gallensäuren verstoffwechselt wird, wodurch der Cholesterinspiegel sinkt.

So viel als Vorbemerkung. Nun sollte Anfang der 70er-Jahre dieses Mittel zeigen, dass sich Herzinfarkte vermeiden und die Lebenserwartung durch eine medikamentöse Cholesterinsenkung erhöhen lassen. Dazu wurde vom amerikanischen National Institute of Health (NIH) eine Studie mit 3806 Männern, die einen deutlich erhöhten Cholesterinspiegel über 265 mg/dl, aber keine manifeste Herzerkrankung boten, durchgeführt. In üblicher Weise erhielt die Hälfte der Teilnehmer das cholesterinsenkende Medikament Cholestyramin, die andere Hälfte ein Scheinmedikament (Placebo) zusätzlich zu einer moderaten Diät. Über eine recht lange Zeit von im Mittel 7,4 Jahren wurden die Teilnehmer beobachtet.

> !
>
> Cholestyramin: weniger Cholesterin, weniger Herzinfarkte, aber gleiche Lebenserwartung.

1984 wurden die mit Spannung erwarteten Resultate der Öffentlichkeit vorgestellt: In der Behandlungsgruppe traten signifikant weniger Herzinfarkte auf: 7 % gegenüber 8,6 %. Nun hat man schon in den bisherigen Studien die Erfahrung gemacht, dass ein niedriger Cholesterinspiegel keine Garantie für eine bessere Lebenserwartung ist. Als die Lebenserwartung in beiden Gruppen verglichen wurde, sah man, dass sie nahezu gleich ausfiel – zahlenmäßig verstarben sogar unter der Behandlung mehr Personen als ohne Cholesterinsenker (71 in der Behandlungs-, 68 in der Vergleichsgruppe). Das gab natürlich Anlass zu Interpretationen in alle Richtungen. Während die Befürworter der Cholesterinhypothese das sinkende Risiko für Herzinfarkte betonten und sogar damit aufbauschten, dass die Senkung um 1,6 % eine 19%ige Verbesserung bedeutet, wurde von anderer Seite die praktisch gleiche Lebenserwartung als Argument gegen die Cholesterinhypothese genutzt. Die Kritiker sagten: Das LDL-Cholesterin ging um gut 20 % zurück, es traten weniger Herzinfarkte auf, aber verstorben sind viele mit und ohne Medikament – lohnt es sich dafür, täglich mehrere Beutel von diesem Mittel einzunehmen?

Die wichtigste Lehre ist, dass eine Cholesterinsenkung und auch eine Senkung der Herzinfarktrate nicht automatisch auch die Lebenserwartung erhöht. Heißt das, dass es sinnlos ist, einen erhöhten Cholesterinspiegel zu behandeln? Sicher nicht, aber es muss deutlich unterschieden werden, wann und mit welchen Medikamenten eine Cholesterinsenkung auch eine Verbesserung bringt und welche Personen genau von einer Cholesterinsenkung profitieren. Auf keinen Fall darf es in der Debatte um das Cholesterin heißen: „Je tiefer der Wert, desto besser".

!

Senkung des Cholesterins und der Herzinfarktrate erhöhen nicht automatisch die Lebenserwartung.

Nun ist die Forschung zum Glück nicht Anfang der 80er-Jahre mit dieser Studie stehen geblieben. Die bis zu dieser Zeit durchgeführten Untersuchungen erklären, warum viele Menschen, die sich genauer mit den Daten beschäftigt hatten, die allgemein als unumstößlich dargelegte Lehrmeinung kritisierten. Die offenen Fragen und Rätsel, die von diesen Studien ausgingen, blieben der Öffentlichkeit weitgehend verborgen.

Ende der 80er-Jahre kam ein weiteres Medikament, das Gemfibrozil, auf den Markt, ein älterer Cholesterinsenker aus der Gruppe der sogenannten Fibrate, die übrigens derzeit ein kleines Comeback erleben. Bei 4081 Männern im Alter von 40 bis 55 Jahren mit einem Nicht-HDL-Anteil (d. h. Gesamtcholesterin minus HDL-Cholesterin) über 199 mg/dl wurden in der „Helsinki-Herz-Studie" die Auswirkungen einer Cholesterinsenkung mit diesem Mittel überprüft. Auch hierbei ging, ähnlich wie in der vorhergehenden Studie, unter dem Medikament die Zahl an Herzerkrankungen zurück (2,7 % gegenüber 4,1 %), aber erneut ließ sich bei der Lebenserwartung kein signifikanter Unterschied feststellen.

!

Fibrate: Weniger Herzinfarkte, aber erneut gleiche Lebenserwartung.

Ähnlich, wie in der zuvor genannten Studie, wurde unter dem Medikament nach 8,5 Jahren eine tendenziell höhere Sterblichkeit festgestellt (101 gegen 83 Todesfälle). Für beide Substanzen ging also die Cholesterinsenkung mit einem verringerten Herzinfarktrisiko einher, ohne die Lebenserwartung damit messbar zu verlängern. Wenn das Risiko für Herzinfarkte zurückgeht, sich die Lebenserwartung aber nicht verändert, heißt das, dass andere relevante Erkrankungen unter der Behandlung häufiger auftreten müssen. Das ließ sich in diesen Untersuchungen nicht eindeutig klären, aber der Verdacht lag zunächst nahe. Auch diese Befunde wurden so kaum in der Öffentlichkeit bekannt. Weiterhin galt trotz allem – inzwischen schon im Jahr 1987 angelangt – die Cholesterinthese als unumstößliche Grundwahrheit.

Nachdem auch ein drittes Fibrat (Clofibrat), wie die zwei vorherigen, das Cholesterin zwar senkte, aber eine um 25 % erhöhte Sterblichkeit zur Folge hatte, konnte nicht mehr von einem Zufall ausgegangen werden.

Der Durchbruch in der Cholesterinbehandlung

1987 war es endlich soweit: Eine neue Medikamentengruppe zur Cholesterinsenkung kam auf den Markt – Statine, die noch heute die Hauptrolle in der Behandlung spielen. Die erste dieser Substanzen war Lovastatin.

Längst war ein erhöhter Cholesterinspiegel als Risikofaktor für Herzinfarkte anerkannt und gefürchtet – die bis dahin vorliegenden uneinheitlichen Ergebnisse, vor allem was die Gesamtsterblichkeit in den Studien anging, blieben in der Öffentlichkeit weitgehend unbekannt. In die neuen Medikamente wurden hohe Erwartungen gesetzt, denn sie senkten das LDL-Cholesterin stärker als es bis dato möglich war: um etwa 30 % – moderne Statine schaffen bis zu 60 % – und damit viel stärker als alle bisher verfügbaren Substanzen. Deshalb wurden die ersten Studien mit der neuen Medikamentenklasse mit großer Spannung erwartet. Eins hatte man aus den bisherigen Studien schon gelernt: Aus einer guten Senkung des Cholesterins kann nicht automatisch auch eine Lebensverlängerung abgeleitet werden.

Die Ergebnisse der ersten „Megastudie“ mit einem Statin wurden 1994 veröffentlicht, nachdem über im Mittel 5,4 Jahre 4444 Teilnehmer mit einer Erkrankung der Herzkranzgefäße und einem Cholesterinwert von 212 bis 309 mg/dl behandelt wurden. Fachwelt wie Betroffene konnten aufatmen, denn zum ersten Mal wurde in einer bedeutenden Studie nicht nur ein Rückgang der Herzinfarkte von 28 auf 19,4 % nachgewiesen, auch die Sterblichkeit sank von 11,5 auf 8,2 % signifikant. Die „Scandinavian Simvastatin Survival Study“ (kurz: 4-S-Studie genannt) wurde damit zum Meilenstein in der bis dahin schon über vier Jahrzehnte dauernden modernen Cholesterinforschung.

!

4-S-Studie: Weniger Herzinfarkte und Verbesserung der Lebenserwartung.

Es schien gesichert, dass Personen mit deutlich erkennbarer Erkrankung der Herzkranzgefäße – z. B. nach einem Herzinfarkt – von einer Cholesterinsenkung profitieren. Wie sieht es aber mit den Menschen ohne nachgewiesene Herzerkrankung, aber mit hohem Cholesterinspiegel aus? Sollten sie auch einen modernen Cholesterinsenker erhalten und wenn ja, ab welchem Cholesterinwert?

Dieser Frage ging die nur ein Jahr später veröffentlichte „West of Scotland Primary Prevention Study“ (WOSCOP-Studie) nach. Sie schloss 6595 Männer im Alter von 45 bis 64 Jahren mit erhöhtem Cholesterinspiegel von im Mittel 272 mg/dl ein. Die Teilnehmer erhielten den Cholesterinsenker Pravastatin oder ein Scheinmedikament (Placebo) und wurden im Durchschnitt über 4,9 Jahre beobachtet. Würde sich hier das bei den älteren Cholesterinsenkern auftretende Desaster wiederholen? 1995 wurden die Ergebnisse endlich veröffentlicht: In der Gruppe, die kein Medikament erhielt, kamen 248 Herzinfarkte vor. In der Gruppe, die Medikamente bekamen, gab es 174 Herzinfarkte, und es traten 22 % weniger Todesfälle auf. Damit war zum ersten Mal in einer

!

Studienergebnis: Bessere Lebenserwartung unter Statinen.

qualitativ guten Untersuchung der Nachweis gelungen: Eine Cholesterinsenkung verhindert auch bei sonst gesunden Personen mit deutlichem Risiko für Herzerkrankungen und erhöhtem Cholesterinspiegel nicht nur Herzinfarkte, sondern erhöht auch die Lebenserwartung.

Das Ergebnis belegt, dass Patienten mit Erkrankungen der Herzkranzgefäße und hohem Cholesterinspiegel mit Statinen eine bessere Lebenserwartung und weniger Herzinfarkte aufweisen. Außerdem hatte sich herausgestellt, dass auch gesunde Personen unter relevantem Risiko mit hohem Cholesterinspiegel von Statinen profitieren.

Nur ein Jahr später trauten sich die Forscher einen Schritt weiter und untersuchten, ob auch Patienten nach einem Herzinfarkt, aber mit normalen Cholesterinwerten, von einer Statingabe profitieren. Dazu wurde eine weitere große Studie („Cholesterol and Recurrent Events Study“, CARE-Studie) unternommen. Interessanterweise traten bei den Personen, die mit einem Statin behandelt wurden – obwohl sie keinen erhöhten Cholesterinspiegel aufwiesen –, signifikant weniger Herzinfarkte auf. Die Lebenserwartung selbst wurde etwas verbessert, konnte aber nicht sicher bewiesen werden. Dennoch brachten diese drei Studien nach Jahrzehnten voller unbefriedigender Befunde einen beträchtlichen Fortschritt in der Vorsorge von Herzinfarkten und anderen Herz-Kreislauf-Krankheiten.

Bis dahin standen nur das Gesamtcholesterin und das LDL-Cholesterin im Brennpunkt des Interesses. Aber was war mit dem HDL-Cholesterin, also den Lipoproteinen hoher Dichte? Es war inzwischen bekannt, dass ein niedriges HDL-Cholesterin das Risiko für Herzinfarkte erhöht, und zwar umso mehr, je niedriger das HDL liegt. In einer weiteren Etappe galt es herauszufinden, ob Statine auch bei Personen mit durchschnittlichen Werten für das LDL und das Gesamtcholesterin, aber mit niedrigem HDL, helfen.

In der dazu konzipierten großen „Air Force/Texas Coronary Atherosclerosis Prevention Study" (AFCAPS/TexCAPS-Studie), an der 5608 Männer und 997 Frauen beteiligt waren, erhielten alle Teilnehmer eine Diät mit reduziertem Anteil an Cholesterin und gesättigten Fettsäuren. Zusätzlich bekam die Hälfte der Probanden entweder ein Statin (Lovastatin) oder ein Scheinmedikament (Placebo). Im Mittel wurden die Studienteilnehmer über 5,2 Jahren beobachtet. Die gute Nachricht war, dass unter dem Medikament deutlich weniger schwere Herzerkrankungen auftraten. Das Unternehmen erhielt aber einen merklichen Dämpfer, da in der Lovastatin-Gruppe 80 Todesfälle auftraten, in der Vergleichsgruppe ohne Medikament aber nur 77 – ein nicht zu beweisender Unterschied, der einmal mehr die Grenzen der Cholesterinsenkung zeigte.

Die größte Studie überhaupt, die jemals im Zusammenhang mit Cholesterin unternommen wurde, befasste sich nicht etwa wieder mit Personen, die sehr hohe Cholesterinwerte aufwiesen. In dieser Megastudie, als „Heart Protection Study" (HPS) bezeichnet, wurden sogar Teilnehmer mit niedrigen Cholesterinwerten von 116 mg/dl eingeschlossen. Diese Studie wollte beweisen, dass die Teilnehmer, unabhängig vom LDL-Cholesterinwert, mit einem Statin als Cholesterinsenker weniger Herzinfarkte und sogar eine höhere Lebenserwartung zeigten im Vergleich zu den Teilnehmern, die kein Statin erhielten. Es musste sich nur um Personen mit einem hohen Risiko handeln. Also Personen, die bereits einen Herzinfarkt erlitten hatten oder eine andere Krankheit der Arterien oder die einen Diabetes mellitus aufwiesen. Sollte sich diese Vermutung bewahrheiten, müssten demnach alle Menschen mit diesen Erkrankungen auch ohne hohes Cholesterin einen solchen Cholesterinsenker bekommen.

Im Jahr 2002, nachdem die stattliche Anzahl von 20.536 Personen über fünf Jahre untersucht wurde, stand das Ergebnis fest: Mit dem Medikament Simvastatin starben 5,7 % gegenüber 6,9 %

!

Bei niedrigem Cholesterinspiegel trotzdem Cholesterinsenker? Bei sehr hohem Risiko: Ja!

ohne dieses Mittel an Herzerkrankungen – ein signifikantes Ergebnis. Die Gesamtsterblichkeit – bei vielen Cholesterinstudien die Krux – lag ohne diese Substanz bei 14,7 %, mit dem Medikament bei 12,9 %, ein ebenso aussagekräftiges Resultat.

So verblüffend das Ergebnis zuerst erscheint, es zeigt eindrucksvoll, dass nicht nur der Cholesterinwert entscheidet, sondern vor allem das Gesamtrisiko.

Dass dieses Ergebnis nicht aus dem Rahmen fällt, bewies eine weitere groß angelegten Studie, die „Anglo-Scandinavian Cardiac Outcomes Trial-Lipid Lowering Arm Study“ (ASCOT-LLA-Studie), an der 19.342 Personen mit zusätzlich drei Risikofaktoren und einem Cholesterinwert unter 250 mg/dl teilnahmen. Nach fünf Jahren traten bei den Teilnehmern unter dem Medikament Atorvastatin 100 Herzinfarkte oder Todesfälle infolge einer Erkrankung der Herzkranzgefäße auf gegenüber 154 in der Vergleichsgruppe. Die Gesamttodesfälle betrugen 185 in der Behandlungsgruppe gegenüber 212 in der Kontrollgruppe. Auch Schlaganfälle kamen seltener vor.

Etliche Fragen wurden in den Studien beantwortet; offen blieb bisher, wie weit der Cholesterinspiegel gesenkt werden muss. Aus vielen Untersuchungen galt bei hohem Risiko ein LDL unter 100 mg/dl als Standard. Brachte es einen weiteren Nutzen, wenn man das LDL noch weiter absenkte? In der „Treating to New Targets Study“ (TNT-Studie) wurde das Cholesterin bei Patienten mit einer Erkrankung der Herzkranzgefäße anstatt auf im Mittel 101 mg/dl noch weiter bis auf etwa 77 mg/dl gesenkt. Das Ergebnis: Es ließen sich damit weitere 22 % schwere Herz-Kreislauf-Ereignisse verhindern. Für alle von hohem Cholesterinspiegel Betroffenen mit besonders hohem Herzinfarktrisiko bedeuten diese Neuigkeiten eine Chance mehr im Kampf gegen Herzinfarkte und Schlaganfälle – die lange geltende Untergrenze von 100 mg/dl konnte damit weiter unterschritten werden, um weitere Leben zu retten.

Was nutzt eine Cholesterinsenkung?

Natürlich will jeder Betroffene wissen, wie viel ihm die Cholesterinsenkung eigentlich nutzt. Nach den vorliegenden Daten weiß man, dass eine Cholesterinsenkung auch eine Lebensverlängerung und Erhöhung der Lebensqualität bedeutet: Pro 40 mg/dl Senkung des LDL-Cholesterins geht das Risiko für eine Erkrankung der Herzkranzgefäße, wie Herzinfarkt, um 20 % zurück.

!

„Magische LDL-Grenze" von 100 bei hohem Risiko sinkt auf unterhalb von 70 mg/dl.

Als Beweis für die Aussage über die Cholesterinsenkung mit einem Medikament beobachtete man eine große Anzahl von Personen, die mit diesem Medikament behandelt wurden: 2005 fügten Forscher die Daten von über 90.000 Studienteilnehmern aus 14 Cholesterinstudien mit guter Qualität zusammen, um genauer als jede einzelne Studie für sich die Auswirkungen der Cholesterinsenkung zu bewerten. Das Ergebnis: Eine Senkung des LDL-Cholesterins um 39 mg/dl reduzierte nach fünf Jahren das Risiko für schwere Herz-Kreislauf-Ereignisse um 23 %. Ebenso wurde die Gefahr, einen Schlaganfall zu erleiden, bedeutend herabgesetzt. Das Sterberisiko – Sie erinnern sich, dass in früheren Untersuchungen das Herzinfarktrisiko zwar deutlich reduziert wurde, nicht aber das Sterberisiko – ging um bemerkenswerte 12 % zurück, und zwar schon innerhalb von fünf Jahren.

Noch faszinierender war die Feststellung, dass diese verheißungsvollen Resultate bei jedem Ausgangswert für das Gesamtcholesterin und LDL-Cholesterin beobachtet werden konnten. Das bedeutet, alle Teilnehmer mit hohem Risiko profitierten von einer Cholesterinsenkung mit einem Statin, egal wie hoch oder wie niedrig die Ausgangswerte waren (von Extremen abgesehen). Dieses verblüffende Ergebnis besagt, dass sowohl bei einem LDL-Cholesterin von 210 mg/dl als auch bei 80 mg/dl am Anfang der Behandlung eine Senkung um 40 mg/dl das Risiko stets um 20 % verringert. Auch eine aktuelle Analyse vom November 2010, bei der rund 170.000 Personen aus 26 Studien eingeschlossen wur-

!

Das Sterberisiko geht zurück.

den, bestätigte diese Faustregel: pro 20 mg/dl geht das Risiko um 10 % zurück.

Ist es da nicht sinnvoll, jedem Patienten mit einem höheren Risiko, z. B. nach einem Herzinfarkt, ein Statin zur Cholesterinsenkung zu verabreichen? Diese Strategie wird bereits von etlichen Kardiologen verfolgt. Aber: Die meisten der Studienteilnehmer waren herzkrank oder standen zumindest unter sehr hohem Risiko. Auf sonst gesunde Menschen mit einem hohen Cholesterinspiegel lassen sich diese Befunde nicht ohne Weiteres übertragen, denn – wir erinnern uns – keine der vorgestellten Studien hat sonst gesunde Personen mit hohen Cholesterinwerten und ohne hohes Risiko untersucht.Waren anfangs alle Blicke auf das „böse" LDL-Cholesterin gerichtet, so rücken heute in der modernen Lipidbehandlung auch das HDL-Cholesterin und die Neutralfette (Triglyceride) in den Blickpunkt. Wir haben gesehen, dass für eine Risikominderung von etwa 25 % das LDL-Cholesterin um etwa 50 mg/dl gesenkt werden muss. Um mit dem HDL die gleiche Risikosenkung zu erreichen, genügt es, das HDL-Cholesterin um 10 mg/dl zu erhöhen – und das Beste ist, dass sich die positiven Effekte der LDL-Senkung und des HDL-Anstiegs addieren. So lässt sich mit den heutigen Möglichkeiten die doppelte Ausbeute, verglichen mit der alleinigen LDL-Senkung, verwirklichen.

Für Schlaganfälle ergab die Auswertung der Studien mit 266.973 Teilnehmern aus dem Jahr 2010, dass eine Senkung des Gesamtcholesterins von 10 % das Schlaganfallrisiko um 8 % vermindert. Wer sein Cholesterin um 30 % senkt, vermindert also sein Risiko für einen Schlaganfall um etwa ein Viertel.

!

Cholesterinsenkung um 30 % = Reduzierung des Schlaganfallrisikos um 25 %.

Alles in allem können mit einer Behandlung der Blutfette im Mittel 35 % der Herzinfarkte und etwa ein Drittel aller Schlaganfälle vermieden werden. Das Risiko für eine Ballondehnung, eine Stentimplantation oder eine Bypass-OP kann gleichzeitig um ein Drittel gesenkt werden. Je länger jemand gute Cholesterinwerte aufweist, desto größer wird der Nutzen, denn der Effekt nimmt mit den Jahren noch weiter zu. So wurden in der 4-S-Studie (siehe Seite 33) im fünften Jahr schon mehr als die Hälfte aller Herzinfarkte verhindert.

Welche Cholesterinwerte sind normal?

Wenn ein Patient beim Arzt seine „Blutfette" bestimmen lässt, sind vor allem das Cholesterin und die Triglyceride, also die Neutralfette, gemeint, obwohl das Cholesterin genau genommen gar nicht zu den Fetten gehört. Dennoch hat sich der Begriff „Blutfette" sowohl für die eigentlichen Neutralfette als auch für das Cholesterin eingebürgert. In der Fachsprache wird anstelle von „Fetten" daher von „Lipiden" als Oberbegriff für die Fette und das Cholesterin gesprochen. Bevor Sie Ihren Cholesterinspiegel senken wollen, müssen Sie wissen, ob er überhaupt gesenkt werden muss, und wenn ja, wie weit. Bei vielen Krankheiten gilt das „Alles-oder-nichts-Gesetz", d. h., jemand hat einen Herzinfarkt, eine Lungenentzündung oder einen Schlaganfall – oder er hat diese Erkrankung nicht. Bei anderen Krankheiten ist das nicht so einfach; die Übergänge sind fließend.

Die Frage des „Normwertes" ist beim Cholesterin – anders als bei anderen medizinischen Größen – nicht mit einer einzigen Zahl zu beantworten. Es geht auch weniger um einen Durchschnittswert, sondern um den Cholesterinwert, der am besten die Gesundheit erhält. Dieser Wert ist aber nicht automatisch die Grenze für eine medikamentöse Behandlung, denn hierbei müssen auch mögliche Risiken, die bei keinem Medikament völlig ausgeschlossen werden können, beachtet werden.

Cholesterindurchschnittswerte in Deutschland (35 bis 65 Jahre)

Gesamtcholesterin:	240 mg/dl
LDL:	145 mg/dl
HDL:	40 mg/dl

Bei Frauen liegen LDL und Gesamtcholesterin bis ca. 45 Jahren niedriger als bei Männern, danach höher. Das HDL liegt bei Frauen um 10 mg/dl höher.

Von den medizinischen Fachgesellschaften werden in gewissen Abständen Empfehlungen zu den Cholesterinwerten ausgesprochen. Diese Empfehlungen ändern sich, sobald neue Erkenntnisse, meistens aufgrund von neuen Studien, hinzukommen und die Leitlinien überarbeitet werden. Heute gilt: Je höher das Risiko einer Person, einen Herzinfarkt zu erleiden, desto niedriger sollte sein Cholesterinwert liegen, und umgekehrt kann bei Personen ohne weitere Risiken für einen Herzinfarkt ein höherer Cholesterinwert zugelassen werden.

!

Forderung: Je höher das Risiko, desto niedriger das Cholesterin.

Auf LDL- und HDL-Cholesterin werden wir im folgenden Kapitel ausführlich zu sprechen kommen. Für den Moment genügt es zu wissen, dass sich das Gesamtcholesterin grob aus zwei größeren Bestandteilen zusammensetzt, nämlich dem LDL-Cholesterin, dem eigentlichen Übeltäter, der die Arterien beschädigt, und dem HDL-Cholesterin, dem sogenannten guten Cholesterin.

Die Aufgabe des HDL-Cholesterins lässt sich mit einem Staubsauger vergleichen, der das LDL-Cholesterin aus den Blutgefäßen entfernt. Das LDL-Cholesterin erhöht also das Risiko, z. B. an Herzinfarkten zu erkranken, das HDL-Cholesterin verringert dieses Risiko. Es ist folglich gut, möglichst wenig LDL-Cholesterin und möglichst viel HDL-Cholesterin im Blut aufzuweisen. Über das persönliche Risiko sagt demzufolge das Gesamtcholesterin weniger aus als das LDL-Cholesterin. Es werden deshalb vier Risikogruppen unterschieden mit jeweils eigenen Zielwerten für das LDL-Cholesterin für Herzinfarkte.

Das LDL-Cholesterin ist nicht alleine entscheidend dafür, wie hoch das eigene Risiko ist, vor allem einen Herzinfarkt, aber auch allgemein eine schwere Gefäßerkrankung zu erleiden. Es stellt zwar einen wichtigen Faktor dar, für das Gesamtrisiko spielen aber weitere Faktoren eine Rolle. Zu den weiteren mitentscheidenden

Risikofaktoren zählen das Alter, ob jemand raucht oder nicht, der Blutdruck und auch das männliche Geschlecht. Aus diesen Faktoren lässt sich das prozentuale Risiko bestimmen, in den nächsten zehn Jahren eine tödliche Herz-Kreislauf-Krankheit zu erleiden.

In der unten gezeigten Tabelle wird dieses Risiko für alle möglichen Konstellationen aus den oben genannten Risikofaktoren gezeigt. Für Frauen ist die linke Hälfte, für Männer die rechte relevant. Danach wird davon von Rauchern die rechte Seite, von Nichtrauchern die linke ausgewählt. Anschließend sucht man sich in der der Tabelle sein Alter heraus. Als Ergebnis erhält man das passende „Rechteck", das endgültig das Risiko je nach Blutdruckwert (oberer, systolischer Wert) und Gesamtcholesterin angibt. Die betreffende Zahl in dem Rechteck gibt das 10-Jahres-Risiko in Prozent an. Das Risiko wird zusätzlich farbig symbolisiert: rot steht für höheres, grün für niedriges Risiko, hellere Farben weisen ein geringeres Risiko als dunklere aus.

Eine 60-jährige Frau, die nicht raucht und einen Blutdruck von systolisch 140 mmHg sowie ein Gesamtcholesterin von 270 mg/dl aufweist, hat somit ein 10-Jahres-Risiko von 2 % und liegt damit in einem moderaten Bereich. Ein 60-jähriger Mann, der raucht und einen Blutdruck von systolisch 160 mmHg aufweist, liegt bei gleichem Gesamtcholesterin von 270 mg/dl dagegen in einem hohen Risikobereich von 11 %.

Mit Hilfe dieser Tabelle können Sie auch Ihr Risikoalter bestimmen, d. h. es wird verglichen, welchem Alter Ihr Gefäßrisiko entspricht – verglichen mit einer Person, die optimale Risikofaktoren aufweist. Zum Beispiel weist ein 40-jähriger Raucher mit einem Gesamtcholesterin von 250 mg/dl und einem Blutdruckwert von systolisch 180 mmHg dasselbe Risiko von 2 % auf wie ein 65-jähriger Nichtraucher mit einem Gesamtcholesterin von 140 mg/dl und einem systolischen Blutdruckwert von 120 mmHg. Bildlich gesprochen, entspricht das Risikoalter des 40-Jährigen dem eines 65-Jährigen mit optimalen Risikowerten.

10-Jahres-Risiko für eine tödliche kardiovaskuläre Erkrankung bei Populationen mit niedrigem kardiovaskulärem Risiko.

- 15 % und höher
- 10 % – 14 %
- 5 % – 9 %
- 3 % – 4 %
- 2 %
- 1 %
- < 1 %

FRAUEN

ALTER	SYSTOLISCHER BLUTDRUCK (mmHg)	NICHTRAUCHERINNEN 4	5	6	7	8	RAUCHERINNEN 4	5	6	7	8
65	180	4	5	6	6	7	9	9	11	12	14
	160	3	3	4	4	5	6	6	7	8	10
	140	2	2	2	3	3	4	4	5	6	7
	120	1	1	2	2	2	3	3	3	4	4
60	180	3	3	3	4	4	5	5	6	7	8
	160	2	2	2	2	3	3	4	4	5	5
	140	1	1	1	2	2	2	2	3	3	4
	120	1	1	1	1	1	1	2	2	2	3
55	180	1	1	2	2	2	3	3	3	4	4
	160	1	1	1	1	1	2	2	2	3	3
	140	1	1	1	1	1	1	1	1	2	2
	120	0	0	1	1	1	1	1	1	1	1
50	180	1	1	1	1	1	1	1	2	2	2
	160	0	0	1	1	1	1	1	1	1	1
	140	0	0	0	0	0	1	1	1	1	1
	120	0	0	0	0	0	0	0	0	1	1
40	180	0	0	0	0	0	0	0	0	0	0
	160	0	0	0	0	0	0	0	0	0	0
	140	0	0	0	0	0	0	0	0	0	0
	120	0	0	0	0	0	0	0	0	0	0

GESAMTCHOLESTERIN (mmol/l) — 150 200 250 300 (mg/dl)

MÄNNER

ALTER	SYSTOLISCHER BLUTDRUCK (mmHg)	NICHTRAUCHER					RAUCHER				
65	180	8	9	10	12	14	15	17	20	23	26
	160	5	6	7	8	10	10	12	14	16	19
	140	4	4	5	6	7	7	8	9	11	13
	120	2	3	3	4	5	5	5	6	8	9
60	180	5	6	7	8	9	10	11	13	15	18
	160	3	4	5	5	6	7	8	9	11	13
	140	2	3	3	4	4	5	5	6	7	9
	120	2	2	2	3	3	3	4	4	5	6
55	180	3	4	4	5	6	6	7	8	10	12
	160	2	2	3	3	4	4	5	6	7	8
	140	1	2	2	2	3	3	3	4	5	6
	120	1	1	1	2	2	2	2	3	3	4
50	180	2	2	3	3	4	4	4	5	6	7
	160	1	1	2	2	2	2	3	3	4	5
	140	1	1	1	1	2	2	2	2	3	3
	120	1	1	1	1	1	1	1	2	2	2
40	180	0	1	1	1	1	1	1	1	2	2
	160	0	0	0	1	1	1	1	1	1	1
	140	0	0	0	0	0	0	1	1	1	1
	120	0	0	0	0	0	0	0	0	1	1
	GESAMTCHOLESTERIN (mmol/l)	4	5	6	7	8	4	5	6	7	8
	(mg/dl)						150	200	250	300	

Quelle: SCORE, DGK: ESC/EAS Pocket Guidelines, 2016

Die Risikobestimmung erfolgt vor Therapiebeginn. Je länger das Risikoprofil durch eine Behandlung oder durch die in diesem Buch beschriebenen Maßnahmen in einem besseren Bereich liegt, desto größer ist natürlich die Risikosenkung. Das bedeutet zum Beispiel, dass eine Person mit einem hohen Risiko von 19 % nicht sofort auf 4 % abfällt, sobald sie sehr gute Blutdruck- und Cholesterinwerte aufweist und aufhört zu rauchen. Je länger diese Person aber die sehr guten Werte hält, desto weiter entfernt sie sich von den hohen 19 % – aber eben nicht über Nacht.

Zusätzlich zu den Risikofaktoren, die in dem oben genannten SCORE berücksichtigt werden, sind eine Vielzahl weiterer Risikofaktoren bekannt, die ebenfalls das individuelle Risiko mitbestimmen. Dazu zählen Bewegungsmangel, aber auch frühzeitige Herzinfarkte oder andere Gefäßerkrankungen in der Familie erhöhen das Risiko deutlich. Bei der Überlegung, welche Maßnahmen ergriffen werden, müssen folglich alle diese Umstände sorgfältig mit erwogen werden.

Unter Zuhilfenahme dieses Risikowertes werden vier Kategorien unterschieden:

1. Sehr hoher Risikobereich

- Hier befinden sich alle Personen mit einem Risiko von 10 % oder mehr.
- Außerdem automatisch alle, die schon eine Gefäßerkrankung aufweisen, wie einen abgelaufenen Herzinfarkt, eine Stent-Intervention, eine Bypass-OP, einen Schlaganfall, eine Gefäßerkrankung im Bereich der Beinarterien, Ablagerungen in den Halsarterien u. ä.
- Personen mit einem Diabetes mellitus Typ 2 zählen sofort zu dieser Gruppe. Personen mit einem Diabetes mellitus Typ 1, wenn sie diabetes-bezogene Komplikationen aufweisen, und ebenfalls Personen mit einer Nierenerkrankung – entscheidend ist hierbei die verbleibende Nierenleistung, die in dieser

Gruppe für die GFR (das ist grob gesagt die Filterleistung der Niere) unter 30 mg/min/1,73 qm liegt. Diesen Wert kann einem der Hausarzt anhand einer einfachen Blutentnahme (sog. Kreatinin-Wert) berechnen, oder genauer mittels 24-Stunden-Sammelurin.

- Das LDL-Cholesterin in dieser Gruppe sollte unterhalb von 70 mg/dl liegen. Jeder in dieser Hoch-Risikogruppe sollte die in diesem Buch geschilderten cholesterinsenkenden Maßnahmen intensiv nutzen. Darüber hinaus wird jedem mit einem LDL über 70 mg/dl ein Medikament zur Cholesterinsenkung (Statin, s. u.) empfohlen. Wenn das LDL ohne Medikament schon unter 70 mg/dl liegt, muss sorgfältig abgewogen werden, ob dennoch mit einem Medikament eine weitere LDL-Senkung angestrebt wird oder nicht. Dies ist eine individuelle Entscheidung, in die alle persönlichen Umstände miteinfließen.

2. Hohes Risiko

- In dieser Gruppe befinden sich alle mit einem 10-Jahres-Score von 5 % bis unter 10 %.
- Personen mit einem deutlich erhöhten einzelnen Riskofaktor, wie schwerer Bluthochdruck, gehören ebenfalls dieser Gruppe an.
- In diesem Risikobereich sollte stets durch die in diesem Buch beschriebenen nicht-medikamentösen Maßnahmen das LDL-Cholesterin gesenkt werden. Zusätzlich werden Medikamente aufgrund des hohen Risikos schon ab einem LDL über 100 mg/dl empfohlen. Bei einem LDL zwischen 70 mg/dl und 100 mg/dl sind cholesterinsenkende Medikamente nicht unbedingt erforderlich, können aber individuell erwogen werden.

3. Moderater Risikobereich

- Hier liegen alle mit einem 10-Jahres-Score von 1 % bis unter 5 %.
- In diesem Bereich befinden sich viele Menschen mittleren Alters.
- Allgemeine cholesterinsenkende Maßnahmen, wie in diesem Buch empfohlen, werden allen Personen in dieser Gruppe empfohlen. Cholesterinsenkende Medikamente sind in dieser Gruppe nie obligat, sie können im Einzelfall ab einem LDL über 100 mg/dl erwogen werden. Je höher das LDL trotz allgemeiner Maßnahmen zur Cholesterinsenkung liegt, umso eher wird die Entscheidung für ein cholesterinsenkendes Medikament fallen, besonders also bei einem LDL über 190 mg/dl.

4. Niedriger Risikobereich

- Hierbei liegt das 10-Jahres-Risiko unter 1 %.
- Bei diesem niedrigen Risiko kann das persönliche, relativ niedrige Risiko dennoch durch die in diesem Buch beschriebenen Maßnahmen weiter gesenkt werden. Sollte das LDL dennoch über 190 mg/dl bleiben, können medikamentöse Maßnahmen individuell erwogen werden.
- Bei LDL-Werten unter 100 mg/dl ist man, bei niedrigem Gesamtrisiko, auf der sicheren Seite. Liegt das LDL zwischen 100 und 190 mg/dl, sollten allgemeine Maßnahmen zur Cholesterinsenkung, wie sie in diesem Buch beschrieben werden, ergriffen werden. Medikamente sind hierbei nicht erforderlich.

Zusammenfassend kann man sagen, dass je höher das Risiko einer Person für einen Herzinfarkt oder allgemein eine Erkrankung des Gefäßsystems ist – auch Schlaganfälle oder Verengungen der Hals- oder Beinarterien zählen dazu –, desto niedriger sollte das LDL-Cholesterin sein.

Menschen mit besonders hohem Risiko für die erwähnten Erkrankungen sind besonders diejenigen, die schon einen Herzinfarkt erlitten haben oder eine andere Erkrankung des Gefäßsystems, z. B. Stents oder ein Bypass-OP erhalten haben. Auch alle, die einen Diabetes mellitus Typ 2 aufweisen, stehen unter besonders hohem Risiko. In dieser Hoch-Risikogruppe sollten nahezu alle ein cholesterinsenkendes Medikament, in der Regel ein Statin, einnehmen. Da Statine in vielen Studien selbst bei sehr niedrigem LDL-Cholesterin noch das Risiko weiter senken, ist sogar in den seltenen Fällen, wo das LDL ohne Medikamente sehr niedrig steht – das sind in der Praxis nur sehr wenige – eine weitere Cholesterinsenkung mit einem Statin zu erwägen.

Viele Untersuchungen bestätigten das hohe Gefäßrisiko von Patienten mit Diabetes mellitus – auch ohne manifeste Herz-Kreislauf-Erkrankungen. Dass bei Diabetikern eine Cholesterinsenkung sogar bei relativ niedrigen Cholesterinwerten noch einen Nutzen erbringt, belegte die „Collaborative Atorvastatin Diabetes Study“ (CARDS-Studie), die mit 2828 Diabetikern durchgeführt wurde. Hier wurde bei den Teilnehmern, die sogar nur ein durchschnittliches LDL-Cholesterin von 120 mg/dl aufwiesen, das LDL-Cholesterin medikamentös noch weiter auf ca. 70 mg/dl gesenkt. Die Rate an Herz-Kreislauf-Ereignissen, wie Herzinfarkte, ging bei den so behandelten Patienten mit einem LDL-Cholesterin von 70 mg/dl gegenüber den Patienten mit einem LDL-Cholesterin von 120 mg/dl um bemerkenswerte 36 % zurück. Die Zahl an Schlaganfällen sank um 48 %.

!

Diabetiker haben ein gleich hohes Risiko wie nach einem Herzinfarkt.

Der behandelnde Arzt muss letztlich im Einzelfall immer das Für und Wider einer medikamentösen Therapie abwägen. Jedoch bilden allgemeine, nicht medikamentöse Maßnahmen immer die Basis für eine Behandlung, egal ob mit Medikamenten oder ohne. Wenn diese Maßnahmen für einen optimalen Cholesterinwert nicht ausreichen, können zusätzlich cholesterinsenkende

Medikamente eingesetzt werden, auf die noch ausführlich eingegangen wird. Eine Behandlung mit Medikamenten kommt bei sonst gesunden Personen mit höherem Cholesterinspiegel nur ausnahmsweise, z. B. bei sehr hohen Werten wie bei familiärer Cholesterinerhöhung, in Betracht. Allerdings stehen die nicht medikamentösen Methoden ganz klar im Mittelpunkt.

2. WOCHE

Cholesterin senken durch Ernährungsumstellung – und es schmeckt doch!

Noch vor nicht allzu langer Zeit waren Diätempfehlungen bei hohen Cholesterinwerten voller Einschränkungen und schwer einzuhalten. Viele dieser strengen Vorgaben haben sich glücklicherweise inzwischen als unnötig und zum Teil sogar schädlich erwiesen. Betroffene wurden früher angehalten, pauschal den Fettverbrauch stark einzuschränken, nach dem Motto, je weniger Fett, desto besser. Die Empfehlungen waren zwar gut gemeint, aber für die wenigsten machbar.

Je weniger Fett, desto besser?

Heute wissen wir, dass nur bestimmte Fette gemieden werden müssen, während andere Fettsorten sogar den Cholesterinspiegel senken. Die einzelnen Fettsorten werden noch eingehend besprochen; für den Moment sei erwähnt, dass hauptsächlich gesättigte Fette (meist aus tierischen Lebensmitteln) den Cholesterinspiegel erhöhen, während die einfach und mehrfach ungesättigten Fette den Cholesterinspiegel sogar senken.

Folge war, dass anstelle gesunder Fettsorten Kohlenhydrate in großen Mengen konsumiert wurden, was – wie wir später noch sehen werden – die Blutfette und das Körpergewicht hochschnellen ließ. Sowohl zur Gewichtsregulierung als auch zur Cholesterinsenkung ist ein höherer Anteil an einfach und mehrfach ungesättigten Fetten viel sinnvoller als ein höherer Kohlenhydratanteil.

Neue Erkenntnisse haben erbracht, dass Personen mit erhöhtem Cholesterinspiegel ohne Nachteile viele Nahrungsmittel und

Menüs genießen können, die früher verpönt waren. Das hat die Ernährung viel einfacher, leckerer und dabei sogar noch wirkungsvoller werden lassen. Wie in der ärztlichen Praxis aber regelmäßig zu sehen, halten sich die alten Empfehlungen sehr hartnäckig.

!

100 mg Cholesterin im Essen erhöhen das Cholesterin im Blut nur um ca. 2 mg/dl.

Warum das Cholesterin in der Nahrung bei Weitem nicht eine solche Auswirkung auf das Blutcholesterin hat, wie oft vermutet, liegt daran, dass ein Großteil des Cholesterins nicht aus der Nahrung stammt, sondern im Organismus, hauptsächlich in der Leber, gebildet wird. Deshalb kann der Cholesterinspiegel durch Einschränkung der Cholesterinzufuhr mit dem Essen nur in gewissem Umfang gesenkt werden. Wie wir noch sehen werden, hat das Cholesterin im Essen nur einen gewissen Einfluss auf den Cholesterinspiegel, der von Mensch zu Mensch unterschiedlich ausfällt.

Im Durchschnitt kann das Cholesterin mit einer Umstellung der Ernährung um etwa 10 % gesenkt werden. Bei strengerer Diät sinkt der Cholesterinspiegel im Mittel um ca. 15 %. Höhere Senkungen sind ausnahmsweise möglich, vor allem bei Personen, die sich bislang sehr ungesund ernährt haben und ihre Ernährung konsequent umstellen. Eine Senkung des Cholesterinspiegels um 10 bis 15 % hört sich zunächst nicht weltbewegend an. Allerdings bedeutet diese Senkung eine Reduktion des Risikos z. B. für einen Herzinfarkt um beträchtliche 25 %. Damit ist aber die Wirkung der Ernährungsumstellung noch nicht zu Ende.

Neben der Cholesterinsenkung hat die Ernährungsumstellung günstige Effekte auf das „gute“ HDL-Cholesterin und auf die Neutralfette (Triglyceride), sodass sich eine vernünftige Ernährungsumstellung in vielerlei Hinsicht positiv auf die Gesundheit, auf die Blutfette und auf das Wohlbefinden auswirkt. Durch die weiteren Maßnahmen, die im Laufe dieses Buches beschrieben werden, lassen sich weitere, spürbare Verbesserungen erzielen.

Wichtiger als der Fettanteil selbst ist die Zusammensetzung der Fette, die aufgenommen werden. Fette haben höchst unterschiedliche, teilweise sogar gegensätzliche Auswirkungen auf den Cholesterinspiegel. Zu einem Anstieg des Blutcholesterins führen, wie schon angedeutet, gesättigte Fette, die sich häufig in tierischen Produkten finden, d. h. in Fleisch, aber auch in Milch und Milchprodukten. Dagegen senken einfach und mehrfach ungesättigte Fette den Cholesterinspiegel. Die pauschale Empfehlung, weniger Fett zu verzehren, ist in dieser Form deshalb nicht mehr zeitgemäß. Effektiv kann der Cholesterinspiegel gesenkt werden, indem die gesättigten Fette reduziert werden und der Anteil an einfach ungesättigten Fetten (z. B. in Olivenöl oder Rapsöl sowie in verschiedenen Nusssorten) sowie an mehrfach ungesättigten Fetten (z. B. in Fisch-, Distel- und Sonnenblumenöl) erhöht wird.

!

Wichtig ist die Zusammensetzung der Fette.

Der Fettanteil sollte etwa 30 bis 35 % der Gesamtkalorien betragen. Der höhere Anteil von 35 % ist von Vorteil, wenn sorgfältig darauf geachtet wird, wenig gesättigte Fette zu verzehren, ein Punkt auf den noch ausführlich eingegangen wird. Die wenigsten Menschen zählen akribisch ihre Kalorien und den Fettanteil, sodass in der Praxis allgemeine Empfehlungen oft nützlicher sind als genaue Prozentangaben. Solche Grundsätze beinhalten beim Fett, dass auf die richtigen Fette in Form einfach und mehrfach ungesättigter Fette geachtet werden sollte, während gesättigte Fette zu vermeiden sind. Im nächsten Kapitel wird genau beschrieben, in welchen Nahrungsmitteln welche Fettsorte vorkommt und wie sich die optimale Fettzusammensetzung in der Nahrung erreichen lässt.

Fette – auf die richtigen kommt es an

In diesem Kapitel erhalten Sie zunächst wichtige grundlegende Informationen über das Cholesterin und anschließend im praktischen Teil eine erste Anleitung, wie Sie mit einer Ernährungsumstellung Ihren Cholesterinspiegel senken. Eine Vertiefung folgt in

!

Fett ist nicht Ursache für Herzinfarkte.

den anschließenden Kapiteln. Gerade der Ernährungsteil braucht Zeit, um in Fleisch und Blut überzugehen, da es ja darum geht, Gewohnheiten, die sich über Jahrzehnte gefestigt haben, zu ändern. Entscheidend ist, die einzelnen Maßnahmen auch praktisch durchzuführen, denn wer nur die Kapitel liest, ohne die Empfehlungen umzusetzen, erhält nicht die bestmögliche Wirkung.

Wie Sie schon erfahren haben, kann die frühere Empfehlung, Fett generell zu vermeiden, nach heutigem Kenntnisstand nicht aufrechterhalten werden. Schon in den Anfangszeiten der Cholesterin- und Fetterforschung 1965 zeigte sich in der „Medical Research Council Study" (MRC-Studie), dass mit einer fettarmen Diät die Herzinfarktrate nicht gesenkt werden konnte. Trotzdem hielt sich diese Diätempfehlung hartnäckig und wird teilweise noch heute verfolgt. Das mag u. a. daran liegen, dass es auf dem ersten Blick logisch erscheint, weniger Cholesterin und Fette zu essen, wenn der Cholesterinspiegel und die Blutfette gesenkt werden sollen – eine Vereinfachung, die sich als unzutreffend herausgestellt hat. Ungesättigte Fette dagegen senken den Cholesterinspiegel und sind daher ganz anders zu sehen als gesättigte Fette.

1958 machte Ancel Keys, den wir schon als einen der Pioniere der Cholesterinforschung kennengelernt haben (siehe Seite 25), eine verblüffende Beobachtung: Die griechische und die finnische Bevölkerung verzehrte in etwa die gleiche Fettmenge, nämlich ca. 40 % des Kalorienverbrauchs. Die Herzinfarktrate lag aber in beiden Ländern weit auseinander, denn die finnische Bevölkerung erlitt etwa achtmal häufiger Herzinfarkte als die Griechen. Wenn also die Fettmenge selbst nicht den Unterschied ausmachte, was war es dann?

Es wurden genaue Analysen der Ernährungsgewohnheiten beider Länder vorgenommen. Dabei stellte sich heraus, dass zwar die Fettmenge die gleiche war, aber die Zusammensetzung der Fette nicht: Die Griechen, die traditionell viel Olivenöl verwen-

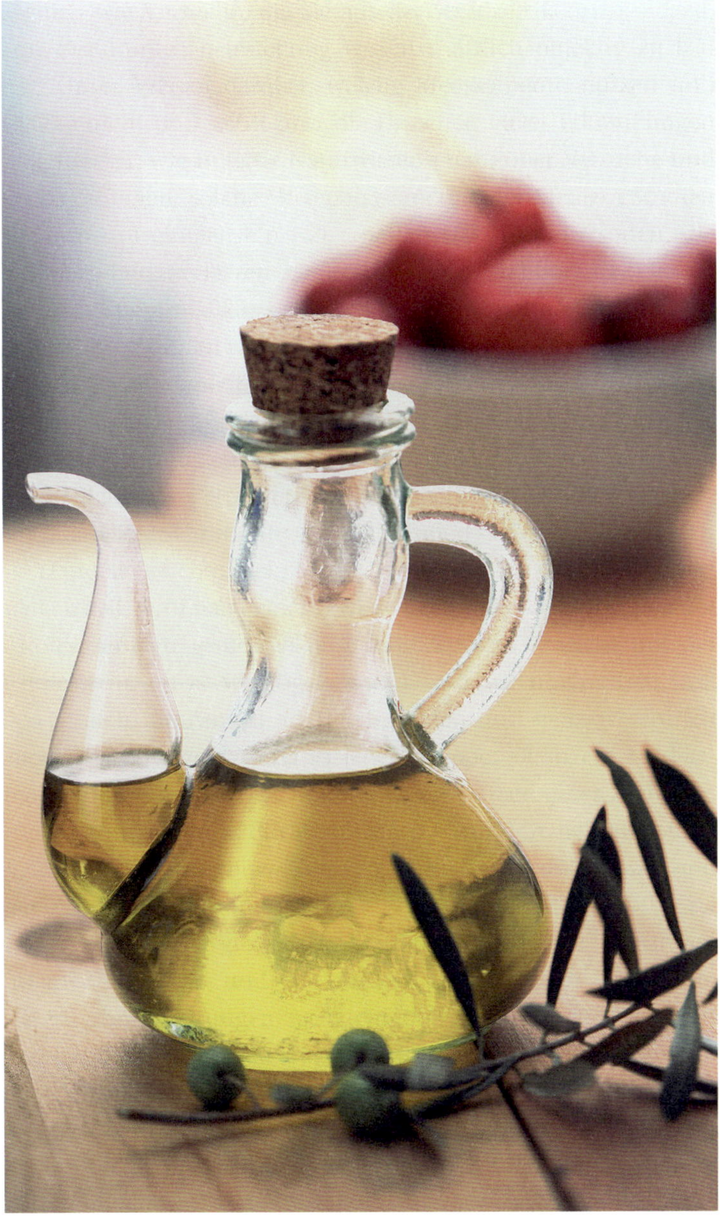

Einfach ungesättigte Fette wie in Olivenöl können Ihren Cholesterinspiegel senken.

!

Das Geheimnis der Mittelmeerkost: reichlich einfach ungesättigte Fette.

!

Omega-3-Fettsäuren verlängern die Blutgerinnungszeit und senken den Blutdruck.

den, nehmen unter anderem damit einen hohen Anteil an einfach ungesättigten Fetten zu sich, während sich die Ernährung der finnischen Bevölkerung zu einem großen Teil aus gesättigten Fetten zusammensetzte. Seither verbreitete sich die Mediterrane Kost oder Kreta-Diät mit hohem Anteil an einfach ungesättigtem Olivenöl, reichlich Fisch, wenig Fleisch und hohem Obst- sowie Gemüseanteil.

Es stellte sich die berechtigte Frage, ob nicht auch eine der beiden Bevölkerungsgruppen aufgrund ihrer Veranlagung anfälliger für Herz-Kreislauf-Erkrankungen sei. Diese Frage lässt sich gut am Beispiel japanischer Migranten beantworten: Japaner entwickeln in ihrem Heimatland relativ selten Herzinfarkte. Japaner, die nach Hawaii oder in die Vereinigten Staaten ausgewandert sind, erkranken jedoch genauso häufig, wie die jeweilige Bevölkerung im Auswanderungsland. Das unterstreicht, wie wichtig die Lebensumstände bei der Entstehung von Herz-Kreislauf-Erkrankungen sind.

Das bedeutet, dass die richtige Fettsorte nicht nur unschädlich ist, sondern sogar eine herzschützende Wirkung aufweist. Fett darf aber auch aus einem weiteren Grund nicht generell verteufelt werden: Eine gewisse Menge an Fett ist absolut lebensnotwendig, da unser Organismus bestimmte Fettsäuren nicht selbst bilden kann und auf die Einnahme mit der Nahrung angewiesen ist. Diese speziellen Fettsäuren, die übrigens auch zu den ungesättigten Fetten gehören, werden essenzielle Fettsäuren genannt. Zu diesen essenziellen Fettsäuren zählen die Omega-3- und Omega-6-Fettsäuren. Diese sind u. a. für die Herstellung unserer Zellwände erforderlich. Auch werden wichtige Nährstoffe, wie bestimmte fettlösliche Vitamine, nur gemeinsam mit Fett aufgenommen.

Ziel einer gesunden und cholesterinbewussten Ernährung: Reduzieren Sie die ungesunden gesättigten Fette zumeist tierischen Ursprungs. Essen Sie stattdessen mehr gesunde einfach ungesättigte Fette z. B. aus Oliven- und Rapsöl ebenso wie fetten Fisch und Nüsse (nur nicht Kokosnuss), mit denen Sie reichlich schützende mehrfach ungesättigte Fette erhalten.

Unsere herkömmliche Kost beinhaltet zum einen zu hohe Fettmengen, mit denen zu viele Kalorien eingenommen werden, zum anderen werden hauptsächlich die schädlichen Fette in Übermaß verzehrt. Unser Körper benötigt, je nach Kalorien-

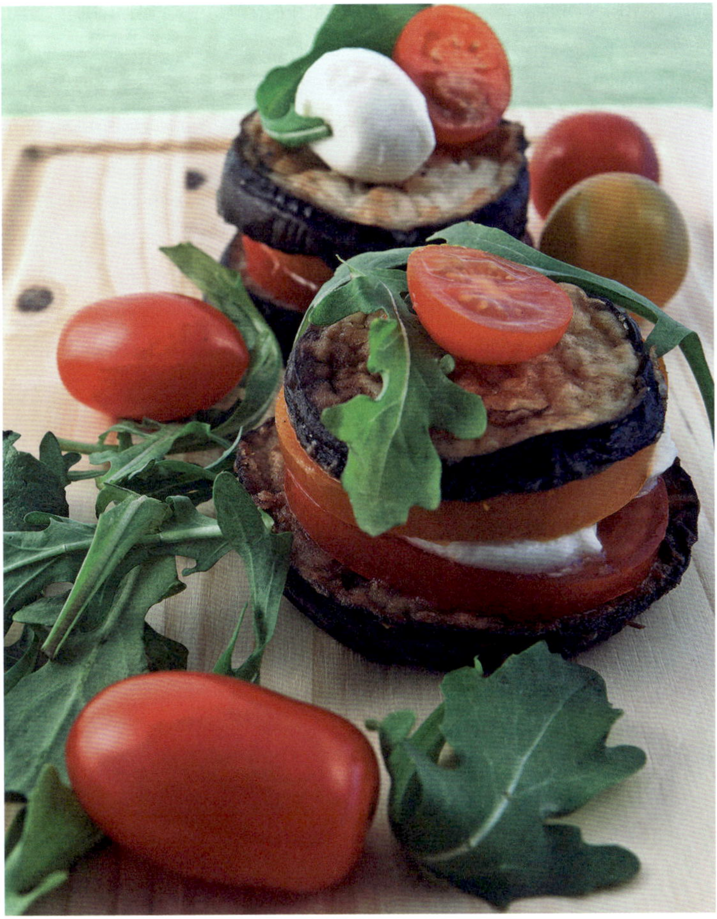

Mittelmeerkost bedeutet hoher Anteil an Olivenöl, reichlich Obst und Gemüse, wenig Fleisch und viel Fisch.

!

Omega-3-Fettsäuren aus Seefisch senken das Herzinfarktrisiko um etwa 30 %.

verbrauch, 60 bis 80 g Fett täglich, um einwandfrei zu funktionieren. Tatsächlich werden im Durchschnitt 100 bis 140 g verzehrt, also fast die doppelte Menge. Die Situation wird noch weiter verschlimmert, indem hauptsächlich die schädlichen, gesättigten Fette und auch die Transfettsäuren, auf die noch eingegangen wird (siehe Seite 81), in Übermaß verzehrt werden. Es sind also bestimmte Fettsorten, die dem Organismus Schaden zufügen.

Es lassen sich zunächst drei Fettarten unterscheiden: die gesättigten, die einfach ungesättigten und die mehrfach ungesättigten Fettsäuren.

Fette – von schädlich bis gesund

- Gesättigte Fette stecken vor allem in tierischen Lebensmitteln wie Butter, Käse, Sahne, Schmalz, Fleisch und Wurst, aber auch in Kokosfett, Palmfett.
- Einfach ungesättigte Fette sind z. B. Oliven-, Raps-, Avocado- oder Erdnussöl.
- Mehrfach ungesättigte Fette gibt es z. B. in Distel-, Sonnenblumen-, Soja-, Maiskeim-, Lein- oder Fischöl.

Die gesättigten Fette

Die gesättigten Fette, oft in Lebensmitteln tierischen Ursprungs enthalten, stellen unter den Fettsorten die Übeltäter dar. Sie erhöhen das krankmachende LDL-Cholesterin im Blut, das sich in den Blutgefäßen ablagert und dort seine verheerenden Schäden anrichtet. Die gesättigten Fette erhöhen den Cholesterinspiegel sogar deutlich stärker als das Cholesterin in der Nahrung selbst. Der Schaden, den diese Fettsorte ausübt, wird dadurch verstärkt, dass die Blutplättchen (Thrombozyten) aktiviert werden. Den Blutplättchen kommt bei der Blutgerinnung eine zentrale Bedeutung zu. Verschiedene Medikamente, die zur Vorbeugung von Herzinfarkten oder Schlaganfällen verabreicht werden, schwächen die Wirkung der Blutplättchen ab, wodurch sich nicht mehr so leicht Blutgerinnsel bilden können. Das Blut wird also ungerinnbarer oder „dünner“. Dieser Ausdruck ist medizinisch gesehen nicht richtig, denn das Blut wird nicht wirklich dünnflüssiger, sondern nur die Blutgerinnung abgeschwächt. Zur Blutplättchenhemmung wird am häufigsten Aspirin in einer geringen Dosis von etwa 100 mg am Tag verabreicht, während die bei Kopfschmerzen übliche Dosis fünf- bis zehnmal höher liegt.

!

Gesättigte Fette erhöhen den Cholesterinspiegel.

Wie erkennt man nun die schädlichen, gesättigten Fette? Sie haben bei Zimmertemperatur eine feste Konsistenz. Sie befinden sich vor allem in tierischen Lebensmitteln, wie fettem Fleisch und Wurst, aber auch in Milch und Milchprodukten sowie Butter, ebenso in Süßigkeiten, Gebäck, Fertig- und Fast-Food-Gerichten. Komplett verzichten muss man nicht auf diese Lebensmittel. So kann anstelle von Vollmilch und Vollmilchprodukten auf fettarme Varianten zurückgegriffen werden. Dasselbe gilt für Wurst, die ebenso fettreduziert erhältlich ist. Fleischsorten gibt es ebenso mager, sodass niemand darauf verzichten muss.

!

Mageres Geflügelfleisch – ohne Haut – ist eine gesunde Alternative zu fetteren Fleischsorten.

Einige Tricks helfen dabei, diese Fette zu reduzieren: Entfernen Sie das sichtbare Fett vom Fleisch. Fleischmahlzeiten sollten, je nach Vorliebe mehr oder weniger häufig, gegen Fisch (v. a. Kaltwasserfische wie Hering, Lachs, Makrele, Thunfisch) ausgetauscht werden. Im Gegensatz zum Lachs weist Seelachs, eine ganz andere und magere Fischart, bei Weitem nicht die gleiche Menge an Omega-3-Fetten auf.

Auch beinhaltet Geflügel – ohne Haut – deutlich geringere Mengen an gesättigten Fetten im Vergleich zu anderen Fleischsorten. Rotes Fleisch, sofern mageres gewählt wird, muss nicht komplett aus dem Essensplan verbannt werden, aber eine gewisse Einschränkung zugunsten der genannten Alternativen ist von Vorteil.

!

Die Macadamianuss, die „Königin" der Nüsse, senkt den Cholesterinspiegel.

Die einfach ungesättigten Fettsäuren

Anders als die gesättigten senken die einfach ungesättigten Fette, z. B. in Oliven- und Rapsöl enthalten, das schädliche LDL-Cholesterin. Auch verschiedene Nüsse wie Walnüsse und Mandeln sowie Oliven und Avocados enthalten größere Mengen an einfach ungesättigten Fetten und sind deshalb zur Cholesterinsenkung von großem Nutzen.

!

Mehrfach ungesättigte Fettsäuren sind in vielen Ölsorten enthalten.

Die mehrfach ungesättigten Fettsäuren

Dasselbe gilt für die dritte Fraktion von Fetten, die mehrfach ungesättigten Fetten, z. B. in Sonnenblumen-, Distel-, Maiskeim- und Fischöl enthalten, die ebenfalls zur Senkung des schädlichen LDL-Cholesterins beitragen. Die Cholesterinsenkung geschieht u. a. dadurch, dass ein Enzym in der Leber gehemmt wird, das für die Bildung von Cholesterin verantwortlich ist. Dieses Enzym wird übrigens auch durch die gebräuchlichsten cholesterinsenkenden Medikamente, die sogenannten Statine, gehemmt.

Sowohl die einfach als auch die mehrfach ungesättigten Fette senken den Cholesterinspiegel und sollten deshalb bevorzugt verwendet werden. Pflanzenöle sollten nicht zu stark erhitzt und zum Braten nur einmal verwendet werden. Einen kleinen Unterschied gibt es zwischen den einfach und mehrfach ungesättigten Fetten dennoch: Die mehrfach ungesättigten Fette zeigen eine ungünstige oxidierende Wirkung, sodass der Schwerpunkt auf den einfach ungesättigten Fetten liegen sollte.

Für die mehrfach ungesättigten Fette wird deshalb eine Menge unterhalb von 10 % der täglichen Energiezufuhr (Kalorien) empfohlen. Wie gesagt: Die Prozentzahl gilt lediglich als Richtschnur und ist nicht zur genauen Berechnung gedacht. Es gibt Hinweise darauf, dass bei den einfach ungesättigten Fetten die Linolsäure, z. B. aus Sonnenblumen- oder Maiskeimöl, den Cholesterinspiegel etwas stärker senkt als die Ölsäure, z. B. in Oliven- oder Rapsöl enthalten – ein kleiner, vermutlich nicht relevanter

Unterschied. Die Daten hierzu sind nicht einheitlich, sodass sich keine Empfehlungen daraus ableiten lassen.

Die niedrige Herzinfarktrate auf Kreta hat der „Kreta-Diät“, die reich an Olivenöl ist, große Beachtung verschafft. Ein möglicher Grund für die herzschützende Wirkung des Olivenöls könnte in den weiteren Inhaltsstoffen des Olivenöls, z. B. den Polyphenolen, liegen. Wir werden später noch sehen, dass die Wirkung pflanzlicher Nahrungsmittel, auch sekundäre Pflanzenstoffe genannt, von großer Bedeutung ist (siehe Seite 165).

Welche Nahrungsmittel wegen ihres hohen Gehaltes an ungesättigten Fettsäuren günstig sind und welche mit hohem Anteil an gesättigten Fettsäuren eher gemieden werden sollten, zeigt die folgende Tabelle. Nehmen Sie sich Zeit, um zu sehen, welche ungünstigen Fette Sie durch gesunde ersetzen möchten, und notieren Sie diese Änderungen.

!

Die Omega-3-Fettsäuren in Ölen helfen bei hohen Lipiden.

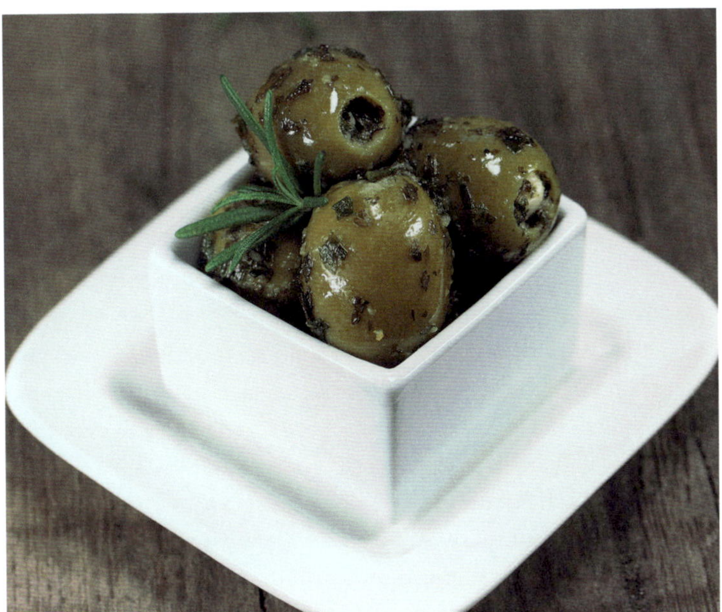

Essen Sie besser Nüsse oder Oliven anstelle von ungesunden Knabbereien.

NAHRUNGS-MITTEL	EINFACH UNGESÄTTIGTE FETTSÄUREN in %	MEHRFACH UNGESÄTTIGTE FETTSÄUREN in %	GESÄTTIGTE FETTSÄUREN in %
Öle			
Kokosnussöl	6	2	86
Palmkernöl	15	2	83
Palmöl	46	8	46
Weizenkeimöl	9	71	20
Erdnussöl	50	30	20
Olivenöl	73	8	19
Sojaöl	25	60	15
Maiskeimöl	27	60	13
Distelöl	15	75	10
Walnussöl	20	71	9
Leinöl	19	72	9
Sonnenblumenöl	27	65	8
Kürbiskernöl	17	75	8
Rapsöl	63	31	6
Fette			
Butter	25	4	71
Milchfett	37	3	60
Rinderfett	45	5	50
Schweinfett	47	7	46
Diät-Margarine	25	55	20

AUFGABE

Öle und Fette, die ich bis heute häufig verwendet habe:

____

____

____

Öle und Fette, die ich künftig häufiger verwenden werde:

____

____

____

Als Faustregel gilt, dass pflanzliche Nahrungsmittel – mit einigen Ausnahmen – zumeist ungesättigte, also günstige, Fettsäuren liefern. Ausnahmen für pflanzliche Öle mit hohem Anteil an schädlichen, gesättigten Fetten sind Kokos-, Palmkern- oder Palmöl. Die meisten Fette tierischer Nahrungsmittel bestehen aus gesättigten Fettsäuren.

! Pflanzliche Nahrungsmittel haben meistens günstige Fettsäuren.

Die Kaltwasserfische Makrele, Hering, Lachs und Thunfisch sind bei hohem Cholesterin außerordentlich günstig: Obwohl relativ fettreich, bestehen sie zu einem hohen Anteil aus schützenden Omega-3-Fettsäuren, die den LDL-Cholesterinspiegel im Blut senken und einen festen Stellenwert in der Herzmedizin zur Vorbeugung der Arterienverkalkung und als Schutz vor schweren Herzrhythmusstörungen aufweisen. Mehrere Studien belegen die Wirkung der Omega-3-Fettsäuren, vor Herzerkrankungen und dem plötzlichen Herztod zu schützen. Diese Fischsorten sollten deshalb so oft wie möglich – am besten regelmäßig zweimal pro Woche – auf dem Speiseplan stehen.

!

Hochwertiges Raps- und Olivenöl: ideal zur Cholesterinsenkung.

Fisch mit hohem Omega-3-Fettsäure-Anteil sollte so oft wie möglich auf Ihrem Speiseplan stehen.

Meeresfrüchte dagegen sind nicht so günstig wie die genannten Fischsorten. Früher vermutete man einen hohen Cholesteringehalt und riet von einem übermäßigen Verzehr ab. Mittlerweile weiß man zum einen, dass der Cholesteringehalt in Meeresfrüchten nicht so hoch ist wie vermutet, und zum anderen, dass der Cholesteringehalt in der Nahrung nicht die Hauptrolle für Bluthochdruck spielt. Aus diesem Grund sind auch Meeresfrüchte in Maßen durchaus erlaubt. Der Cholesteringehalt vieler Meeresfrüchte ist mäßig und unproblematisch. Ausnahmen sind Garnelen („Shrimps") und Tintenfischringe („Calamares"), die wegen ihrer höheren Cholesterinmengen nicht zum täglichen Menü gehören sollten.

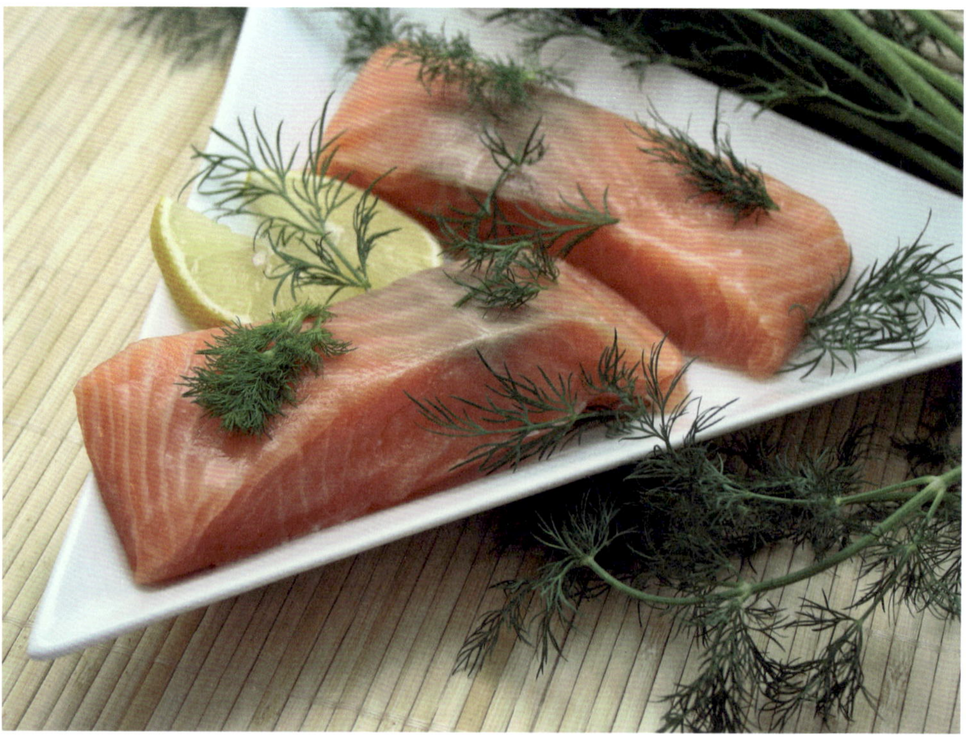

AUFGABE FÜR DIESE WOCHE

Berücksichtigen Sie in dieser Woche die folgenden Grundsätze bei Ihrer Ernährung. Kreuzen Sie jeden Tag an, an dem es Ihnen gelungen ist, die Tipps umzusetzen und an diese Grundsätze bei Ihrer Nahrungsplanung zu denken. Durch die tägliche Erinnerung und Kontrolle wird die Übernahme der Tipps in die tägliche Routine erleichtert.
Lesen Sie das Kapitel möglichst dreimal durch, bis Sie sicher sind, alle Informationen verinnerlicht zu haben.

Grundsätze für die täglichen Mahlzeiten:

1. Erhöhen Sie den Anteil pflanzlicher Fette und Öle mit reichlich einfach ungesättigten Fetten (siehe auch Tabelle oben).
2. Reduzieren Sie den Verzehr tierischer Produkte.
3. Senken Sie Ihren zu hohen Fettverbrauch (Richtwert ca. 30 bis 35 % der täglichen Kalorienzufuhr).
4. Bevorzugen Sie fettarme Milch und fettarme Milchprodukte.
5. Essen Sie besser Nüsse und Oliven anstelle von ungesunden Knabbereien.

Die Grundsätze habe ich berücksichtigt:

TAG 1		TAG 2		TAG 3		TAG 4		TAG 5		TAG 6		TAG 7	
ja	nein	ja	nein	ja	nein	ja	nein	ja	nein	ja	nein	ja	nein

Gehen Sie bitte nicht vor Ablauf einer Woche zum nächsten Abschnitt über.
In dieser Zeit sollten sich viele Ernährungsgrundsätze eingespielt haben und, falls nötig, eine gewisse Gewichtsabnahme festzustellen sein. Sie können sich auch mehr Zeit nehmen, bis Sie weiterlesen. Je gründlicher Sie den Ernährungsabschnitt durcharbeiten, umso mehr Ernährungsgrundsätze werden Sie dauerhaft übernehmen und damit langfristig ein gesundes Körpergewicht und alle Vorteile einer guten Ernährung festigen.
Wiederholen Sie daher die Ernährungsgrundsätze, bis Sie mit ihnen vertraut sind.

3. WOCHE

Richtig essen und den Cholesterinspiegel weiter senken

LDL, HDL und Co.

!

„Lipoprotein" setzt sich zusammen aus „Lipide" für „Fette" und „Protein" für „Eiweiß".

Fette und Cholesterin sind nicht wasserlöslich und würden sich in reiner Form daher auch nicht im Blut auflösen. Damit diese Stoffe trotzdem im Blut transportiert werden können, ohne zu verklumpen, werden sie mit sogenannten Lipoproteinen verpackt. Das „low density lipoprotein" (LDL), ein relativ leichtes und kleines Lipoprotein, bildet die schädliche Cholesterinform, denn sie gelangt relativ leicht in die Gefäßwand und führt dort zu Ablagerungen. Das „high density lipoprotein" (HDL) verkörpert die „gute" Cholesterinvariante und vermag Cholesterin zu binden und unschädlich zu machen. Vom HDL sind drei Untergruppen bekannt, von denen das HDL-2 die beste schützende Wirkung aufweist.

Zu den Lipoproteinen zählen neben den bekannten LDL und HDL noch weitere, die alle die Aufgabe haben, Cholesterin und Fett im Blut zu transportieren.

Wichtige Fachausdrücke

HDL-Cholesterin (high density lipoproteins) = Lipoproteine hoher Dichte = gutes Cholesterin
LDL-Cholesterin (low density lipoproteins) = Lipoproteine geringer Dichte = schädliches Cholesterin
VLDL (very low density lipoprotein) = Lipoproteine mit besonders niedriger Dichte
IDL-Cholesterin = (intermediate density lipoprotein) = Lipoproteine mit relativ viel Cholesterin und Triglyceriden
Triglyceride = Neutralfette = aus ihnen kann LDL-Cholesterin werden

Sogenannte „Chylomikrone“ beinhalten von allen Lipoproteinen den größten Anteil an Neutralfetten (Triglyceriden) und bestehen zu ca. 90 % aus Triglyceriden. Cholesterin enthalten sie kaum. Sie transportieren Fette rasch an die verschiedenen Organe, wo die Triglyceride weiter verwertet werden. Da ihr Cholesterinanteil relativ niedrig ist, verüben sie auch nicht dieselbe schädliche Wirkung wie das LDL mit einem hohen Anteil an Cholesterin. Aber auch die Triglyceride sind, wie noch gezeigt wird, alles andere als harmlos und dürfen keinesfalls vernachlässigt werden.

Ein weiteres Lipoprotein, das „very low density lipoprotein“ (VLDL), wird in der Leber gebildet und enthält bedeutende Mengen an Cholesterin und Triglyceriden. Aus ihnen kann LDL werden, wenn Triglyceride entzogen werden. Es verbleiben „Reste“, die auch Arterienerkrankungen Vorschub leisten. Das ist vermutlich ein Weg, auf dem die Triglyceride ihre krankmachende Wirkung ausüben.

Zwischen dem VLDL und dem LDL liegen die sogenannten intermediären Lipoproteine (IDL für „intermediate density lipoprotein“), die relativ viel Cholesterin und Triglyceride aufweisen. Auch sie erhöhen das Risiko für krankhafte Veränderungen der Arterien, wie Herzinfarkte.

Das LDL und HDL selbst können in weitere Untergruppen unterteilt werden. Vor allem die kleineren LDL-Partikel gelten als besonders gefährlich. Diese Unterteilung der LDL- und auch der HDL-Partikel könnte in der Zukunft größere Bedeutung erlangen, um genauer das Risiko zu erfassen. Es wird heute aber noch relativ selten gemessen und für die Behandlung berücksichtigt.

LDL – je kleiner, desto gemeiner

Eine sehr interessante und für die Praxis relevante Entdeckung zeigte, dass es größere LDL-Partikel gibt, die weniger dicht sind, und kleinere mit höherer Dichte. Diese kleineren LDL-Partikel

!

Kleine LDL-Partikel verursachen schneller Gefäßerkrankungen.

unterscheiden sich auch in der Bedrohung, die von ihnen ausgeht. Vor allem die kleineren der insgesamt sechs Untergruppen von LDL-Partikeln (LDL 5/6) lassen das Risiko für Gefäßerkrankungen dramatisch anwachsen.

70 % der Bevölkerung besitzt überwiegend die größeren und damit weniger gefährlichen LDL-Partikel. Diese werden als „LDL-Phänotyp A“ oder Normaltyp bezeichnet. Viel gefährlicher leben die restlichen 30 %, bei denen die kleinen LDL-Partikel überwiegen, der „LDL-Phänotyp B“. Ihr Risiko für einen Herzinfarkt liegt sogar bei gleichem LDL-Cholesterin dramatisch höher, nämlich fünfmal so hoch wie beim Normaltyp. Damit können also zwei Personen mit exakt gleichem Wert für das LDL-Cholesterin aufgrund der Größe ihrer LDL-Partikel ein extrem unterschiedliches Risiko für Gefäßerkrankungen haben – oft ohne es zu ahnen. Die kleinen LDL-Partikel gelangen leichter durch die Gefäßinnenwand, können sich dort ablagern und so die Gefäßerkrankung in Gang setzen.

Zu allem Übel binden sich die kleineren LDL-Partikel auch schlechter an den LDL-Rezeptor, bleiben deshalb länger im Blutkreislauf und werden stärker oxidiert, was ihre ruinöse Wirkung noch weiter verstärkt. Menschen, bei denen die kleinen LDL-Teile überwiegend vorhanden sind, neigen zum metabolischen Syndrom, einer besonders tückischen Kombination verschiedener Risikofaktoren mit erhöhten Triglyceriden, niedrigem HDL und einer Veranlagung zum Diabetes mellitus (siehe Seite 201). Da in der Praxis nur selten die LDL-Untertypen bestimmt werden, kann der Abfall der Triglyceride unter Behandlung als Hinweis für einen Rückgang der kleinen LDL-Partikel angesehen werden. Das unterstreicht wieder, dass die Triglyceride nicht einfach ein „Anhängsel“ beim Lipidprofil sind, sondern inzwischen aus mehreren Gründen als eine relevante Größe zu betrachten sind.

!

Durch Sport und Ernährungsumstellung die LDL-Größe verändern: aus kleinen werden große Partikel.

Diese Entdeckung bietet dem Betroffenen eine große Chance, sein Risiko zu erkennen und auch zu reduzieren. Wenn Sie nachfolgende Tipps befolgen, können die kleinen LDL-Partikel zugunsten der größeren zurückgedrängt werden.

So reduzieren Sie Ihr Risiko für Gefäßerkrankungen:

- Befolgen Sie die Tipps in diesem Buch.
- Machen Sie ein Bewegungstraining.
- Stellen Sie Ihre Ernährung um.
- Verzichten Sie auf Alkohol.

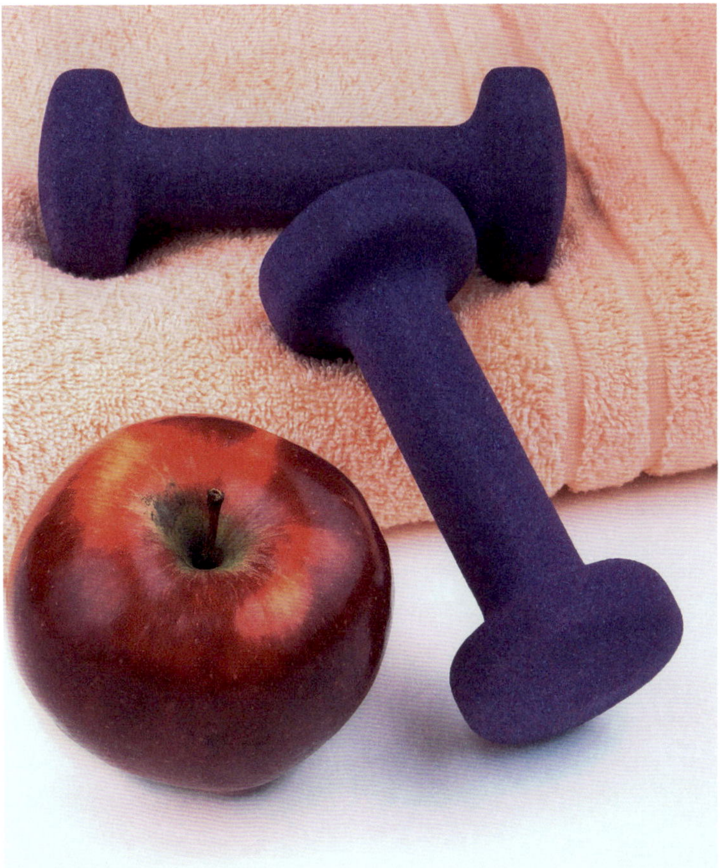

Mit Bewegungstraining und gesunder Ernährung können Sie Ihr Risiko für Gefäßkrankheiten reduzieren.

Ist Cholesterin nur schädlich?

Nach dem, was Sie mittlerweile über das Cholesterin gelesen haben, liegt die Vermutung nahe, es sei eine absolut überflüssige und nur schädliche Substanz, die unser Organismus aus unerfindlichen Gründen auch noch selbst bildet. Doch keine Angst – unser Organismus hätte solche „Fehler" im Laufe der Entwicklung längst korrigiert.

!

Cholesterin ist lebenswichtig – gefährlich nur im Übermaß.

Eigentlich ist das Gegenteil richtig: Cholesterin ist für den Organismus so wichtig, dass die Körperzellen es nicht dem Zufall überlassen, ob mit der Nahrung genug davon aufgenommen wird. Stattdessen bilden die Zellen in unserem Körper das lebensnotwendige Cholesterin selbst. Dabei wird die Menge des Cholesterins im Organismus gesteuert, sodass ein Mangel vermieden wird. Sie sehen, das Cholesterin erfüllt wichtige Funktionen, da der Körper einen Mangel um jeden Preis verhindern will.

Nahezu alle Zellen des menschlichen Organismus produzieren Cholesterin, wobei die größten Mengen in der Leber und im Darm gebildet werden. Cholesterin wird aus dem Blut über bestimmte „Andockstellen", Rezeptoren genannt, an der Membran, also der Hülle der Körperzellen, aufgenommen. Die Entdeckung dieser Rezeptoren war eine so wichtige Errungenschaft, dass im Jahr 1974 die Forscher Brown und Goldstein für diese Entdeckung den Nobelpreis für Medizin erhielten. Die Hülle unserer Körperzellen, die Zellmembran, benötigt Cholesterin, um einwandfrei zu funktionieren. Damit endet die Funktion des Cholesterins aber noch nicht. Bei der Bildung verschiedener Hormone (wie Testosteron und Östrogen), den Botenstoffen des Körpers, die viele Funktionen des Organismus entscheidend lenken, wird Cholesterin als wichtige Grundlage benötigt. Schließlich werden die Gallensäuren, die für die Verdauung notwendig sind, aus Cholesterin gebildet.

Aufgaben des Cholesterins:

- Aufbau der Körperzellen (Zellmembran): Sowohl menschliche als auch tierische Zellen benötigen Cholesterin als Strukturbestandteil der Zellen und Mitochondrien.
- Bildung von Gallensäuren: Cholesterin ist die Grundsubstanz der Gallensäuren, die die Fettverdauung und den Stuhlgang regulieren.
- Bildung von Hormonen: Cholesterin ist die Grundsubstanz der weiblichen und männlichen Geschlechtshormone.

Cholesterin ist also an sich keine schädliche Substanz, sondern lebenswichtig. Schädlich sind allerdings die hohen Mengen an Cholesterin bei vielen Menschen, die weit über das notwendige Maß hinausgehen. Gelegentlich wird daraus dann der Umkehrschluss gezogen: Cholesterin ist lebensnotwendig, also darf es nicht gesenkt werden – ein Fehlschluss, denn wenn zu viel Cholesterin vorhanden ist und dieses schadet, sollte es selbstverständlich auf ein gesundes Maß vermindert werden. Diese geringere Menge reicht allemal, um die lebenswichtigen Aufgaben zu erfüllen, ohne zu schaden.

!

Cholesterin ist lebenswichtig!

Cholesterin im Essen – das kleinere Übel

Viele, die gerade erfahren haben, dass ihr Cholesterinspiegel zu hoch ist, wollen zukünftig nur noch Lebensmittel mit einem niedrigen Cholesteringehalt essen. Der Gedanke, dass der Cholesterinspiegel sinkt, je weniger davon man mit dem Essen zu sich nimmt, scheint zunächst logisch zu sein. Unser Organismus ist allerdings, wie alle biologischen Systeme, sehr kompliziert. Wie Sie bereits gelesen haben (siehe Seite 45), ist nicht das Cholesterin in der Nahrung für den Cholesterinanstieg verantwortlich, sondern die gesättigten Fette (und die Transfettsäuren, auf die noch ausführlich eingegangen wird). In den Medien ist sogar zu hören, dass das Cholesterin im Essen gar keinen Einfluss auf

!

Ist das die Lösung: kein Frühstücksei mehr?

den Cholesterinspiegel habe. So ist das Frühstücksei, das ja bekanntermaßen hohe Cholesterinmengen enthält, angeblich entweder total schädlich oder völlig unschädlich. Tatsache ist, dass ein Ei mit 200 bis 250 mg Cholesterin einen Großteil der empfohlenen täglichen Cholesterinmenge von 300 mg enthält. Das Eiklar übrigens beinhaltet kein Cholesterin; die gesamte Menge befindet sich im Eidotter.

Zunächst müssen wir ein wenig ausholen. Im Durchschnitt wird hierzulande etwa 400 mg Cholesterin täglich verzehrt, also ein Drittel mehr als empfohlen. Das Cholesterin in der Nahrung steigert das Blutcholesterin längst nicht so deutlich, wie oft geglaubt, denn Regelmechanismen in den Körperzellen drosseln die eigene Cholesterinbildung, wenn mehr Cholesterin mit den Mahlzeiten aufgenommen wird. Zusätzlich wird, sobald mehr Cholesterin mit dem Essen zugeführt wird, die Umwandlung von Cholesterin in Gallensäuren gesteigert, wodurch der Cholesterinanstieg geringer ausfällt.

Vor mehreren Jahren wurde an 91 Personen geprüft, wie sich die Blutfette ändern, wenn viel Cholesterin mit dem Essen verzehrt wird. In einer Untersuchung erhielten die Testpersonen 30 Tage lang täglich drei Eier zusätzlich zu ihrer Basiskost. Die war nach den Kriterien der amerikanischen kardiologischen Gesellschaft mit weniger als 30 % Fett, unter 10 % gesättigten Fettsäuren und weniger als 300 mg Cholesterinzufuhr pro Tag zusammengestellt. Mit den 200 bis 250 mg Cholesterin aus den Eiern nahmen die Probanden also insgesamt mit etwa 1000 mg Cholesterin mehr als das Dreifache der empfohlenen Menge zu sich.

Jeder erwartete nach den 30 Tagen, an denen diese riesigen Cholesterinmengen aufgenommen wurden, einen extremen Anstieg des Cholesterins. Bei der Kontrollmessung ließen aber von den 91 Probanden 62 % überhaupt keinen Anstieg des Cholesterinspiegels erkennen. Das ist nun für den Fachmann weniger überraschend gewesen als für die Teilnehmer, denn diese Beobachtung wurde wiederholt gemacht. Diejenigen, die trotz vermehrter Cholesterinaufnahme keinen Anstieg des Cholesterinspiegels hatten, werden Hyporesponder genannt (hypo = unter, responder = Reagierende). Die anderen 38 % zeigten einen Anstieg des ungünstigen LDL-Cholesterins von im Mittel 39 mg/dl, aber auch eine Erhöhung des günstigen HDL-Cholesterins um ca. 4 mg/dl. Diese Personen zählen zu den Hyperrespondern (hyper = über, responder = Reagierende). Obwohl die konsumierte Eiermenge und damit das Cholesterin in dieser Ernährung deutlich höher lag als in einer durchschnittlichen Ernährung, trat überraschenderweise bei über der Hälfte der Probanden überhaupt kein Anstieg des LDL-Cholesterins auf. Bei den anderen Personen ging das LDL-Cholesterin deutlich in die Höhe. Etwas abgeschwächt wurde hierbei das Risiko dadurch, dass auch das gute Cholesterin, das HDL, leicht anstieg.

!

Hyporesponder reagieren kaum auf hohe Cholesterinzufuhr.

Wichtige Fachausdrücke

Hyporesponder (hypo = unter, responder = Reagierende) weisen trotz erhöhter Cholesterinzufuhr kaum einen Cholesterinanstieg auf.

Hyperresponder (hyper = über, responder = Reagierende) bei erhöhter Cholesterinzufuhr mit einer Erhöhung des günstigen HDL-Cholesterins, aber vor allem auch des ungünstigen LDL-Cholesterins.

Nun ist diese Untersuchung mit 91 Teilnehmern relativ klein, aber auch die Daten aus zwei großen Studien, der „Nurses' Health Study“ und der „Health Professionals Study“, in die die Daten von 38.000 Männern und 80.000 Frauen eingingen, brachten im Jahr 1999 keinen Zusammenhang zwischen Eierkonsum und Herzinfarktrisiko an den Tag. Überraschenderweise war bei Frauen das Risiko in der Gruppe mit dem höchsten Cholesterinkonsum sogar am niedrigsten – eine Beobachtung, die auf andere, nicht untersuchte Faktoren zurückzuführen sein kann, aber erstmal sicher verwundert.

Verschiedene Analysen belegen, dass pro 100 mg Cholesterin, das pro Tag zusätzlich aufgenommen wird, der Gesamtcholesterinspiegel im Mittel um etwa 2 mg/dl ansteigt und dass umgekehrt bei einer Einsparung von 100 mg der Gesamtcholesterinspiegel in dieser Größenordnung sinkt. Nahrungscholesterin erhöht aber nicht nur das LDL-, sondern auch das HDL-Cholesterin. Somit hat eine Erhöhung oder eine Einschränkung der Cholesterinzufuhr im Durchschnitt nur eine relativ bescheidene Wirkung auf den Quotienten des LDL zum HDL.

Diese und andere Ergebnisse führen zu dem Schluss, dass größere Mengen Cholesterin in der Nahrung das Blutcholesterin bei einem Teil der Menschen mäßig erhöhen (sogenannte Responder), bei anderen kaum. Das heißt aber nicht, dass das Cholesterin im Essen gar keinen Einfluss auf den Cholesterinspiegel aufweist. Allerdings steigert das Nahrungscholesterin den Cholesterinspiegel längst nicht so stark, wie oft angenommen wird, sodass niemand auf das Frühstücksei verzichten muss, solange er sich ansonsten vernünftig, gemäß den hier gegebenen Empfehlungen, ernährt. Demzufolge empfiehlt das US-amerikanische „National Cholesterol Education Program“ (NCEP-Programm), die Cholesterinaufnahme auf unter 300 mg täglich zu beschränken. Diese Maßnahme ist zwar sinnvoll, allerdings bei Weitem nicht so, wie man auf den ersten Blick denken würde. Ein Absenken des Cholesterins in der Nahrung von 400 auf 300 mg, also um 25 %, senkt den Cholesterinspiegel im Durchschnitt um ca. 2 mg/dl, d. h. um ca. 1 %.

> !
>
> Wer sich sonst vernünftig ernährt, verträgt auch ein Frühstücksei.

Leider ist es in der Praxis schwierig zu prüfen, inwieweit eine Person auf das Cholesterin in der Nahrung reagiert, indem vor und nach einer cholesterinarmen Diät die Blutfette bestimmt werden. Der Grund: Bei einer cholesterinarmen Ernährung wird auch die übrige Zusammensetzung der Nahrung verändert, denn

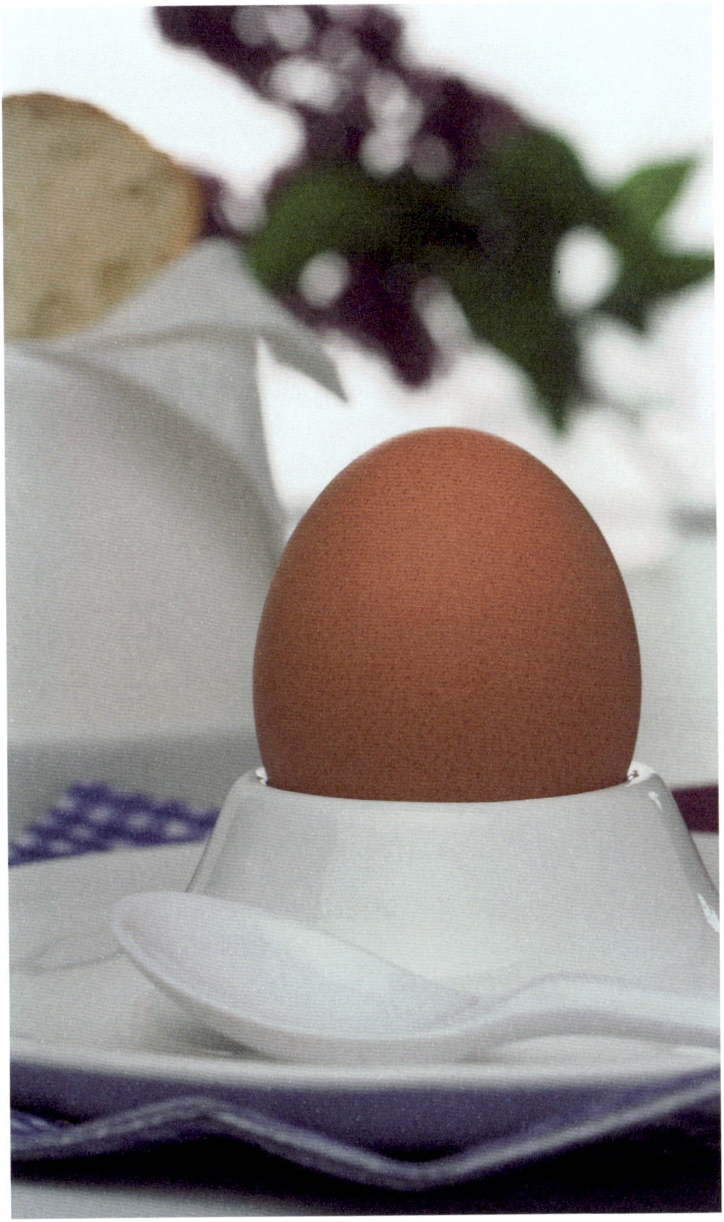

Ein Ei enthält mit 200 bis 250 mg Cholesterin einen Großteil der empfohlenen täglichen Cholesterinmenge von 300 mg. Das Eiklar übrigens beinhaltet kein Cholesterin; die gesamte Menge befindet sich im Eidotter.

in den Nahrungsmitteln befinden sich neben dem Cholesterin weitere Nährstoffe, wie gesättigte Fette etc., die auch den Cholesterinspiegel beeinflussen. Auch schwanken die Cholesterinwerte deutlich, sodass mit diesen einzelnen Messungen Rückschlüsse nur eingeschränkt möglich sind. Wenn Sie allerdings testen möchten, inwieweit Sie auf das Nahrungscholesterin ansprechen, können Sie Ihre Blutfette vor und vier Wochen nach einer cholesterinarmen Diät bestimmen lassen, wobei die genannten Einschränkungen zu beachten sind.

Eine gewisse Vorsicht mit cholesterinhaltigen Nahrungsmitteln ist auch deshalb zweckmäßig, weil sich in den meisten Lebensmitteln, die viel Cholesterin enthalten, auch gesättigte Fette in bedeutenden Mengen befinden, die den Cholesterinspiegel erheblich anheben. Gewiss muss aber niemand das Cholesterin im Essen so extrem meiden, wie früher oft gemeint – die wissenschaftlichen Fakten haben uns inzwischen zum Glück mehr Freiheiten beim Essen geschaffen.

Wie viel Cholesterin im Essen darf es sein?

Selbst bei strenger Diät sinkt der Cholesterinwert im Blut nur um einen relativ geringen Prozentsatz, bei Hyporespondern (siehe oben) nahezu gar nicht. Bei Menschen mit erhöhtem Cholesterinspiegel wird der Wert daher weiterhin oben bleiben – auch wenn kaum Cholesterin mit der Nahrung aufgenommen wird. Die Enttäuschung ist groß, wenn bei der nächsten Blutkontrolle festgestellt wird, dass sich am Cholesterinspiegel nur wenig oder gar nichts geändert hat.

> !
>
> Viel wichtiger als Fettverzicht ist, mehr einfach und mehrfach ungesättigte Fette zu essen.

Statt der umständlichen Testung, ob Sie auf das Cholesterin im Essen ansprechen, können Sie sich an die Empfehlung halten, maximal 300 mg pro Tag Cholesterin mit der Nahrung aufzunehmen. Da die meisten Nahrungsmittel, die höhere Cholesterinmengen aufweisen, auch deutliche Anteile gesättigter Fette enthalten – die wiederum deutlich den Cholesterinspiegel anheben –, können Sie mit dieser Empfehlung auch die Menge an gesättigten Fetten in Ihrem Essen zurückschrauben.

Wenn Sie durch Testung wissen, dass Sie zu den etwa 70 % Hyperrespondern (siehe oben) gehören, können Sie mit dem Nahrungscholesterin viel lässiger umgehen, da es keine wesentlichen Auswirkungen auf Ihren Cholesterinspiegel ausübt.

Zusammenfassend kann man sagen, dass das meiste Cholesterin nicht mit der Nahrung aufgenommen wird, sondern in der Leber hergestellt wird. Die Höhe des Cholesterins, die der Organismus anstrebt, ist bei jedem Menschen genetisch angelegt. Indem weniger Cholesterin mit der Nahrung aufgenommen wird, kann der Cholesterinspiegel etwas gesenkt werden, mit deutlichen Unterschieden von Person zu Person.

!

Das meiste Cholesterin wird in der Leber produziert.

Ob und wie viele Eier gegessen werden dürfen, ist zu einer Art Philosophie geworden. Früher galt, man müsse den Cholesterinverbrauch und damit die Eiermenge im Essen einschränken. Nachdem bekannt wurde, dass Nahrungscholesterin den Cholesterinspiegel deutlich weniger steigert, als man früher dachte, schien die alte Empfehlung nicht mehr zeitgemäß.

Nach heutigem Kenntnisstand würde ich Personen mit hohem Cholesterinspiegel nicht pauschal jede beliebige Menge Eier empfehlen, denn im Fall, dass Sie zu den „Respondern" gehören, würden Sie das LDL im Blut und so das damit verbundene Risiko erhöhen. Ein Ei am Tag schlägt bereits mit 200 bis 250 mg Cholesterin zu Buche, sodass die Empfehlung von 300 mg Cholesterin pro Tag kaum noch zu verwirklichen ist. Auf Nahrungsmittel, die Sie mögen, brauchen Sie wegen des Cholesteringehaltes nicht zu verzichten, denn dazu ist der Nutzen zu gering. Bei den Lebensmitteln, die Sie problemlos gegen andere austauschen können, rate ich Ihnen auf die cholesterinärmere Variante zurückzugreifen – wie gesagt, ohne sich dabei kasteien zu müssen.

!

Männer essen ca. 350 g Cholesterin am Tag, Frauen 250 g. Empfohlen werden 300 g täglich.

Die nachfolgende Tabelle zeigt Ihnen, wie viel Cholesterin in einzelnen Nahrungsmitteln enthalten ist.

NAHRUNGSMITTEL	CHOLESTERINGEHALT (mg pro 100 g)
Wurst und Fleisch	
Leberwurst	230
Bratwurst	110
Salami	90
Mortadella	90
Mettwurst	90
Schinken	80
Leberwurst	80
Bockwurst	65
Kalb	65
Hähnchenkeule	65
Schwein	60
Rind	60
Geflügel	60
Hähnchenbrust	45
Innereien	
Hühnerleber	560
Schweineleber	350
Schweineniere	350

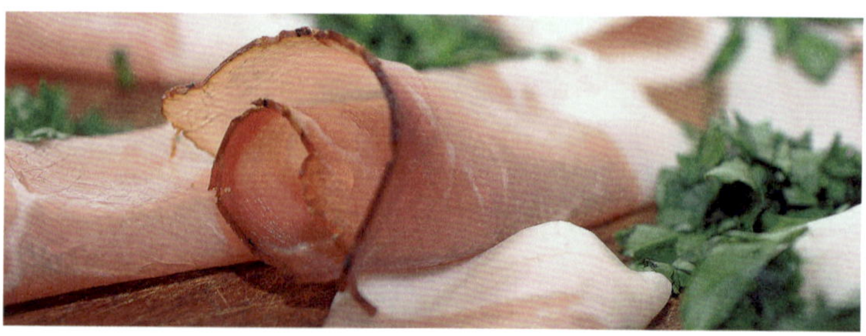

NAHRUNGSMITTEL	CHOLESTERINGEHALT (mg pro 100 g)
Fisch	
Makrele	70
Ölsardinen	70
Scholle	60
Hering	40
Lachs	35
Seelachsfilet	35
Thunfisch in Öl	30
Scholle	30
Forelle	30

!

Das Cholesterin im Essen spielt nicht die Hauptrolle.

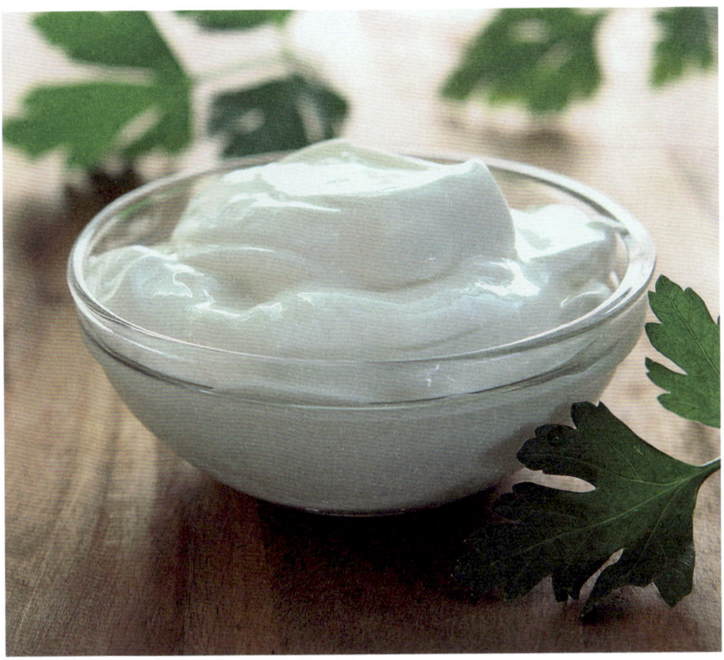

Bereiten Sie Quarkspeisen mit Magerquark zu, denn der enthält nur sehr wenig Cholesterin.

!

Die Empfehlung von unter 300 mg Cholesterin am Tag ist nicht schwer einzuhalten.

NAHRUNGSMITTEL	CHOLESTERINGEHALT (mg pro 100 g)
Milch/Milchprodukte	
Schlagsahne, 30 % Fett	110
Frischkäse	105
Käse, 45 % Fett i. Tr.	95
Schmelzkäse, 45 % Fett i. Tr.	80
Käse, 30 % Fett i. Tr.	55
Kondensmilch, 10 % Fett	35
Schmelzkäse, 20 % Fett i. Tr.	30
Kondensmilch, 7,5 % Fett	25
Milch, 3,5 % Fett	13
Joghurt, 3,5 % Fett	13
Käse, 10 % Fett i. Tr.	7
Joghurt, 1,5 % Fett	6
Milch, 1,5 % Fett	5
Magerquark	1
Fette und Öle	
Butter	240
Mayonnaise, 80 % Fett	140
Schweineschmalz	90
Rapsöl	2
Sojaöl	2
Olivenöl	1
Margarine	0

NAHRUNGSMITTEL	CHOLESTERINGEHALT (mg pro 100 g)
Sonstiges	
Hühnerei	350
Nudeln	140
Rührkuchen	135
Butterkeks	80
Croissant	70
Donut	60
Hamburger	40
Pommes Frites	40
Brot/Brötchen	Spuren
Tofu	0
Obst	0
Gemüse	0
Kartoffeln	0
Bohnen	0
Erbsen	0
Nüsse	0
Getreide	0
Haferflocken	0
Reis	0
Vollkornudeln	0
Weizenmehl	0
Eiscreme	0
Honig	0
Getränke (Cola, Bier, Wein)	0

AUFGABE

Um einen Überblick über die tägliche Cholesterinmenge in Ihrer Nahrung zu gewinnen, schätzen Sie eine Woche lang das von Ihnen täglich konsumierte Cholesterin anhand der Tabelle. Aus Platzgründen beinhaltet die Tabelle zwar längst nicht alle Lebensmittel, allerdings gelingt ein Überblick. Damit erkennen Sie, ob Sie die empfohlene Menge von etwa 300 mg Cholesterin täglich beachten – oder ob Sie noch daran arbeiten müssen und können.

	TAG 1	TAG 2	TAG 3	TAG 4	TAG 5	TAG 6	TAG 7
CHOLESTERINMENGE (in mg)							

Meine durchschnittliche Cholesterinaufnahme liegt derzeit bei: ____________ mg pro Tag.

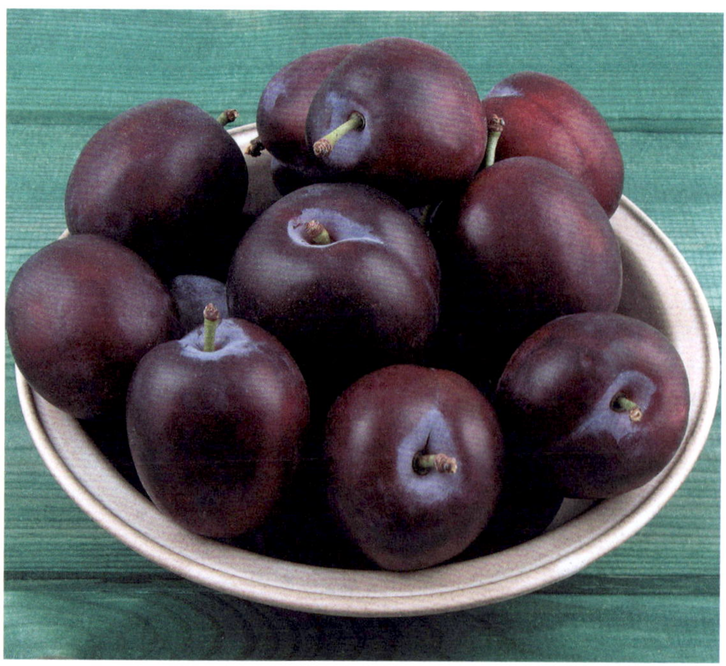

Alle Obst- und Gemüsesorten sind cholesterinfrei.

Das Besondere am Fischfett

Wissenschaftler haben entdeckt, dass die Inuit nur selten einen Herzinfarkt erleiden, die Bewohner der westlichen Industrienationen dagegen zehnmal häufiger – ein enormer Unterschied, der für die Medizin von großem Interesse war und ist.

Als die Ernährungsgewohnheiten der Inuit genauer unter die Lupe genommen wurden, stellte sich bald heraus, dass sie sehr große Mengen an Fett zu sich nehmen, eine Beobachtung, die zunächst nicht zu dem früheren Bild einer gesunden Ernährung passte. Im Gegensatz zu den Menschen in den westlichen Industrieländern stammt das Nahrungsfett der Inuit hauptsächlich aus der dort vorherrschenden Fischnahrung. Anders als die bei uns überwiegenden gesättigten Fette aus tierischen Lebensmitteln enthalten fettreiche Fischsorten große Mengen mehrfach ungesättigter Fette in Form von Omega-3-Fettsäuren. Diese besondere Fettart wird später noch genauer betrachtet (siehe Seite 90) – für den Moment wollen wir es bei der Feststellung belassen, dass diese spezielle Fettsorte zu den ungesättigten Fetten gehört, das LDL-Cholesterin und auch die Neutralfette senkt und darüber hinaus noch weitere günstige Effekte aufweist, die Herzerkrankungen entgegenwirken. Später wurde diese Beobachtung übrigens u. a. in der „Nurses' Health Study", an der sich über 80.000 Frauen beteiligten, bestätigt. Dort wurden bei den Frauen, die regelmäßig mindestens einmal wöchentlich Fisch aßen, signifikant weniger Herzinfarkte beobachtet.

Über einen langen Zeitraum von 30 Jahren wurde geprüft, wie sich der Fischkonsum auf das Risiko für eine Herzerkrankung auswirkt. Im Jahr 1997 kamen die Wissenschaftler im renommierten Journal „New England Journal of Medicine" zu dem bemerkenswerten Ergebnis, dass die Gruppe mit dem höchsten Fischverzehr von täglich mindestens 35 g nur ein Drittel des Risikos für Herzkrankheiten hatte, verglichen mit der Gruppe, die keinen Fisch verzehrte.

!

Fischsorten mit besonders viel Omega-3-Fetten: Hering, Lachs, Makrele, Thunfisch, Sardine, Forelle.

!

Regelmäßiger Fischverzehr senkt das Risiko für Herzkrankheiten.

Mit einer relativ einfachen Maßnahme, wie dem regelmäßigen Essen von Fisch, besonders von fetten Seefischarten wie Hering, Lachs, Thunfisch, Makrele, lassen sich also nicht nur die Blutfette merklich verbessern, sondern auch das Risiko senken, eine schwere Herzerkrankung zu erleiden.

Von Bedeutung ist auch die Zubereitung des Fisches, um die Omega-3-Fettsäuren möglichst vollständig zu erhalten. In einer Untersuchung aus dem Jahr 2003 an 3910 Personen entwickelte sich ein Schutz vor dem plötzlichen Herztod nur bei den Teilnehmern, die den Fisch kochten, dünsteten, im Ofen garten oder grillten. Kein Schutz ergab sich, wenn der Fisch gebraten wurde. Möglicherweise verändert der Bratvorgang die Fette so, dass ihre positiven Eigenschaften damit aufgehoben werden.

Leider ist Fisch heute oft mit Quecksilber belastet. Dementsprechend sollten Sie möglichst hochwertige und unbelastete Fische kaufen. Dennoch ist der Verzehr der empfohlenen Fischmenge selbst aus Gewässern mit höherem Quecksilberanteil nicht bedenklich, sodass die gesundheitlichen Vorteile bei Weitem überwiegen.

Am meisten Omega-3-Fettsäuren enthält frischer Fisch, aber auch tiefgefrorener und geräucherter, wie etwa Makrele, sind preiswerte und gute Alternativen. Dosenfisch in Öl büßt dagegen beträchtliche Mengen an Omega-3-Fettsäuren ein.

Auf zusätzliche Omega-3-Fettsäure-Kapseln kann meistens verzichtet werden. Ausnahmen stellen Menschen mit einem hohen Risiko dar, z. B. nach einem Herzinfarkt. Ebenso sollten Sie derartige Nahrungsergänzungsmittel einnehmen, wenn trotz der in diesem Buch beschriebenen nicht medikamentösen Maßnahmen – z. B. aufgrund einer erblichen Stoffwechselstörung – die Triglyceride zu hoch liegen. In diesen Fällen können hochdosierte Omega-3-Fettsäure-Kapseln gute Dienste leisten. Auf dieses Thema wird in einem eigenen Kapitel ausführlicher eingegangen (siehe Seite 87). Eine zusätzliche Einnahme sollte aber nicht als

Ersatz für die empfohlenen Fischmahlzeiten verstanden werden, sondern in diesen speziellen Fällen als Ergänzung.

!

Kapseln nur als Ergänzung, nicht als Ersatz!

Die Mittelmeerkost

Nachdem man in den 1950er-Jahren beobachtet hatte, dass die griechische Bevölkerung eine auffallend geringe Herzinfarktrate aufwies, versuchten viele, die dortige Ernährung zu übernehmen. Es entstand der Begriff „Mittelmeerkost“, der auch in den Medien und in verschiedenen Diäten enorme Verbreitung fand.

„Mittelmeerkost“ ist zunächst ein etwas verwirrender Ausdruck, denn mehr als 16 Staaten grenzen an das Mittelmeer, mit deutlichen Unterschieden in den Ernährungsgewohnheiten. Er

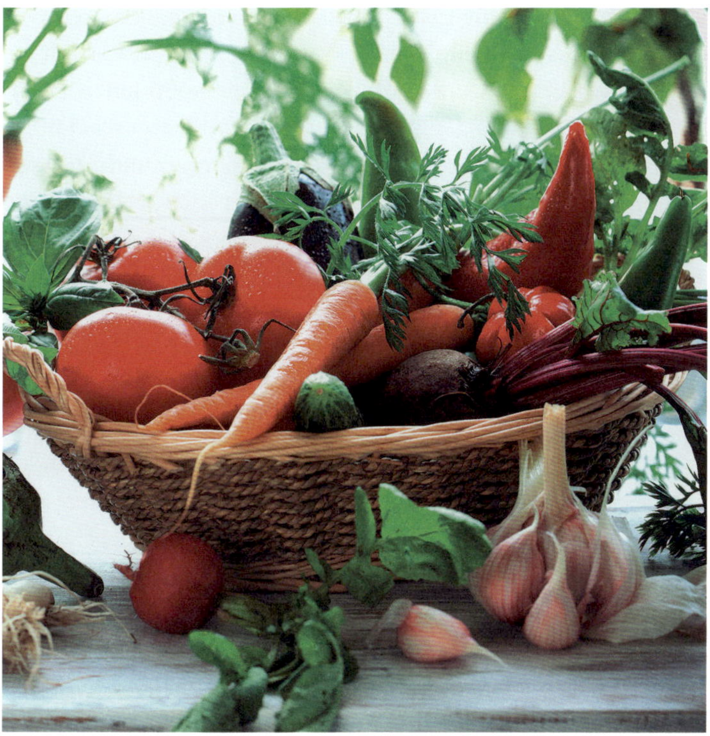

Die typische Mittelmeerkost enthält viel Gemüse.

!

Mittelmeerkost besser als fettarme Diät.

hat sich aber wegen seiner Griffigkeit und wohl auch wegen der positiven Assoziationen, die mit dem Leben in den Mittelmeerländern meistens verbunden werden, etabliert.

„Die" Mittelmeerdiät gibt es nicht, dementsprechend existieren beträchtliche Unterschiede in den Empfehlungen zu dieser Kost. Das Charakteristische der Mittelmeerdiät – so wie sie hier auch verstanden wird – ist ihr hoher Anteil an pflanzlichen Lebensmitteln wie Obst, Gemüse, Bohnen, Pflanzensamen und Nüssen. Des Weiteren wird reichlich Olivenöl mit dem hohen Anteil an einfach ungesättigten Fetten verwendet. Während Fisch häufig verzehrt wird, liegt der Konsum an rotem Fleisch niedrig, es wird eher Geflügel bevorzugt. Schließlich zählt ein mäßiger Weinkonsum zu den typischen Charakteristika dieser Kost.

Aus medizinischer Sicht folgt die Mittelmeerkost vielen inzwischen anerkannten Grundsätzen:

- Ein hoher Anteil an einfach ungesättigten Fetten aus Olivenöl,
- ein hoher Anteil aus mehrfach ungesättigten Fetten aus Fisch und Nüssen,
- ein geringer Bestandteil an gesättigten tierischen Fetten und
- reichlich pflanzliche Sekundärstoffe sowie Ballaststoffe in Obst, Oliven, Nüssen und Rotwein.

Die „Prevención con Dieta Mediterránea Study" (PREDIMED-Studie) aus Spanien mit 9000 Teilnehmern beweist: Mittelmeerkost ist besser als fettarme Diät, als Folge tritt nur halb so oft Diabetes mellitus auf. Im Gegensatz zu anderen Modediäten bleiben viele Grundsätze dieser Kostform gültig. Eine Ernährungsweise, die sich über Jahrhunderte in den Regionen etabliert hat, in denen die erwähnten Lebensmittel natürlicherweise vorkommen, wie eben in Griechenland – Glück also für die dort lebenden Menschen, die sich mit ihren Nahrungsmitteln seit Jahrhunderten herzgesund ernähren.

Mehr Tipps zum Cholesterinsenken

Für das Fett in der Nahrung verfolgen wir also zusammengefasst zwei Ziele:

1. Eine erhöhte Fettaufnahme auf ein vernünftiges Niveau, d. h. ca. 30 bis 35 % der Kalorienzufuhr, zu senken und
2. die Menge an gesättigten Fetten zugunsten der mehrfach und einfach ungesättigten Fette zu reduzieren.

!

Eine cholesteringerechte Ernährung beginnt mit dem richtigen Einkaufen.

Für den Cholesterinspiegel ist der zweite Aspekt wichtiger und wirksamer, denn die gesättigten Fette erhöhen den Cholesterinspiegel, die einfach und mehrfach ungesättigten reduzieren ihn. Die gesamte Fettmenge bei den Mahlzeiten zu vermindern, hat aber den Sinn, die Kalorienmenge in der Nahrung in Grenzen zu halten, denn Fett beinhaltet von den drei Hauptbestandteilen der Nahrung (Eiweiß, Kohlenhydrate und Fett) die höchste Kalorienmenge: 9 kcal pro Gramm gegenüber 4 kcal bei Eiweiß und den Kohlenhydraten.

Wie schon weiter oben gesehen, sind viele Nahrungsmittel in fettarmer Zubereitung erhältlich, wie fettarmer Käse, fettarme Milch oder fettarmer Joghurt. So können Sie sowohl den gesamten Fettverbrauch als auch den Anteil an gesättigten Fetten deutlich reduzieren. Bei der Nahrungszubereitung sollten Sie – wann immer möglich – fettarme Formen wählen.

So bereiten Sie Ihr Essen gesund zu:

- Garen Sie Fleisch im Ofen oder im Tontopf, anstatt es mit Fett zu braten. Auch beschichtete Pfannen erlauben es, mit weniger Fett auszukommen.
- Wenn Sie Fisch nicht braten, sondern dünsten, können Sie nochmals Ihre Fettaufnahme verringern.
- Beim Braten selbst nehmen die Lebensmittel weniger Fett auf, wenn sie erst nach dem Erhitzen des Fettes hinzugegeben werden.

!

Mit einigen Tipps lässt sich bei der Zubereitung schnell eine Menge Fett einsparen.

- Die Kruste oder Haut des gebratenen Fleisches enthält das meiste Fett. Entfernen Sie es nach dem Braten, so sparen Sie einen Teil des Fettes ein.
- Beim Streichfett für Brote etc. können Sie leicht durch einen bewussten und sparsamen Umgang viel Fett einsparen. Außerdem gibt es viele vegetarische Aufstriche, die gesunde und leckere Alternativen bieten.

Mit diesen einfachen Tricks kann der Fettverbrauch, besonders der Verzehr schädlicher gesättigter Fette, effektiv reduziert werden.

Garen Sie Fleisch im Ofen, anstatt es mit Fett zu braten.

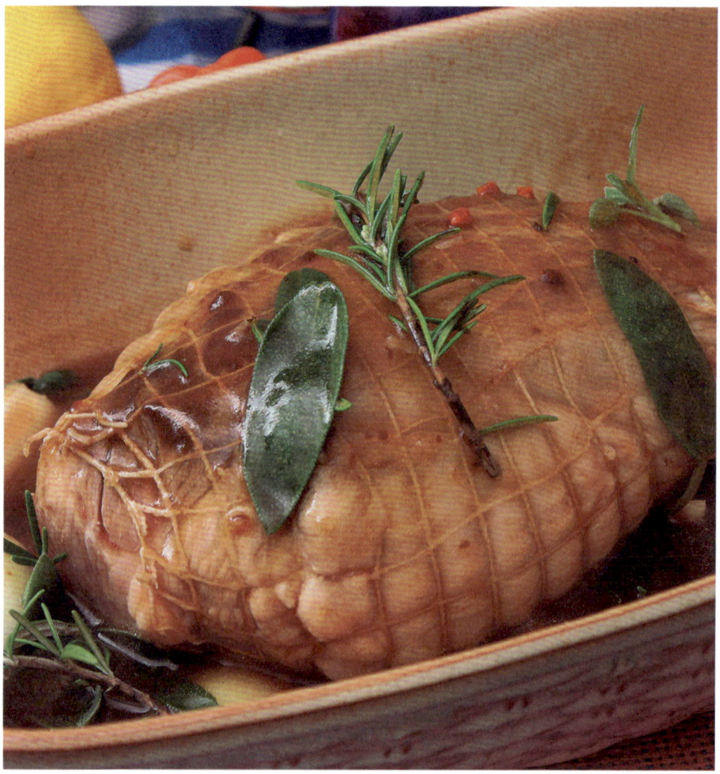

Transfettsäure – das Scheusal unter den Fetten

Die gegensätzlichen Auswirkungen auf den Cholesterinspiegel der einfach und mehrfach ungesättigten Fette auf der einen und der gesättigten Fette auf der anderen Seite haben wir schon kennengelernt (siehe Seite 49). Würde es jedoch einen Steckbrief für üble Fettsorten geben, stünden an erster Stelle unter „most wanted“ die Transfettsäuren. Über Jahrzehnte haben Menschen ahnungslos diese Fette verzehrt, ohne ihre verhängnisvollen Folgen zu ahnen. Erst 1990 wurden, maßgeblich durch die Arbeiten der Wissenschaftler Mensik und Katan sowie Willet, die schädlichen Auswirkungen dieser Fettart allmählich bekannt. Neuere Ergebnisse des Harvard-Forschers Willet belegen, dass allein durch die Abschaffung von Transfetten aus der Nahrung 6 bis 19 % aller Todesfälle infolge von Herzerkrankungen in den Vereinigten Staaten verhindert werden könnten.

Obwohl in den Medien häufig über Transfettsäuren berichtet wird, zeigt die tägliche Erfahrung mit Patienten, dass viele diese Fettart nicht kennen.

!

Transfettsäuren wurden über Jahrzehnte ahnungslos verzehrt.

Hintergrund

Eine chemisch geringe Änderung in der Molekülstruktur von Fetten bedingt ein völlig anderes Verhalten dieser Fette auf unseren Organismus. Es entstehen auf diesem Weg die Transfettsäuren, die das schädliche LDL-Cholesterin im Blut rasant erhöhen.
Sie schaden aber noch auf eine andere Weise, indem sie zusätzlich das günstige HDL-Cholesterin senken. Es existieren Hinweise, wonach diese Fettsorte gleichermaßen dem Diabetes mellitus Vorschub leistet. Die Transfettsäuren sind dabei noch heimtückischer einzustufen als die gesättigten Fette.

Wenn Transfette so ungesund sind, warum werden sie dann hergestellt? Sie entstehen, wenn Öle industriell „gehärtet“ werden,

!

Transfette werden nicht exakt deklariert.

um sie also fester und haltbarer zu machen, und dienen der billigen Herstellung von z. B. Fast Food. Dabei werden Öle unter Druck und hohen Temperaturen bearbeitet. In größeren Mengen kommen sie in Produkten vor, die mit gehärteten Fetten hergestellt werden, z. B. Chips, Pommes, Fertigsoßen, Nuss-Nugat-Cremes, Schokolade, billiger Margarine, Wurstwaren, Fertigmenüs, Suppenwürfeln, Soßenpulver, einigen vegetarischen Brotaufstrichen.

Beim Einkaufen erkennen Sie Transfette an den Verpackungsangaben: „gehärtete Fettsäuren“ oder „hydrogeniert“, „teilweise/partiell gehärtet“, „teilweise/partiell hydrogeniert“. Je weiter oben auf der Zutatenliste dieser Hinweis steht, desto mehr davon ist in dem Produkt enthalten. Dabei bestehen je nach Hersteller enorme Unterschiede – so kann z. B. Popcorn aus der Mikrowelle je nach Marke zwischen fast 0 g Transfettsäuren bis hin zu 10 g pro 100 g enthalten.

Ein Blick auf die Zutatenliste und das Vermeiden von Fast-Food- sowie Fertigspeisen bieten den besten Schutz vor dieser un-

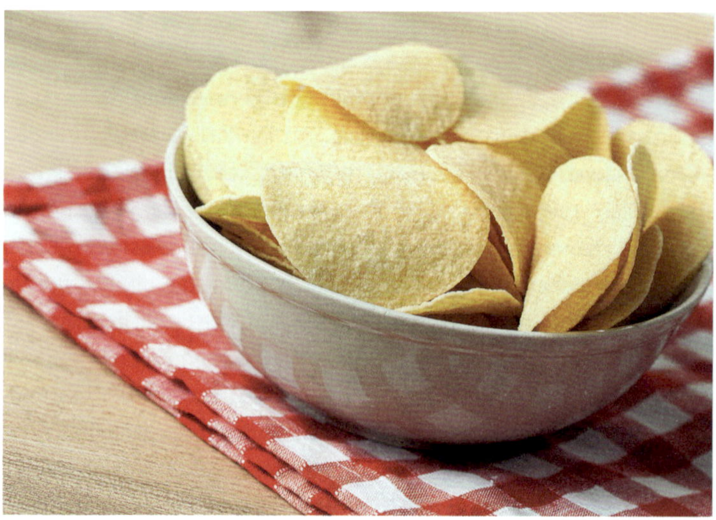

Chips und Pommes enthalten ungesunde gehärtete Fette.

säglichen Fettsorte. Die Gefahren, die von Transfetten ausgehen, veranlassten die amerikanische Behörden in mehreren Bundesstaaten, diese Fette aus Restaurants zu verbannen – sicher ein sinnvoller Ansatz.

AUFGABE FÜR DIESE WOCHE

Grundsätzlich gilt:

- Berücksichtigen Sie in dieser Woche die Tipps zur Verringerung der Fettaufnahme.
- Achten Sie auf den Cholesteringehalt in Ihrer Nahrung, reduzieren Sie die Aufnahme in vernünftigem Ausmaß.
- Lesen Sie gründlich die Zutatenliste Ihrer Lebensmittel und machen Sie um Transfette einen weiten Bogen.

Nehmen Sie sich für diese Punkte eine Woche Zeit und lesen bei Bedarf das Kapitel noch einmal durch. Nur wenn Sie sich die nötige Zeit nehmen, werden die Grundsätze in Fleisch und Blut übergehen.

1. Essen Sie mindestens ein bis zwei Fischmahlzeiten pro Woche, vor allem Seefische (Makrele, Hering, Lachs, Thunfisch).
2. Statt den Fisch zu braten, sollten Sie ihn kochen, dünsten, grillen oder im Ofen garen.
3. Reduzieren Sie die Cholesterinaufnahme in vernünftigem Maß. Eine starke Einschränkung ist hierbei nicht notwendig.
4. Bevorzugen Sie eine fettarme Zubereitung der Speisen, wie Dünsten, Garen im Backofen, Tontopf.
5. Wählen Sie bevorzugt Produkte der Mittelmeerkost, wie gesunde Öle, Nüsse, Samen etc.
6. Vermeiden Sie Transfette, wann immer möglich; lesen Sie dazu die Zutatenlisten und vermeiden Sie Fast-Food-Produkte.

Als Gedächtnishilfe können Sie die Tabelle nehmen und täglich die Punkte abhaken.

TAG 1		TAG 2		TAG 3		TAG 4		TAG 5		TAG 6		TAG 7	
ja	nein	ja	nein	ja	nein	ja	nein	ja	nein	ja	nein	ja	nein

!

Nicht nur das Cholesterin, auch die Neutralfette im Blut erhöhen das Risiko.

4. WOCHE

Triglyceride, Omega-3-Fette und glykämische Last einfach verstehen

Nachdem wir so viel über die unheilvollen Eigenschaften der schädlichen Fettsorten erfahren haben, lernen Sie im nachfolgenden Kapitel Fette kennen, die den Cholesterinspiegel nicht verschlechtern, sondern im Gegenteil die Blutfette positiv beeinflussen. Zwei dieser Fettarten wurden bereits erörtert, nämlich die einfach und die mehrfach ungesättigten Fette. Eine besondere Art der ungesättigten Fette hat in den vergangenen Jahren viel Aufmerksamkeit auf sich gezogen: die Triglyceride.

Triglyceride, der oft verkannte Schurke

Triglyceride, auch Neutralfette genannt, sind eine häufige, im Blut vorkommende Fettform. Sie galten jahrelang als wenig relevant für die Gesundheit sowie für das Auftreten von Herz- und Blutgefäßkrankheiten – ein verhängnisvoller Irrtum, wie sich inzwischen gezeigt hat.

Bei den Triglyceriden handelt es sich um Neutralfette, also um eine ganz andere Substanz als das Cholesterin. Lange wurde diskutiert, ob erhöhte Triglyceride überhaupt einen unabhängigen Risikofaktor darstellen oder nicht. Diese Frage ist auch deshalb nicht ganz einfach zu beantworten, weil hohe Triglyceride meistens mit einem niedrigen HDL einhergehen. Das HDL (das sind die Lipoproteine mit hoher Dichte) ist aber seit Langem als schützender Faktor bekannt, sodass es nicht einfach ist abzuschätzen, ob die Triglyceride überhaupt eigenständig das Risiko für z. B. Herzinfarkte erhöhen.

Inzwischen kennt man die Gefahr, die von den Triglyceriden

ausgeht: Bei einem Triglyceridspiegel von 200 mg/dl – einem Wert, der oft nicht besonders beachtet wird, der in vielen Laboren sogar als Obergrenze angesehen wird – entwickelten in der „Prospective Cardiovascular Munster Study" (PROCAM-Studie, siehe auch Seite 29) über ein Drittel der Teilnehmer innerhalb von zehn Jahren eine Erkrankung der Herzkranzgefäße.

Erhöhte Triglyceride sind keine Seltenheit und werden bei rund jedem fünften Mann und jeder zehnten Frau festgestellt. Bei über 50-Jährigen ist bereits mehr als jeder Dritte davon betroffen. Triglyceride führen – ähnlich wie das LDL-Cholesterin – zu Ablagerungen an den Blutgefäßen (Arterien) und leisten damit Herzinfarkten, Schlaganfällen und weiteren Durchblutungsstörungen Vorschub.

Für sich allein genommen, schädigt das LDL-Cholesterin die Gefäße stärker als die Triglyceride – dies mag ein Grund dafür sein, weshalb den Neutralfetten weniger Beachtung geschenkt wird. Allerdings: Herzinfarkte und andere schwere Herz-Kreislauf-Erkrankungen sind nur selten Folge eines einzigen Faktors. Meist werden sie durch mehrere Komponenten verursacht, die sich oft gegenseitig verstärken – und die Triglyceride zählen dazu.

Nach neueren Erkenntnissen scheinen die Triglyceride sogar eher verantwortlich für Schlaganfälle zu sein als das LDL-Cholesterin. In einer Kopenhagener Studie aus dem Jahr 2011, bei der mehr als 13.000 Menschen über 33 Jahre beobachtet wurden, stieg das Schlaganfallrisiko bei Triglyceridwerten über 443 mg/dl bei Frauen auf das fast Vierfache und bei Männern auf mehr als das Doppelte an. Damit stieg das Risiko erheblich stärker an als bei einem hohen LDL-Wert – ein Grund mehr, die Triglyceride genauso akribisch im Auge zu behalten und zu behandeln wie das LDL.

Wenn bei Patienten erhöhte Triglyceride bei einer Blutkontrolle festgestellt werden, wird empfohlen, sich für einige Tage fettarm zu ernähren. Bei der „nüchternen" Kontrolle sind die

!

Ihren Triglyceridspiegel können Sie mit den beschriebenen Tipps verbessern.

!

Hohe Triglyceride steigern das Herzinfarktrisiko.

Werte dann nach zwölfstündiger Nahrungskarenz wieder halbwegs normal, sodass der vorher erhöhte Wert oft vergessen wird. Bedeutet das, dass bei diesen Patienten auch alles in Ordnung ist? Eher nicht, denn oft sieht man bei Patienten, die mehrere Kontrollen in größeren Abständen erhalten, dass die Triglyceride häufiger zu hoch liegen.

Bei der genannten Kopenhagener Untersuchung wurden dagegen – entgegen dem sonst üblichen Vorgehen – die Triglyceride nicht nüchtern bestimmt. Der gefundene Zusammenhang zum Schlaganfallrisiko belegt eindrucksvoll, dass diese Triglyceridwerte eine wertvolle Aussage darüber zulassen. Bei den Triglyceriden scheint also, anders als bei den übrigen Blutlipiden, der Wert nach Nahrungsaufnahme von größerer Bedeutung zu sein, vielleicht vergleichbar zum Blutzucker, der beim Diabetiker nach dem Essen erheblich höher ansteigt als beim Gesunden.

!

Mäßig erhöhte Triglyceride werden in aller Regel nicht medikamentös behandelt.

Das bedeutet demnach, dass merklich erhöhte Triglyceride im nicht nüchternen Zustand ein ernst zu nehmendes Warnzeichen bilden und nicht einfach durch bessere Werte in der Nüchternkontrolle ausgeglichen werden können.

Falls auch Sie zu den vielen Betroffenen mit hohen Triglyceriden gehören, helfen Ihnen von allen in diesem Buch beschriebenen Maßnahmen besonders die folgenden drei, Ihren Triglyceridspiegel zu normalisieren:

- Ernährungsumstellung,
- Senkung des Körpergewichtes, wenn Übergewicht vorliegt, und
- Bewegung.

Gerade Sport wirkt sich auf die Triglyceride äußerst günstig aus. Gleichzeitig steigt damit auch das HDL-Cholesterin, sodass Sie doppelt profitieren. Etliche meiner Patienten mit deutlich erhöhten Triglyceridwerten haben allein durch regelmäßige Bewegung ihre Triglyceride dauerhaft normalisieren können.

Eine weitere wichtige Maßnahme, um die Triglyceride zu normalisieren, ist das Reduzieren von Alkohol. Diese Empfehlung betrifft nur diejenigen mit hohen Triglyceriden, denn Alkohol in Maßen ist für den Cholesterinspiegel günstig – es erhöht das günstige HDL-Cholesterin und schützt zudem das Herz. Wenn Sie normale oder niedrige Triglyceride haben, können Sie ruhig mäßige Mengen Alkohol trinken – darunter sind pro Tag ca. 250 ml Wein oder andere Getränke bei Männern und die Hälfte bei Frauen zu verstehen. Neigen Sie dagegen zu hohen Triglyceriden, können schon geringe Mengen Alkohol diesen Wert merklich anheben. Aus diesem Grund sollten Sie möglichst keinen Alkohol trinken.

!

Avocado, Aprikose, Mandarine, Papaya, Pfirsich, Honigmelone senken erhöhte Triglyceride.

Sollten sich Ihre Triglyceridwerte unter den geschilderten Maßnahmen nicht normalisieren, können Medikamente Ihnen weiterhelfen, vor allem, wenn ein ausgeprägtes Gesamtrisiko besteht. Bewährt haben sich Medikamente aus der Gruppe der Fibrate oder der Nikotinsäurepräparate, die in einem späteren Kapitel noch genauer vorgestellt werden (siehe Seite 230). Ebenso können Omega-3-Fettsäurekapseln den Triglyceridwert bedeutend senken. Mit medikamentösen Mitteln können die Triglyceride um 50 %, manchmal sogar noch mehr reduziert werden.

Neuere Erkenntnisse deuten darauf hin, dass mit einer Senkung der Triglyceride obendrein noch eine weitere Verbesserung der Lipide im Blut einhergeht: Die LDL-Partikel weisen nämlich, wie schon dargestellt, nicht eine einheitliche Größe auf, sondern lassen sich in Gruppen unterschiedlicher Größen unterteilen. Als besonders aggressiv gelten die kleineren LDL-Partikel, da sie leichter die Innenhaut der Arterien – quasi die Tapete, die die Blutgefäße innen auskleidet – passieren können. Indem die Triglyceride vermindert werden, gehen gleichzeitig die kleinen, besonders tückischen LDL-Partikel zugunsten größerer, weniger bedrohlicher LDL-Partikel zurück – ein weiterer Nutzen der Triglyceridbehandlung, die man den Blutwerten nicht ansieht.

!

Triglyceride werden durch Omega-3-Fettsäuren effektiv gesenkt.

Sehr wirksam senken Omega-3-Fettsäuren die Triglyceride. Hoch dosiert können sie den Triglyceridspiegel um 30 bis 50 % vermindern – dafür sind allerdings so hohe Mengen erforderlich, dass sie kaum mit Fisch in der Nahrung erreicht werden können. In diesen Fällen werden ergänzend Fischölkapseln eingesetzt. Von Nachteil sind hierbei die zusätzlichen Kalorien des Fischöls (bis zu 200 kcal pro Tag) und häufiger auch der Fischgeschmack und -geruch, der einige stört. Davon abgesehen sind Omega-3-Fettsäuren wegen ihrer guten Verträglichkeit und Wirksamkeit aber eine echte Alternative. Es sollte beim Kauf auf eine gute Qualität der Fischölkapseln geachtet werden, um sicherzustellen, dass sie eine gleichmäßige und ausreichende Dosis an Omega-3-Fettäuren enthalten.

Wann sind die Triglyceride zu hoch?

Die Triglyceride steigen einerseits deutlich bei Übergewicht, Diabetes mellitus und ungesunder Ernährung, die reich an gesättigten, oft tierischen Fetten ist, sowie bei Bewegungsmangel. Auch bestimmte Medikamente können den Triglyceridspiegel in die Höhe treiben. Hierzu zählen bestimmte Hormone, wie Östrogene, ebenso HIV-Medikamente, Kortison, einige blutdrucksenkende Mittel wie Betablocker und Entwässerungsmittel (Diuretika).

Bei entsprechendem Verdacht kann ein bestimmtes Eiweiß (ApoE), das als Bestandteil bestimmter Eiweiß-Fett-Verbindungen eine wichtige Rolle im Fettstoffwechsel des Menschen spielt, bestimmt werden. Sehr hohe Triglyceridwerte im Blut, teilweise über 1000 mg/dl, können außerdem eine Entzündung der Bauchspeicheldrüse auslösen, die mit starken, oft gürtelförmigen Oberbauchschmerzen einhergeht und einen schweren Verlauf nehmen kann.

Eine Kopenhagener Studie mit 2906 Teilnehmern zeigte, dass sich das Risiko für Erkrankungen der Herzkranzgefäße (wie dem Herzinfarkt) verdoppelt, wenn die Triglyceridwerte im oberen

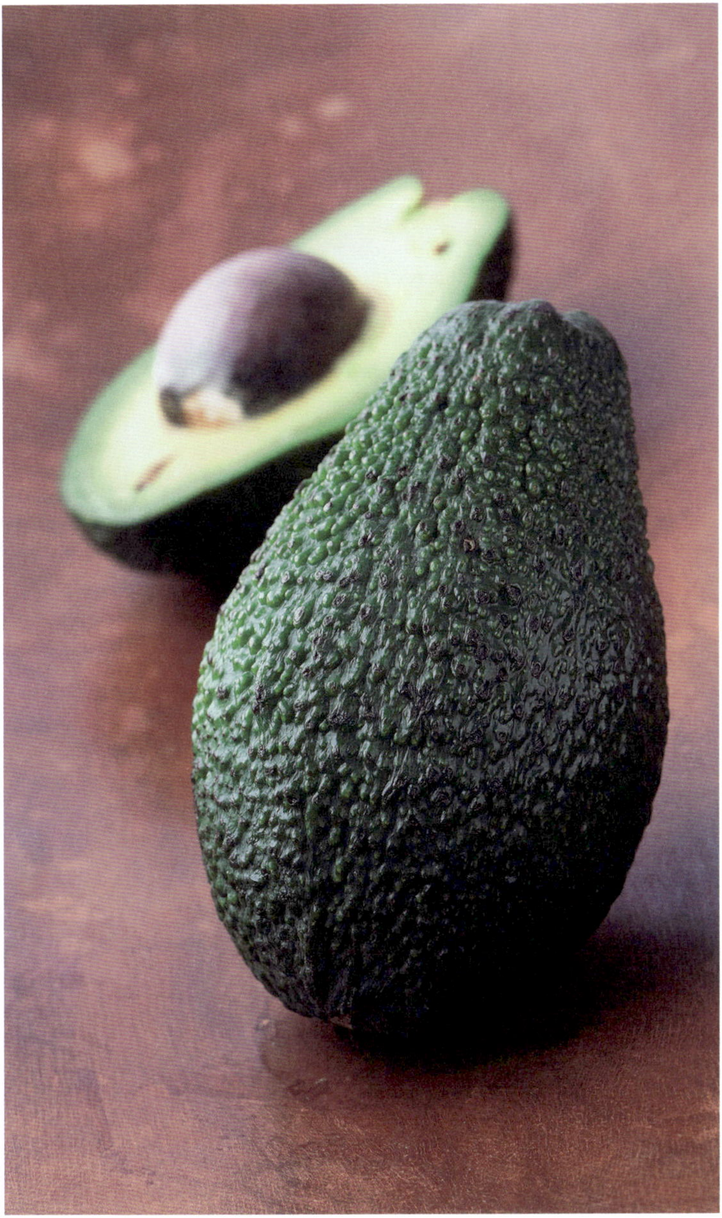

Avocados auf dem Speiseplan helfen, erhöhte Triglyceride zu senken.

!

Optimal sind Triglyceride unter 150 mg/dl.

Drittel lagen – verglichen mit den Teilnehmern im unteren Drittel. Dieses Risiko war unabhängig von allen anderen Risikofaktoren, wie LDL, Körpergewicht etc. Als Obergrenze für den Triglyceridspiegel wird inzwischen ein Wert von 150 mg/dl angesehen, während früher noch Werte bis 200 mg/dl für normal erachtet wurden.

Folgende Normwerte gelten für die Triglyceride

unter 150 mg/dl:	normal
150–199 mg/dl:	grenzwertig erhöht
200–499 mg/dl:	erhöht
über 499 mg/dl:	stark erhöht

AUFGABE

Ihre Triglyceride (Neutralfette) im Blut haben Sie ja bereits in der 1. Woche zusammen mit den Cholesterinwerten bestimmen lassen. Notieren Sie den Triglyceridwert und dahinter die Beurteilung, wie oben aufgeführt.

Mein Triglyceridspiegel beträgt am ______________________ mg/dl.

Beurteilung: ____

Omega-3-Fettsäuren und Omega-6-Fettsäuren – der feine Unterschied

Schon 1944 fiel dem Arzt Sinclair im Rahmen einer Forschungsreise durch Alaska auf, dass die Inuit auffallend selten Herzinfarkte entwickelten. Er vermutete, dass die Ursache in ihrem hohen Konsum von Fisch, Wal- und Robbenfleisch zu suchen sei, das reich an Omega-3-Fettsäuren war. Leider wurde dieser Idee zunächst wenig Glauben geschenkt und fand keine Verbreitung.

In den 1970er-Jahren reisten zwei dänische Wissenschaftler, Bang und Dyerberg, nach Grönland, um die niedrigen Herzinfarktraten bei den Inuit zu erforschen. An einer besonderen genetischen Veranlagung konnte es nicht liegen, denn die Inuit in Dänemark unterschieden sich diesbezüglich nicht von der dänischen Bevölkerung. Also begannen die Wissenschaftler, die Cholesterinwerte im Blut der Inuit zu messen, und fanden, damals völlig überraschend, niedrige LDL- und hohe HDL-Cholesterinwerte. Weitere Analysen wiesen im Blut der Inuit hohe Mengen an Omega-3-Fettsäuren nach. Nach dieser Entdeckung wurden Tausende von Publikationen zu diesem Thema veröffentlicht; die Omega-3-Fettsäuren wurden von einigen zum „Lebenselexier" erhoben.

!

Omega-3-Fette beugen Herzrhythmusstörungen vor.

Omega-3-Fettsäuren bekämpfen gleich mehrfach das Risiko für Herzerkrankungen:

- Sie senken die Triglyceride, also die Neutralfette, im Blut,
- sie erhöhen das schützende HDL,
- sie hemmen die Blutgerinnung, wodurch sich weniger Blutgerinnsel in den Blutgefäßen bilden.

Diese Gerinnselbildung verursacht bei vorgeschädigten Herzkranzgefäßen den Herzinfarkt, indem sich nach dem Aufbrechen von Ablagerungen an den Gefäßen ein Blutgerinnsel formt. Dieses verschließt letzten Endes das Herzkranzgefäß, das den Herzmuskel mit Blut versorgt. Eine Hemmung der Blutgerinnung – auch als Blutverdünnung bezeichnet – hat allerdings auch eine gewisse Blutungsneigung zur Folge. Bei den Inuit, die ja hohe Mengen an Omega-3-Fettsäuren zu sich nehmen, fiel auf, dass sie häufig Nasenbluten hatten, eine Folge dieser Gerinnungshemmung.

Das Risiko für Herzinfarkte und allgemein für Erkrankungen der Herzkranzgefäße geht nach Studiendaten um mehr als ein Drittel zurück. In der medizinischen Forschung wird derzeit Hin-

!

Omega-3-Fettsäuren schützen vor Herzerkrankungen.

weisen nachgegangen, wonach die Omega-3-Fettsäuren auch die Gehirnfunktion verbessern könnten und dem Abbau der geistigen Leistungsfähigkeit mit zunehmendem Alter entgegenwirken. Es gibt also neben einer Verbesserung der Lipide im Blut eine Menge weiterer Gründe, die für die Aufnahme von Omega-3-Fettsäuren sprechen.

Die italienische Studie „Gruppo Italiano per lo Studio della Sopravvivenza nell Infarto" (GISSI-Studie) wies nach, dass Personen, die regelmäßig Omega-3-Fettsäuren einnahmen, weniger plötzliche Todesfälle erlitten, nicht jedoch weniger Herzinfarkte. In der „Lyon Diet Heart Study" wurden unter einer Mittelmeerkost, die reich an Omega-3-Fettsäuren war, 50 % weniger plötzliche Todesfälle und auch weniger Herzinfarkte beobachtet. Für Menschen mit hohem Risiko für Herzinfarkte, z. B. weil schon eine Erkrankung der Herzkranzgefäße bekannt ist oder mehrere Risikofaktoren zusammenkommen, scheint ein Fischverzehr von ca. 50 g täglich den bestmöglichen Schutz zu bieten, wie sich in einer Recherche aus dem Jahr 1999 von Marckmann u. a. herausstellte. Dies lässt sich mit zwei Portionen à 175 g pro Woche erzielen.

Omega-3-Fettsäuren finden sich in größeren Mengen in fettreichen Kaltwasserfischen wie Makrele, Hering, Lachs und Thunfisch. Da die Omega-3-Fettsäuren im Organismus gespeichert werden, müssen Sie nicht an jedem Tag die empfohlene Menge von 1 g aufnehmen. Sie können Ihr Wochenpensum von 7 g auf die Woche verteilt essen.

Nicht nur in Fisch finden sich Omega-3-Fettsäuren, sondern auch in bestimmten Ölen wie Raps-, Walnuss-, Soja- und vor allem Leinsamenöl. Allerdings besteht ein Nachteil dieser Öle gegenüber den Omega-3-Fetten im Fisch: Öle enthalten die Alpha-Linolensäure (ALA), die im Körper deutlich weniger aktiv ist als die Omega-3-Fette Eicosapentaensäure (EPA) und Docosahexaensäure (DHA) im Fisch. Als zusätzliche Quelle eignen sich diese Öle jedoch hervorragend, denn in der „Lyon-Heart-Study" konnte sogar nachgewiesen werden, dass Personen, die schon einen Herzinfarkt erlitten hatten und eine Mittelmeerkost mit zusätzlicher ALA-Zufuhr erhielten, deutlich seltener tödliche Herzinfarkte erlitten und auch eine Steigerung ihrer Lebenserwartung erzielten.

Die Hinweise zu den günstigen Wirkungen der Omega-3-Fettsäuren sind dermaßen überwältigend, dass generell jeder, besonders aber Personen mit erhöhten Lipiden im Blut, eine ausreichende Einnahme mittels regelmäßigen Fischverzehrs sicherstellen sollte.

Die unten stehende Tabelle zeigt Ihnen, welche Lebensmittel viele Omega-3-Fettsäuren enthalten.

!

Die wirksame Menge an Omega-3-Fetten in Kapseln schwankt.

LEBENSMITTEL	GEHALT AN (g pro 100 g)
Fisch	**Omega-3-Fettsäuren**
Scholle	2,5
Lachs	2,3
Hering	2
Karpfen	1,5
Makrele	1,5
Sardine	1,5
Thunfisch	1
Forelle	0,8
Rotbarsch	0,8
Heilbutt	0,3
Flunder	0,2
Kabeljau	0,2
Seelachs	0,2

!

Achtung: Omega-3-Fette aus Fischprodukten wirken viel stärker als die pflanzlichen Omega-3-Fette (ALA).

LEBENSMITTEL	GEHALT AN (g pro 100 g)
Meeresfrüchte	**Omega-3-Fettsäuren**
Auster	0,5
Krabben	0,5
Hummer	0,4
Shrimps	0,3
Muscheln	0,2
Sonstiges	**Omega-3-Fettsäuren**
Fischöl	30
Lebertran	20
Leinsamen	10
Öle	**Alpha-Linolensäure (ALA)**
Leinöl	50
Rapsöl	10
Walnussöl	10
Sojaöl	7
Weizenkeimöl	7
Sonnenblumenöl	1,4
Olivenöl	0,7
Gemüse	**Alpha-Linolensäure (ALA)**
Spinat	0,2
Brokkoli	0,1
Salat	0,1
Paprika	0,05

Neben den Omega-3-Fettsäuren gehören auch die Omega-6-Fettsäuren zu den sogenannten essenziellen Fettsäuren, d. h. dass unser Organismus diese Fettsäuren nicht selbst bilden kann und auf die Zufuhr mit der Nahrung angewiesen ist. Dennoch gibt es sehr wichtige Unterschiede zwischen diesen beiden Fettsäuren.

Aus den Omega-6-Fettsäuren werden Botenstoffe gebildet, die an Entzündungen beteiligt sind. Vor allem bei chronischen entzündlichen Erkrankungen, wie rheumatischen Erkrankungen oder Colitis ulcerosa, kann deshalb ein Übermaß dieser Fettsäuren die Erkrankung verschlimmern. Zwar sind auch die Omega-6-Fettsäuren lebensnotwendig, das Verhältnis zwischen Omega-6- und Omega-3-Fettsäuren sollte im optimalen Fall nicht mehr als 4:1 betragen. Bei uns werden aber etwa 20-mal mehr Omega-6- als Omega-3-Fettsäuren verzehrt. Achten Sie deshalb darauf, mehr Lebensmittel mit Omega-3- und weniger mit Omega-6-Fettsäuren zu essen.

Omega-6-Fettsäuren finden sich u. a. in rotem Fleisch und Milchprodukten, also Nahrungsmittel, die wegen ihres hohen Anteils an gesättigten Fetten ohnehin reduziert und lediglich in Maßen verzehrt werden sollten. Die hier beschriebene Umstellung des Essens mit einem vernünftigen, nicht zu hohen Fleischanteil und einer Erhöhung des Fischverzehrs lässt deshalb zum einen den Cholesterinspiegel sinken, zum anderen verbessert sie auch das Verhältnis der Omega-6- zu Omega-3-Fettsäuren und wirkt damit auch chronisch-entzündlichen Prozessen entgegen.

!

Die moderne Ernährung und Nutztierfütterung führen zum Überschuss an Omega-6-Fetten.

AUFGABE

Welche Nahrungsmittel mit höherem Gehalt an Omega-3-Fettsäuren möchten Sie künftig häufiger verwenden? Wie erreichen Sie die empfohlene Menge von 1000 mg Omega-3-Fettsäuren täglich (= 7 g pro Woche)?

____

____

> **!**
> Früher wurde empfohlen, mehr Kohlenhydrate und weniger Fett zu verzehren. Bei richtiger Auswahl der Fette gilt das heute nicht mehr.

Mittelkettige Fettsäuren – sinnvoll?

Viele Patienten erhalten Präparate mit mittelkettigen Fettsäuren – hauptsächlich bei bestimmten Darmkrankheiten, die mit einer Störung der Fettaufnahme verbunden sind. Grund dafür ist, dass sie unmittelbar ohne Gallensäuren, die sonst für die Fettaufnahme benötigt werden, aufgenommen werden können. Zwar erhöhen diese Fette nicht das LDL, also die Lipoproteine geringer Dichte, weisen aber gegenüber den einfach ungesättigten Fettsäuren in vielen Ölen (siehe Tabelle Seite 60) keinerlei Vorteile auf und spielen in der Blutfettregulierung deswegen keine Rolle, sodass auf diese teuren Präparate verzichtet werden kann.

Kohlenhydrate

Um existieren und funktionieren zu können, benötigen wir Energie – ebenso wie jede Maschine. Wir beziehen unsere Energie, also die Kalorien weitestgehend aus drei Nährstoffgruppen: Fette, Eiweiße und Kohlenhydrate. Der größte Teil der Kalorien, etwa 50 %, sollte aus Kohlenhydraten stammen. Eine Menge von etwa 30 bis 35 % aus Fetten und der restliche Anteil aus Eiweiß.

Kaloriengehalt (gerundet):

1 g Fett:	9 kcal
1 g Kohlenhydrate:	4 kcal
1 g Eiweiß:	4 kcal
Umrechnung in Kilojoule: 1 kcal = 4 kJ	

> **Ernährungsempfehlung**
> Bei einer ausgewogenen Ernährung sollten 30 bis 35 % der Kalorien (ca. 65 g/Tag) aus Fetten, etwa 50 % (>250 g/Tag) aus Kohlenhydraten und der Rest (ca. 40–50 g/Tag) aus Eiweißen stammen.

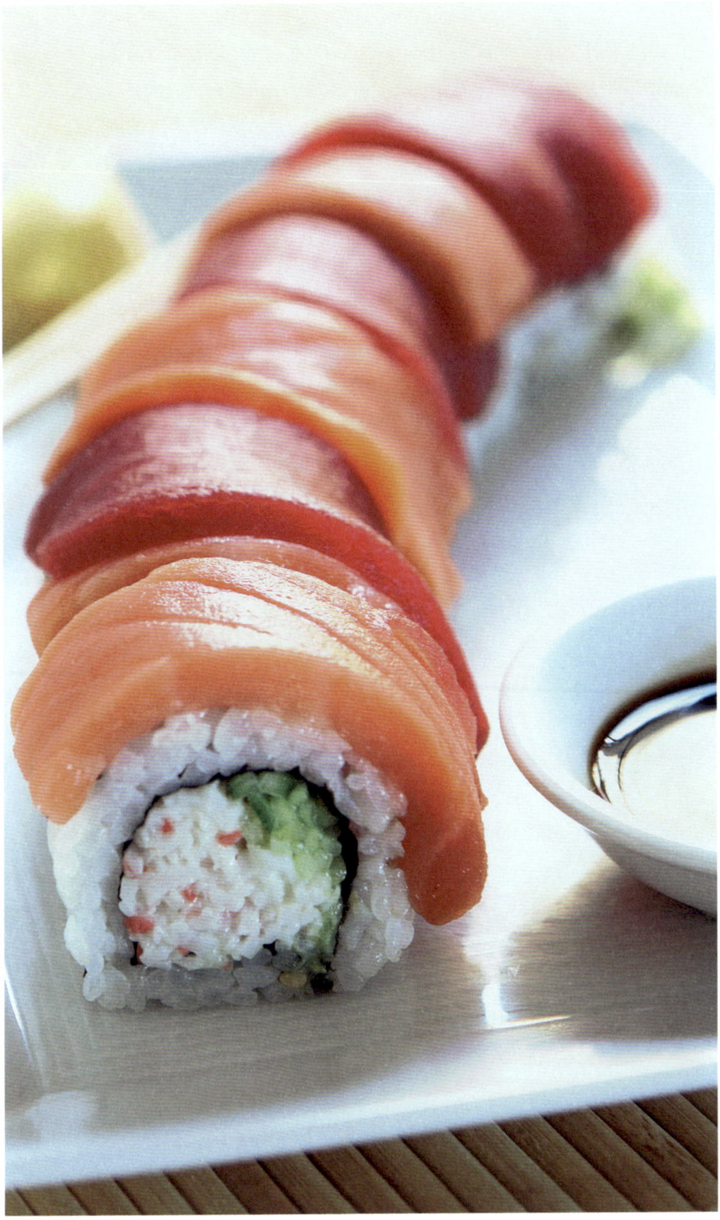

Fettreiche Kaltwasserfische wie Thunfisch und Lachs enthalten in größeren Mengen Omega-3-Fettsäuren.

!

Zucker und einfache Kohlenhydrate erhöhen den Insulinspiegel und fördern das Zunehmen.

Kohlenhydrate bestehen aus Zuckerbausteinen, die sich aus nur einem oder zwei Zuckerbausteinen (sogenannte Einfach- oder Zweifachzucker) oder aus mehreren zusammensetzen.

Ähnlich wie bei den Fetten existieren auch bei den Kohlenhydraten solche, die für die Ernährung günstige Eigenschaften besitzen, und solche, die ungünstig sind. Zu den ungünstigen Kohlenhydraten gehören die Einfach- und Zweifachzucker, wohingegen die komplexen Mehrfachzucker förderlich sind.

Bei den Kohlenhydraten hängen die Hauptunterschiede damit zusammen, wie rasch sie im Blut aufgenommen werden. Einfach- oder Zweifachzucker, wie Haushaltszucker und Traubenzucker, gelangen sehr rasch ins Blut. Deshalb lassen diese Zuckerarten den Blutzuckerspiegel in kürzester Zeit hochschnellen. Der Organismus setzt im Gegenzug hohe Insulinmengen frei – Insulin ist das Hormon, das hauptsächlich den Blutzuckerspiegel senkt –, um den Blutzuckerspiegel nicht exzessiv zu erhöhen. Dieser Regulationsmechanismus hat den Sinn, im Normalfall den Blutzucker in engen Grenzen zu halten. Erst wenn diese Steuermechanismen gestört sind, wie beim Diabetes mellitus, kann der Blutzuckerwert gefährliche Höhen erreichen. Das Insulin senkt beim Gesunden den Blutzuckerspiegel zügig, nachdem einfache Zucker aufgenommen wurden. Folge ist eine Berg- und Talfahrt des Zuckerspiegels. Der nun folgende niedrige Blutzuckerspiegel ruft in unserem Gehirn ein Hungergefühl hervor – wir „unterzuckern“. In der Tat liegt jetzt der Blutzuckerspiegel so niedrig, dass der Organismus nach neuer Nahrung verlangt.

All das hat zur Folge, dass das Sättigungsgefühl nach Verzehr von einfachen Kohlenhydraten nur von kurzer Dauer ist, entsprechend schnell meldet sich nach solchen zuckerhaltigen Nahrungsmitteln das Hungergefühl wieder. Das gilt nicht nur für „süße“ Lebensmittel wie Kuchen, sondern für viele andere Lebensmittel, die mit solchen kurzkettigen Kohlenhydraten verarbeitet sind, wie Weißbrot, Honig, zuckerhaltige Limonade, Nudeln (nicht Vollkornnudeln), Milchreis etc. Da rasch wieder ein Hungergefühl aufkommt, werden dem Organismus wieder Kalorien zugeführt – die Folge ist eine Gewichtszunahme.

!

Bei einfachen Kohlenhydraten sind Heißhungerattacken vorprogrammiert.

Anders sieht es bei den komplexen Kohlenhydraten aus, die aus längeren Ketten von Zuckerbausteinen bestehen. Sie werden langsamer aufgenommen, wodurch der Blutzuckerspiegel nur allmählich ansteigt. Eine überschießende Insulinfreisetzung wird vermieden, das Sättigungsgefühl hält länger an. Solche komplexen Kohlenhydrate, wie sie in Vollkornprodukten vorkommen, sind eher geeignet, um länger den Energiebedarf zu decken und damit die Leistungsfähigkeit aufrechtzuerhalten. Diese Kohlenhydrate helfen Ihnen auch dabei, ein gesundes Gewicht zu halten, indem sie starke Blutzuckerschwankungen und Heißhungerempfindungen vermeiden.

Aber auch aus einem weiteren Grund bieten komplexe Kohlenhydrate Vorteile: Wenn der Blutzuckerspiegel fällt, lassen auch Konzentration, Energie und körperliche Leistungsfähigkeit merklich nach. Daher helfen Nahrungsmittel mit komplexen Kohlenhydraten, die den Blutzuckerspiegel relativ konstant halten, geistige und körperliche Leistungseinbrüche zu vermeiden. Wenn Sie mit Traubenzucker Ihre Konzentration und Energie oben zu halten versuchen, werden Sie sehr schnell Ihren Tiefpunkt erreichen.

Wer überwiegend zu schnell resorbierbaren Kohlenhydraten wie Haushaltszucker, Kuchen oder Weißbrot greift, legt die Grundlage für Übergewicht und ein ungünstiges Fettprofil – als Folge kann es zu Diabetes kommen. Deshalb sollte die Wahl, wenn immer möglich, auf komplexe Kohlenhydrate fallen.

Viele glauben, besonders schnell Gewicht zu verlieren, wenn sie hauptsächlich an Fett sparen – dies war auch noch vor einigen Jahren die gängige Lehrmeinung. Zwar beinhaltet Fett mit ca. 9 kcal pro Gramm mehr Kalorien als Kohlenhydrate und Eiweiß mit jeweils etwa 4 kcal pro Gramm, das führt aber nicht dazu, dass man mit Fett schneller zunimmt, denn Fett sättigt stärker und länger. Wer an günstigen Fetten spart, nimmt zwangsläufig mehr Kohlenhydrate zu sich – mit ungünstigen Auswirkungen auf das Gewicht.

Wenn Sie abnehmen möchten, sollten Sie sich stattdessen lieber von den ungesunden Fetten, also den gesättigten, den Transfettsäuren und von den einfachen Kohlenhydraten fernhalten, nicht aber von den gesunden ungesättigten Fetten, wie sie in Fisch, Olivenöl, Rapsöl etc. vorkommen. Die schnell resorbierbaren Kohlenhydrate haben mindestens denselben Anteil am Übergewicht wie die ungesunden Fettsorten. Langsam resorbierbare Kohlenhydrate sind u. a. in Vollkornprodukten enthalten, die dabei helfen, ein gesundes Gewicht zu halten.

Vollkornprodukte enthalten komplexe Kohlenhydrate, die länger den Energiebedarf decken und helfen, ein gesundes Gewicht zu halten.

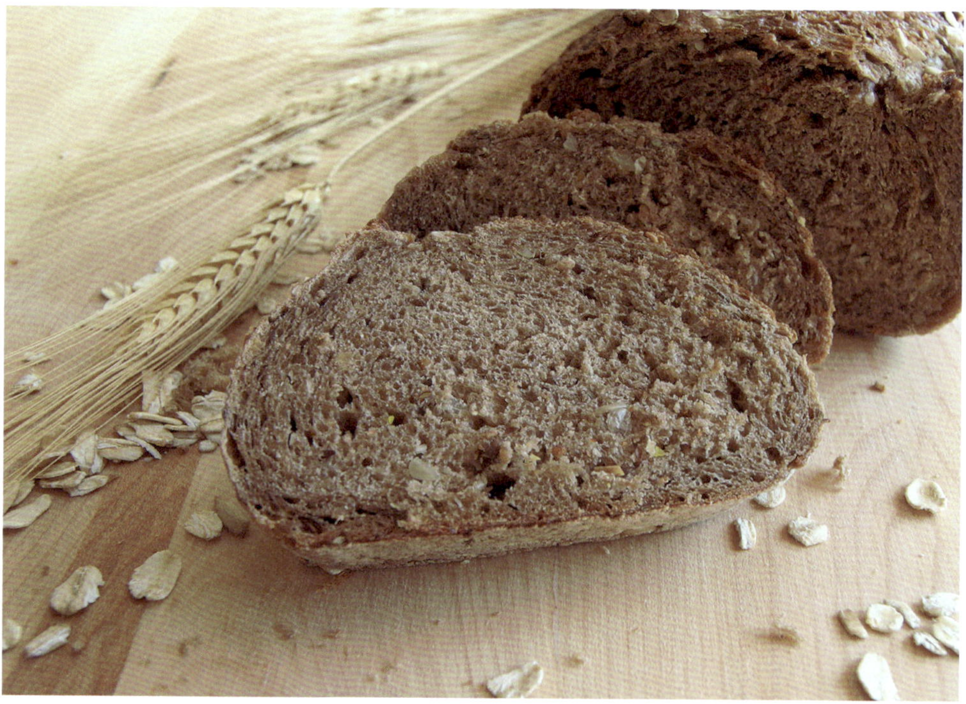

Schon im 19. Jahrhundert erhielt der schwergewichtige Patient William Banting eine Diät mit wenig Kohlenhydraten und reichlich Fleisch. Er nahm über 20 kg in einem Jahr ab und war so von der Diät überzeugt, dass er sie in einem Buch veröffentlichte. Die Diät ist als „Banting-Diät" in die Medizingeschichte eingegangen.

!

Rasch aufnehmbare Kohlenhydrate führen zu Übergewicht.

Im nächsten Kapitel wird ausführlich auf die Zusammensetzung der Kohlenhydrate in der Nahrung eingegangen. Einseitige Diäten, die diese Zusammenhänge nicht berücksichtigen, sind nicht so effektiv wie eine Ernährungsumstellung, die den physiologischen Gegebenheiten Rechnung trägt. Es geht nicht darum, einseitig einen Ernährungsbestandteil, sei es Fett oder Kohlenhydrate, zu meiden, sondern auf die richtige Zusammensetzung dieser Anteile zu achten. Das nächste Kapitel hilft Ihnen dabei, ein Gefühl für günstige und weniger empfehlenswerte Kohlenhydrate zu entwickeln.

Der glykämische Index

Wie können Sie nun bei den Lebensmitteln gute von minderwertigen Kohlenhydraten unterscheiden? Entscheidend dabei ist, wie stark ein Produkt den Blutzucker anhebt und wie lange die Blutzuckererhöhung währt. Ein kräftiger Blutzuckeranstieg löst eine hohe Insulinausschüttung aus, die dafür sorgt, dass der Traubenzucker (Glukose) im Blut rasch in die Zellen gelangt und sich schnell wieder der Hunger meldet. Dieser Blutzuckeranstieg wird meistens auf 50 g Traubenzucker, teilweise auch auf 50 g Weißbrot bezogen und in Prozent angegeben. So ergibt sich ein Maß, das in den 80er-Jahren für die Blutzuckerwirkung des jeweiligen Lebensmittels definiert wurde, der „glykämische Index" (GI).

Je höher der glykämische Index, desto stärker der Blutzuckeranstieg des Nahrungsmittels. Dieser Wert ist in der Praxis nicht sehr gut verwendbar, weil einige Nährstoffe, die wenig Kohlenhydrate enthalten, in sehr großen und unüblichen Mengen verzehrt werden müssten, um 50 g Kohlenhydrate zu erreichen. Aus

!

Die glykämische Last gibt einen Überblick über die Kohlenhydrate.

diesen Gründen wird der Blutzuckeranstieg nicht auf 50 g Kohlenhydrate, sondern auf die Kohlenhydratmenge in einer Portion von 100 g bezogen. Es ergibt sich dann die „glykämische Last“ (GL), die den unterschiedlichen Anteil an Kohlenhydraten in verschiedenen Nährstoffen berücksichtigt.

Um die glykämische Last aus dem glykämischen Index zu erhalten, wird der GI mit der Kohlenhydratmenge einer Portion von 100 g multipliziert und durch 100 geteilt. Die Umrechnung mag zunächst etwas umständlich erscheinen, sodass Sie sich vielleicht fragen, ob der Unterschied zwischen den beiden Größen GI und GL wirklich so entscheidend ist. Das ist er tatsächlich, wie das folgende Beispiel sofort zeigt: Sehen wir uns den GI von Möhren an, so stellen wir fest, dass der GI mit 70 genauso hoch liegt wie der GI von Weißbrot. Würden wir nun nach dem GI gehen, würden wir Möhren aufgrund des hohen GI für ungünstig halten und meiden. Bei genauem Hinsehen stellt man aber fest, dass Möhren so wenig Kohlenhydrate enthalten, dass wir die unübliche Menge von 1 kg essen müssten, um 50 g Kohlenhydrate zu verzehren, wohingegen wir beim Weißbrot mit nur 90 g die gleiche Menge an Kohlenhydraten zu uns nehmen.

Der GI hilft uns also nicht wirklich bei der Suche nach Lebensmitteln mit günstigen Kohlenhydraten. Anders sieht es bei der glykämischen Last (GL) aus: Weißbrot schlägt mit einer GL von 39 deutlich zu Buche, während Möhren mit einer GL von nur 3,5 jetzt in einem ganz anderen Licht erscheinen. Ähnlich verhält es sich für gekochten Sellerie mit einem enorm hohen GI von 85, aber einer niedrigen GL von nur 6.

Wenn Ihnen diese Berechnungen zu umständlichen vorkommen, können Sie es bei der einfachen Feststellung belassen: Je geringer die GL, desto besser. Die glykämische Last ist viel aussagekräftiger, um unvorteilhafte Lebensmittel von geeigneten zu trennen. Tabellen, die die GL angeben, sind aus diesem Grund zweckmäßiger und sollten vorgezogen werden.

In der Tabelle auf Seite 111 wird die GL häufiger Lebensmittel aufgeführt. Je höher die glykämische Last eines Nahrungsmittels ist, desto stärker steigt der Blutzuckerspiegel im Blut nach dessen Genuss an. Auch wenn die Bedeutung dieser Begriffe gelegentlich überbewertet wurde und z. B. von der Deutschen Gesellschaft für Ernährung eher kritisch gesehen wird, wird deutlich, dass verschiedene Nährstoffe auch bei gleicher Menge an Kohlenhydraten sehr unterschiedliche Anstiege von Blutzucker und Insulin bewirken.

!

Hohe glykämische Last = starker Anstieg des Blutzuckerspiegels.

Bevorzugt werden sollten Nahrungsmittel mit niedrigerer glykämischer Last, um möglichst starke Schwankungen der Blutzuckerspiegel im Blut zu vermeiden und einem raschen erneuten Hungergefühl entgegenzuwirken. Dass sich mit niedrigen Blutzuckerspiegeln keine optimale körperliche oder geistige Leistung erbringen lässt, weiß jeder aus eigener Erfahrung, der schon einmal mit starkem Hungergefühl gearbeitet oder Sport getrieben hat. Als Anhaltspunkt kann eine glykämische Last unter 10 als „gut“ angesehen werden, zwischen 10 und 20 als „mittelmäßig“ und oberhalb von 20 als „ungünstig“. Sie müssen jetzt nicht alles, was Sie essen, zunächst auf seinen GL zu prüfen. Sie sollten jedoch die GL in Grundzügen kennen und bei Ihrer Ernährung mit berücksichtigen – der Lohn sind eine längere Sättigung und die Unterstützung bei der Gewichtsregulierung.

!

Optimal sind Lebensmittel mit einer GL von unter 10, tolerabel bis 20.

Häufiger ist zu hören, dass vor sportlichen oder geistigen Leistungen Energieträger mit hoher glykämischer Last, wie Traubenzucker, aufgenommen werden sollten. Das hört sich zunächst logisch an, doch auf den rasanten Blutzuckeranstieg im Blut folgt ein genauso jäher Blutzuckerabfall mit all seinen negativen Konsequenzen für die geistige und körperliche Leistungsfähigkeit. Dass sich das nicht nur in der Theorie so verhält, belegen Untersuchungen: Nicht diejenigen Probanden, die Energieträger mit hoher GL, wie Traubenzucker, einnehmen, zeigen die besseren Leistungen, sondern diejenigen, die Energieträger mit niedriger

!

Auf Dauer sollten Sie nicht nach Tabellen essen – es genügt in Grundzügen zu wissen, welche Lebensmittel günstig sind und warum.

GL zu sich nahmen. Bei Traubenzucker und Co. bildet sich früher ein Leistungsabfall im Vergleich zu Nahrungsmitteln mit geringer GL.

Eine Ernährung, wie sie hier und allgemein in Fachkreisen empfohlen wird, weist von sich aus überwiegend eine niedrige glykämische Last auf, sodass man mit diesen Empfehlungen im Großen und Ganzen auf der sicheren Seite ist.

In der Tabelle werden von der GL her vorteilhafte Nahrungsmittel bzgl. der GL grün markiert. Verstehen Sie jetzt, warum verschiedene Produkte nur kurz sättigen? Dauerhaft und in größeren Mengen führen genau diese Produkte eher zu Übergewicht, Fettanreicherung, erhöhten Blutlipiden und Diabetes mellitus. Die Tabelle soll Sie nicht dazu ermuntern, Ihre Ernährung streng nach der GL auszurichten. Wenn Sie jedoch die Wahl zwischen einem Produkt mit hoher und einem ähnlichen mit niedriger GL haben, sollten Sie zu der tieferen GL greifen mit den Vorteilen längerer Sättigung, geringerer Gewichtszunahme und besserer Blutfette.

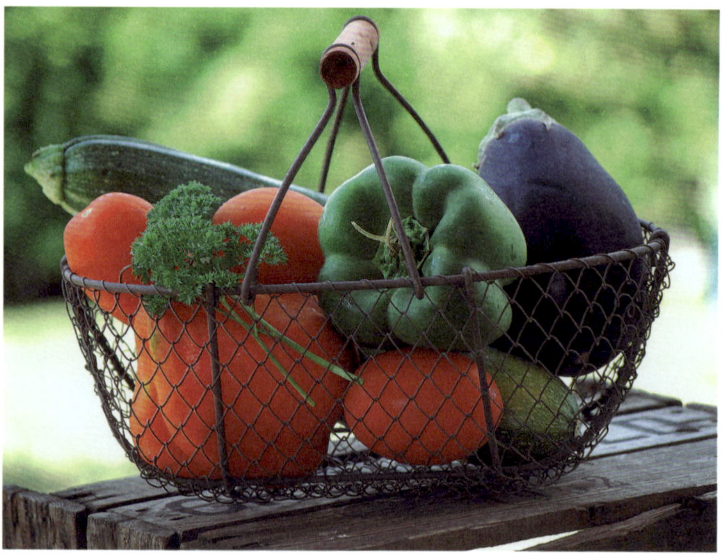

Gemüse hat einen niedrigen glykämischen Index und senkt den Cholesterinspiegel.

NAHRUNGSMITTEL	GLYKÄMISCHE LAST
Ananas, frisch	6
Äpfel	4
Apfelmus	9
Apfelsaft, ungezuckert	7
Aprikosen aus der Dose	43
Aprikosen, frisch	2,5
Banane	11
Berliner etc.	30
Bier	4
Birnen	6
Blumenkohl	0,8
Bohnen, grün	2–6
Bohnen, schwarz	15
Bratkartoffeln	10
Brokkoli	1
Buttermilch	1,4
Chips	28
Cola, Limonade	8
Cornflakes	72
Croissant	32
Eiscreme mit Zucker	17
Eiscreme mit Fruchtzucker	4
Erdbeeren	1
Erdnüsse	1
Erbsen, frisch	5
Fruchtsäfte	5
Fruchtzucker (Fruktose)	20
Gnocchis	24

!

Bananen sind beliebt, von der Glykämischen Last her aber nicht optimal. Sie sollten nicht das einzige Obst darstellen, das Sie verzehren.

NAHRUNGSMITTEL	GLYKÄMISCHE LAST
Gurke	0,3
Haferflocken	24
Haselnuss	2
Himbeere	2
Honig	49
Joghurt	1
Kakaopulver, ohne Zucker	2
Karotten, gekocht	8
Karotten, roh	3
Kartoffelpüree	11
Kekse, Vollkorn ohne Zucker	28
Ketchup	13
Kirschen	3
Kiwi	5
Kohl	0,1
Lasagne	7
Linsen	14
Mandarinen	5
Marmelade, gezuckert	45
Marmelade, ungezuckert	6
Mehrkornbrot	33
Melone	7
Milch	2
Milchreis, gezuckert	17
Möhren	3,5
Müsli, gezuckert	44
Müsli, ohne Zucker	25
Müsliriegel	33

NAHRUNGSMITTEL	GLYKÄMISCHE LAST
Nudeln, Vollkorn	33
Nuss-Nugat-Creme	29
Nüsse	1,5
Oliven	0,2
Orange	4
Paprika	0,3
Pellkartoffeln	10
Pflaume	4
Pfirsich	4
Pizza	15
Pommes frites	33
Popcorn, ungezuckert	60
Quark	1
Ravioli	40
Reis	45
Roggenvollkornbrot	20
Rosinen	45
Salat	1
Salzkartoffeln	10
Sauerkraut	0,1
Schokolade	7
Schokoriegel	45
Spaghetti	35
Spargel	0,2
Toastbrot	34
Tofu	0,3
Tomate	1
Trauben	8

!

Auch bei der GL schneiden Nüsse hervorragend ab.

▶▶

!

Die GL hilft auch beim Abnehmen.

NAHRUNGSMITTEL	GLYKÄMISCHE LAST
Traubenzucker (Glukose)	100
Vollmilch	2
Waffeln	53
Weißbrot	41
Weizenkleie	13
Weizenvollkornbrot	27
Zucker, weiß (Saccharose)	70
Zwieback	53

AUFGABE

Bestimmen Sie anhand der Tabelle Lebensmittel, die Sie gewohnheitsmäßig essen, mit hoher und mit niedriger glykämischer Last.

Meine Lebensmittel mit hoher glykämischer Last:

____

____

____

____

Meine Lebensmittel mit niedriger glykämischer Last:

____

____

____

____

Alkohol in Maßen – aber nicht für jeden

Gut leben, auf den Genuss nicht verzichten und trotzdem gesund bleiben – lange erschien das als Widerspruch in sich, heute nicht mehr. Dass wir auf Fleisch nicht verzichten müssen, Fett bei richtiger Wahl nicht schadet und sogar nützt, Fisch, gerade fetter Fisch, äußerst empfehlenswert ist, Nüsse das Herz schützen und dunkle Schokolade den Blutdruck senkt – das sind nur einige Beispiele, die beweisen, dass wir uns heute dank neuer Erkenntnisse nicht mehr kasteien müssen, um gesund zu bleiben. Ein Gläschen Sekt zum Abendessen oder ein Glas Bier bedeuten für viele Genuss und Lebensqualität – wäre da nicht die Verunsicherung, denn die Empfehlungen über Alkohol gehen häufiger auseinander.

Im Wein wirken sogenannte Polyphenole, gesundheitsfördernde Pflanzen, die u. a. entzündungshemmend und krebsvorbeugend wirken sollen. Phenole kommen darüber hinaus in vielen pflanzlichen Lebensmitteln vor (siehe Seite 165) und wirken Ablagerungen in den Gefäßen entgegen. Sie entpuppten sich als wahre Allrounder mit vielfältigen nützlichen Eigenschaften für die Gesundheit. Sie justieren gleich mehrere Schalter im Körper nach, indem sie den Fettstoffwechsel antreiben, die Blutgerinnung hemmen und die Gefäße erweitern.

Vor Jahren hat das sogenannte „Französische Paradoxon" für Euphorie gesorgt. Damals galt, dass die Herzinfarktrate umso höher ist, je mehr Fett eine Nation konsumiert – man wusste zu diesem Zeitpunkt noch nicht viel über ungesättigte Fette. Dies nährte damals den irrtümlichen Glauben, alle Fette seien bedenklich. Eine Nation fiel allerdings aus dem Rahmen: Die Franzosen aßen zwar viel Fett, ließen aber trotzdem ein niedriges Herzinfarktrisiko erkennen – eine Beobachtung, die nicht in das damalige Bild passte. Bald wurde vermutet, dass der regelmäßige Weinkonsum der Franzosen den Schutz erklären könnte. Entsprechende Recherchen bestätigten, dass Menschen, die regelmä-

!

Das „Französische Paradoxon" sorgte für Euphorie.

ßig Rotwein tranken, weniger Herzinfarkte entwickelten als ihre abstinenten Zeitgenossen.

Andere Untersuchungen belegten, dass andere alkoholische Getränke, wie Bier, genauso schützen. Über 51.000 amerikanische Mitarbeiter aus dem Gesundheitswesen erlitten bei regelmäßigem Alkoholkonsum – meist Bier oder Likör – etwa 30 % weniger Herzinfarkte als diejenigen, die keinen Alkohol tranken. Wein wurde und wird teilweise als noch wirksamer angesehen als Bier oder andere Getränke, wobei dieser Unterschied nach bisherigen Daten nicht besteht. Die Fehlinterpretation liegt darin begründet, dass sich in einigen Ländern Weinkonsum eher in sozial höheren Klassen findet mit im Durchschnitt auch sonst gesünderer Lebensweise – was natürlich nicht dem Wein zugeschrieben werden darf. Auch finden sich niedrige Herzinfarktraten nur bei regelmäßigem Konsum – und regelmäßig werden die Getränke konsumiert, die in der jeweiligen Gegend verbreitet sind, also in Frankreich eher Wein, in England eher Bier. In diesen Ländern schneidet also automatisch die populärste Alkoholsorte am besten ab, da sie regelmäßiger getrunken wird. Für einen besseren Herzschutz eines bestimmten Getränkes sprechen die Befunde bisher nicht, sodass jeder in Maßen sein Lieblingsgetränk genießen kann und dabei seinen Gefäßen etwas Gutes tut.

Der italienische Professor De Gaetano fand bei den Daten an über 200.000 Personen, dass diejenigen, die maximal 150 ml Wein pro Tag konsumierten, um etwa 30 % weniger Herzinfarkte erlitten. Eine Recherche aus dem Jahr 2011 ließ keinen Unterschied in der Schutzwirkung zwischen Wein, Bier und anderen alkoholischen Getränken erkennen. Entsprechende Untersuchungen ergaben, dass das „gute" HDL-Cholesterin, von dem wir ja wissen, dass es dem „bösen" LDL entgegenwirkt, durch Alkoholkonsum ansteigt, was sicherlich einen positiven Faktor bildet. Auf der anderen Seite ist bekannt, dass Alkohol die Neutralfette (Triglyceride) im Blut hochtreibt, allerdings bei geringem Alkoholgenuss nicht wesentlich, wie eine Analyse aus dem Jahr 2011 im „British Medical Journal" aufzeigte.

Zum anderen wird auch der Blutdruck etwas angehoben. Deshalb profitieren Menschen mit normalen Triglyceriden und normalem Blutdruck sicher von einem mäßigen Alkoholkonsum. Wenn Sie sehr hohe Triglyceridwerte oder Bluthochdruck haben, vor allem einen schwer einstellbaren Bluthochdruck, sollten Sie nicht regelmäßig Alkohol trinken.

!

Bei hohen Triglyceriden oder Bluthochdruck schadet Alkohol.

Mit Alkohol sollten Sie auch aufpassen, wenn Sie abnehmen wollen, denn er trägt oft nicht unwesentlich zum Übergewicht bei. Ein Gramm Alkohol enthält 7 kcal. Ein halber Liter Bier (Pils) schlägt mit etwas mehr als 250 kcal zu Buche, 0,25 l Wein bringen es auf etwa 170 kcal. Bei größeren Mengen lässt sich leicht ausrechnen, welche Kalorienmengen allein durch Alkoholkonsum zusammenkommen. Die oben genannten Mengen würde man als tägliche Höchstmenge für Männer ansehen. Frauen verstoffwechseln Alkohol deutlich langsamer, sodass die maximal ohne Gesundheitsschaden tolerable Menge bei etwa der Hälfte des für Männer akzeptablen Betrages liegt. Alles, was darüber liegt, kann auf Dauer gravierende Leberschäden bis zur Leberzirrhose nach sich ziehen. Außerdem darf man das Abhängigkeitspotenzial des Alkohols nicht vergessen.

!

Die verbreitete Ansicht, Rotwein sei besser als andere alkoholische Getränke, ist wissenschaftlich nicht belegt.

Alles in allem würde ich, trotz gewisser positiver Wirkungen von Alkohol, niemanden empfehlen, aus gesundheitlichen Gründen Alkohol zu trinken. Wer allerdings gerne und in Maßen etwas trinkt, kann dies unter dem Aspekt der Lebensqualität und des Genusses beibehalten, sofern nicht Übergewicht oder erhöhte Triglyceride dagegen sprechen.

Die folgende Tabelle zeigt, wie viel Alkohol in alkoholischen Getränken enthalten ist und wie hoch ihr Kaloriengehalt ist. Die maximal tolerable Alkoholmenge liegt bei 25 bis 30 g Alkohol am Tag für Männer und 12,5 bis 15 g für Frauen, womit sich aus der Tabelle die entsprechende Getränkemenge ersehen lässt.

!

Mäßiger Alkoholkonsum erhöht das HDL.

GETRÄNK	ALKOHOL in Vol %	kcal je 100 ml
Alkoholfreies Bier	unter 0,5	30
Pils, Kölsch, Altbier, Weizenbier	5	50
Sekt	12	80
Rotwein, Weißwein	10–12	70
Liköre	30	170
Weinbrand	38	220

AUFGABE FÜR DIESE WOCHE

1. Steigern Sie die Aufnahme an Omega-3-Fettsäuren auf 1 g täglich, d. h. 7 g pro Woche mit mindestens zwei Fischmahlzeiten wöchentlich.
2. Bevorzugen Sie fettreiche Fischsorten, wie Lachs, Hering, Makrele, Thunfisch.
3. Verwenden Sie auch nach Möglichkeit Öle mit reichlich Omega-3-Fettsäuren, wie Lein- und Rapsöl.
4. Verwenden Sie bevorzugt komplexe Kohlenhydrate mit niedriger glykämischer Last, um starke Blutzuckerschwankungen zu vermeiden. Schränken Sie den Konsum einfacher Kohlenhydrate ein. Benutzen Sie dazu die Tabelle über die glykämische Last.

Nehmen Sie sich für dieses wichtige Kapitel ruhig eine Woche Zeit und lesen Sie es mindestens dreimal durch. Wenn Sie wenig Zeit haben, können Sie auch länger bei diesem Schritt bleiben, bis Sie die Inhalte sicher anwenden können.
Die Tabelle unten hilft Ihnen, die wichtigen Inhalte dieses Kapitels zu verinnerlichen.

Überprüfen Sie während dieser Woche täglich, ob Sie diese vier Ratschläge umgesetzt haben und kreuzen dies in der Tabelle an. Wenn Sie einen Punkt vergessen haben, nehmen Sie sich besonders diesen für den nächsten Tag vor.

TAG 1		TAG 2		TAG 3		TAG 4		TAG 5		TAG 6		TAG 7	
ja	nein	ja	nein	ja	nein	ja	nein	ja	nein	ja	nein	ja	nein

5. WOCHE

Cholesterinsenken für Fortgeschrittene

Warum schadet Cholesterin?

Würden die „bösen" LDL-Partikel nur im Blut durch die Blutgefäße fließen, könnten sie ihnen nichts anhaben. Allerdings sind LDL-Partikel in der Lage, die Innenwand der Blutgefäße – bildlich gesehen die „Gefäßtapete" – zu durchqueren. Dadurch kann es zu einem Herzinfarkt oder Schlaganfall kommen, je nachdem, welches Organ befallen ist.

Diese Gefäßinnenhaut, in der Fachsprache „Endothel" genannt, zieht sich wie eine Tapete innen an der Gefäßwand durch das komplette Gefäßsystem. Die Gefäßtapete ist beim Gesunden geschmeidig, sodass die Blutzellen im Blutstrom problemlos und ohne Widerstand fließen können. Sie ist gleichzeitig der Ausgangspunkt krankhafter Veränderungen an den Gefäßen, sobald diese Innenhaut der Gefäße beschädigt wird, was zum Beispiel durch Bluthochdruck begünstigt wird.

Wenn die relativ kleinen LDL-Partikel einmal die Gefäßwand erreicht haben, versucht der Organismus, diese unschädlich zu machen, indem bestimmte Abwehrzellen, sogenannte Fresszellen (Makrophagen), diese Partikel aufnehmen. Leider können die Makrophagen die LDL-Partikel allerdings nicht vernichten. Ohne hier auf weitere Einzelheiten dieses komplexen Vorganges einzugehen, bildet sich als Ergebnis eine Entzündungsreaktion in der Gefäßwand. Zusätzlich entsteht festes Bindegewebe, das die Entzündung abkapseln soll.

Einen weiteren Puzzlestein, um diese Vorgänge zu verstehen, lieferten im Jahr 2010 deutsche und amerikanische Forscher in ihrem aufsehenerregenden Artikel im renommierten Journal

!

Plaques führen zu Herzinfarkt und Schlaganfall.

„Nature“. Schon kurze Zeit nach entsprechender LDL-haltiger Ernährung konnten sie Cholesterinkristalle in der Gefäßwand nachweisen. Diese Kristalle werden, so die Wissenschaftler, von Fresszellen aufgenommen. Letztere setzen Botenstoffe frei, die weitere Abwehrzellen anlocken. Eine Ablagerung (Plaque) entsteht, die den Anfang eines verheerenden Prozesses bildet, der bis zum Herzinfarkt oder Schlaganfall führen kann. Da das Cholesterin nicht vernichtet werden kann, sammelt es sich immer weiter in der Gefäßwand an.

Noch aggressiver als das LDL-Cholesterin ist oxidiertes LDL-Cholesterin, das die „Gefäßtapete“ noch stärker schädigt. Entsprechend liegt das oxidierte LDL, das man heute im Blut messen kann, bei Patienten mit einem Herzinfarkt bedeutend höher als bei Gesunden. Es entsteht auf diese Weise eine Plaque, die das Blutgefäß verengt, sodass weniger Blut an das betroffene Organ gelangen kann. Die logischen Folgen sind Ausfälle und Funktionsstörungen des jeweiligen Organs – ist das Herz betroffen, stellen sich im typischen Fall Schmerzen oder Druckgefühl in der Brust bei körperlicher oder seelischer Anstrengung ein, die sogenannte Angina pectoris.

Lebensgefährlich wird es, wenn die dünne Membran, die die Ablagerung abdeckt, plötzlich aufreißt. Wie bei jeder Verletzung entsteht ein Blutgerinnsel im Gefäß – wäre es anders, würden wir bei jeder kleinsten Verletzung verbluten. In diesem Fall aber bildet sich das Gerinnsel im Gefäß selbst und verstopft es. Passiert das an den Herzkranzgefäßen, wird der betroffene Bereich am Herzen nicht mehr mit Blut versorgt – es kommt zum Herzinfarkt. Lebensrettend ist es dann, das Gefäß mittels Herzkatheter, also dünner Kunststoffsonden, wieder zu eröffnen.

Oft trifft der Herzinfarkt wie aus heiterem Himmel ein, ohne dass vorher irgendwelche Beschwerden bestanden haben. Das wundert nicht, wenn man bedenkt, dass ein Herzinfarkt durch plötzliches Aufreißen der Plaques entsteht. Häufig sind diese nicht so groß gewesen, dass sie zu einer merklichen Einengung des Blutgefäßes geführt hätten. Betroffene verspüren einige Tage vorher schon mal leichtere Symptome, die dann aber wieder verschwinden. Ein Zeichen dafür, dass schon kurz vorher ein kleineres Gerinnsel entstanden ist, das sich wieder teilweise aufgelöst hat, bevor ein weiteres das Gefäß dauerhaft verschloss. Bei verdächtigen Beschwerden, wie Schmerzen oder Druck in der Brust oder im Oberbauch, Kaltschweißigkeit, Schmerzen im linken Arm oder im Hals, sollten Sie auch an einen Herzinfarkt denken.

!

Bei Verdacht auf Herzinfarkt: Sofort den Notarzt rufen!

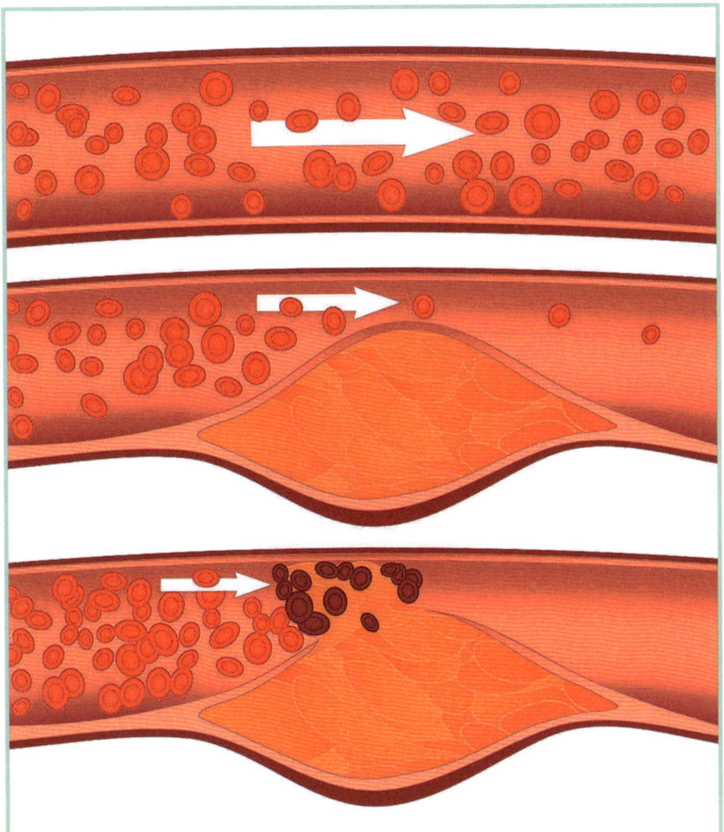

Durch erhöhte Cholesterinbelastung entsteht eine Ablagerung (Plaque) in den Blutgefäßen, die den Anfang eines Prozesses bildet, der bis zum Herzinfarkt oder Schlaganfall führen kann.

Es gehörte zu den überraschenden Erkenntnissen in der Herzinfarktforschung, dass Herzinfarkte in der Regel nicht durch immer größer werdende Ablagerungen entstehen, sondern durch das Aufplatzen von oft nicht massiven Gefäßablagerungen, an denen sich sofort ein Blutgerinnsel bildet.

Es erscheint erst einmal logisch, dass ein Herzinfarkt umso wahrscheinlicher wird, je stärker ein Herzkranzgefäß an einer Stelle verengt ist. Die Wirklichkeit belehrt uns eines Besseren: Die meisten Herzinfarkte geschahen in einer Untersuchung von Giroud u. a. nicht etwa dort, wo das Herzkranzgefäß die stärksten Ablagerungen bot, sondern an Stellen mit minimalen Verengungen sogar unter 20 %. Im Gegenteil, es wurden umso seltener Herzinfarkte beobachtet, je stärker die Verengung war.

Für über 70 % der Herzinfarkte fand man die Ursache in Bereichen, die maximal zu 50 % verengt waren, und nur wenige in Gefäßabschnitten mit einer mehr als 70%igen Engstelle. Der Grund liegt darin, dass höhergradig verengte Stellen an den Herzkranzgefäßen fester, teilweise verkalkter und damit stabiler sind als leichte, wenig verfestigte und fettreiche Verengungen. Letztere platzen viel eher auf als die höhergradigen, aber verfestigten Engstellen.

Werden also bei einer Herzkatheteruntersuchung keine stärkeren Verengungen festgestellt, aber Ablagerungen, die sich als Wandunregelmäßigkeit abbilden, kann sich dennoch auch in naher Zukunft ein Herzinfarkt ausbilden. Jetzt wird auch deutlich, warum sich durch Ballondehnungen und Stentimplantationen (medizinisches Implantat als Gefäßstütze) in verengten Bereichen der Herzkranzarterien, die in der Regel einen Verengungsgrad von 70 bis 99 % aufweisen, nur sehr wenige Herzinfarkte verhindern lassen. Ballondehnungen und Stentimplantationen sind sehr nützliche Methoden, um eine verminderte Blutzufuhr zum Herzmuskel zu beheben und um die damit verbundenen Beschwerden (Angina pectoris) zu beseitigen, nicht aber um Herzinfarkten vorzubeugen – eine Tatsache, die heute durch Studien eindeutig belegt ist.

Was bedeutet das nun für alle, die einem Herzinfarkt vorbeugen wollen? Der Schlüssel liegt darin, Ablagerungen nicht erst entstehen zu lassen und Blutlipide zu regulieren.

Bei einem Teil der Betroffenen mit zu hohen Blutfetten treten keine weiteren Risikofaktoren hinzu; allein durch das Normalisieren der Lipide im Blut kann die Gefahr gebannt werden. Andere bergen weitere Risiken, wie hohen Blutdruck, Diabetes mellitus, Rauchen, Übergewicht und Bewegungsmangel, die zusammen das Risiko enorm in die Höhe treiben. Folglich steht am Anfang einer Lipidbehandlung, mit oder ohne Medikamente, stets eine Bestandsaufnahme aller individuellen Risiken. Die Empfehlungen der Fachgesellschaften tragen dem Rechnung, indem kein starrer Cholesterinwert für alle Personen zugrunde gelegt wird, sondern mehrere Zielwerte für den Cholesterinspiegel in Abhängigkeit der weiteren Risikofaktoren empfohlen werden.

!

Normale Lipidwerte beugen dem Herzinfarkt vor.

Unterschiede beim Cholesterin zwischen Mann und Frau

Männer bekommen wesentlich häufiger Herzerkrankungen als Frauen. Zudem erkranken sie vor allem früher daran als Frauen, die im Durchschnitt zehn Jahre später als Männer das gleiche Risiko für Herz-Kreislauf-Erkrankungen erreichen. Dennoch sind diese Krankheiten auch bei Frauen außerordentlich häufig, verlaufen aber teilweise etwas anders, da Herzinfarkte z. B. eher untypische Symptome auslösen, wie Übelkeit, allgemeines Unwohlsein oder Bauchschmerzen.

!

Männer leiden häufiger an Herzerkrankungen als Frauen.

Obwohl also auch Frauen von diesen sehr häufigen Krankheiten betroffen sind, wurden die meisten Studien – auch zur Cholesterinsenkung – hauptsächlich mit Männern vorgenommen. Einige Untersuchungen versuchten zu klären, ob Frauen auf veränderte Cholesterinwerte anders reagieren als Männer. Dazu ließ sich in der „Heart Protection Study" (HPS-Studie) kein Unterschied in dem Erfolg einer Cholesterinsenkung – soweit medizinisch eindeutig erforderlich – zwischen Frauen und Männern erkennen. In der „Cholesterol and Recurrent Events Study" (CARE-Studie) waren die Ergebnisse der Cholesterinsenkung bei Frauen sogar in der Tendenz besser. Insgesamt kann davon ausgegangen werden, dass Frauen und Männer gleichermaßen von einer Lipidbehandlung profitieren, wenn diese medizinisch eindeutig angezeigt ist.

Schwung für das HDL

Das HDL-Cholesterin schützt die Gefäße vor dem gefährlichen LDL-Cholesterin, indem es wie ein Staubsauger das LDL aus den Gefäßwänden entfernt. So ist das HDL als natürlicher Gegenspieler des LDL anzusehen. Genauso, wie wir uns bemühen, das LDL-Cholesterin zu verringern, zahlt es sich auch aus, das HDL-Cholesterin zu erhöhen. Die Funktion des HDL ist vom Prinzip her so einfach wie einleuchtend: Es bindet sich an ein Protein der Körperzellen und nimmt das Cholesterin aus den Zellen auf. Danach wird das Cholesterin entweder zur Leber geführt oder an das LDL abgegeben. Über die Leber wird es aus dem Organismus entfernt.

Darüber hinaus mehren sich in den letzten Jahren die Hinweise, wonach das HDL noch weitere positive Funktionen auf die Gefäße ausübt. Dieses Lipoprotein hoher Dicht ist ein extrem wichtiger Faktor, wenn es darum geht, Herzinfarkte und Schlaganfälle zu vermeiden: Bei Personen mit einem niedrigen oder durchschnittlichen HDL lässt eine HDL-Erhöhung um 10 mg/dl das Risiko für Herzinfarkte und andere schwere Herz-Kreislauf-Erkrankungen um etwa 25 % sinken. Für dieselbe Wirkung muss das LDL, das Lipoprotein geringer Dichte, um beachtliche 50 mg/dl gesenkt werden. Leider gilt das nicht, wenn das HDL ohnehin schon hoch ist, z. B. bei 60 mg/dl. In diesem Fall erreicht man mit einer weiteren Anhebung nicht mehr so viel wie mit einer Erhöhung von z. B. 40 mg/dl auf 50 mg/dl. Die Kurve der

HDL-Wirkung flacht also mit ansteigendem HDL ab. Interessant ist deshalb eine Erhöhung des HDL vor allem für Personen mit niedrigem oder gerade durchschnittlichem Wert.

!

Es zahlt sich aus, das HDL zu erhöhen.

Das HDL sollte möglichst hoch sein, auf jeden Fall deutlich über 40 mg/dl. Kommen zu einem niedrigen HDL zusätzlich noch erhöhte LDL-Werte oder Triglyceride, steigt das Risiko gewaltig an. Durch Ihre Ernährungsumstellung haben Sie schon einen Schritt hin zu einem höheren HDL geleistet. Die Umstellung, die das LDL senkt, erhöht gleichzeitig auch das HDL. Eine zusätzliche Erhöhung erreichen Sie durch regelmäßige körperliche Bewegung (siehe ab Seite 137). So erhöht Sport und Bewegung allein den HDL-Wert um 15 %.

Auch das gelegentliche Gläschen Wein oder Bier kann bei einem niedrigen HDL-Wert diesen um ca. 10 % steigern. Das gilt aber nur für Personen mit normalen Triglyceriden (Neutralfette), denn Alkohol lässt auch die Triglyceride ansteigen.

!

Nikotinsäure erlebt ein Comeback.

In Situationen, in denen ein hohes Risiko und ein niedriges HDL zusammenfallen und das HDL trotz aller beschriebenen Maßnahmen den Zielwert nicht erreicht, gibt es ein altes Mittel, das in neuer Zeit ein echtes Comeback erlebt: die Nikotinsäure. Dieses Medikament wurde vor der Entdeckung der Statine oft zur LDL-Senkung verwendet. Später rückte die Nikotinsäure in die zweite Reihe, denn erstens reduzieren diese Präparate das LDL nicht annähernd so effektiv wie die Statine und zweitens sind sie mit einer unangenehmen Begleiterscheinung behaftet: Sie führen nach dem Einnehmen meistens zum „Flush“ mit Hitzegefühl und Rötung der Haut.

Mittlerweile sind neue Aufbereitungen der Nikotinsäure auf dem Markt, die – ohne Nebenwirkungen – das HDL um etwa 25 %, manchmal sogar noch mehr, erhöhen. Diese Nikotinsäurepräparate sind eine echte Option, wenn allgemeine Maßnahmen, wie in diesem Buch beschrieben, nicht ausreichen sollten.

!

Steigt das HDL um 10 mg/dl, sinkt das Krebsrisiko um 30 %.

Auch die meistens zur LDL-Cholesterinsenkung verabreichten Statine können das HDL um ca. 10 % erhöhen, wobei diese Wirkung nicht bei jedem Patienten beobachtet wird. In der Regel genügen jedoch die hier beschriebenen Maßnahmen, um das HDL so weit anzuheben, dass Sie damit aus der Gefahrenzone gelangen.

Ballaststoffe – welche das Cholesterin wirklich drücken

Ballaststoffe sind Bestandteile der Nahrung, die keinen Beitrag zur Kalorienzufuhr leisten. Aus diesem Grund wurden sie ursprünglich als „Ballast" angesehen, der den eigentlichen Nährstoffen beiliegt. Diese nicht verdaulichen Bestandteile der Nahrung kommen als Faserstoffe in Obst, Gemüse, Bohnen und Vollkornprodukten vor und sind alles andere als funktionsloser Ballast.

Nicht alle Ballaststoffe sind gleich, und auch ihre Wirkung ist verschieden, so gibt es lösliche und unlösliche Ballaststoffe. Beide sind für die Gesundheit von großer Bedeutung, wenn auch auf verschiedene Weise. Die löslichen Ballaststoffe senken den Cholesterinspiegel und sind aus diesem Grund zur Cholesterinsenkung wichtiger. Wie ausgeprägt diese Senkung ausfällt, hängt auch von der Menge ab, die verzehrt wird.

L. Brown hat 1999 alle verfügbaren Untersuchungen hierzu analysiert und kam zu dem Ergebnis, dass lösliche Ballaststoffe zu einer Cholesterinsenkung von etwa 15 mg/dl führen, wenn 18 g am Tag eingenommen werden. Andere Studien haben noch höhere Senkungen gezeigt.

Wir erinnern uns: Ein Rückgang des Cholesterins um 10 mg/dl reduziert das Risiko, an einer Herzerkrankung zu sterben, um 9 %, sodass 15 % Cholesterinrückgang dieses Risiko um mehr als 13 % senkt. Für eine einzige – und wie wir sehen werden einfache – Maßnahme eine beachtliche Wirkung. Die für die Cholesterinsenkung verantwortlichen Substanzen sind inzwischen recht gut erforscht: In Äpfeln wurde hierbei der lösliche Ballaststoff Pektin identifiziert.

Lösliche Ballaststoffe lassen sich in Wasser auflösen und bilden eine gelartige Substanz, während sich die unlöslichen Ballaststoffe nicht in Wasser lösen lassen. Sie kommen in einer Menge Nahrungsmitteln vor, die als regelmäßiger Bestandteil der Nahrung eine weitere Komponente hin zu einem optimalen Lipidprofil bilden. Lösliche Ballaststoffe sind z. B. in Haferkleie, Hafermehl, Reiskleie, Äpfeln und Apfelmus, Erdbeeren und Zitrusfrüchten enthalten. Weitere lösliche Ballaststoffe werden durch den regelmäßigen Verzehr von Bohnen und Erbsen aufgenommen. Die Vielzahl an Bohnen und Bohnengerichten macht es leicht, auf diese Weise die Aufnahme löslicher Faserstoffe zu erhöhen.

!

Lösliche Ballaststoffe senken das Risiko für Herzkrankheiten um etwa 30 %.

Äpfel sind aus vielerlei Gründen sehr gesund. Sie enthalten auch lösliche Ballaststoffe, die z. B. den Blutdruck senken.

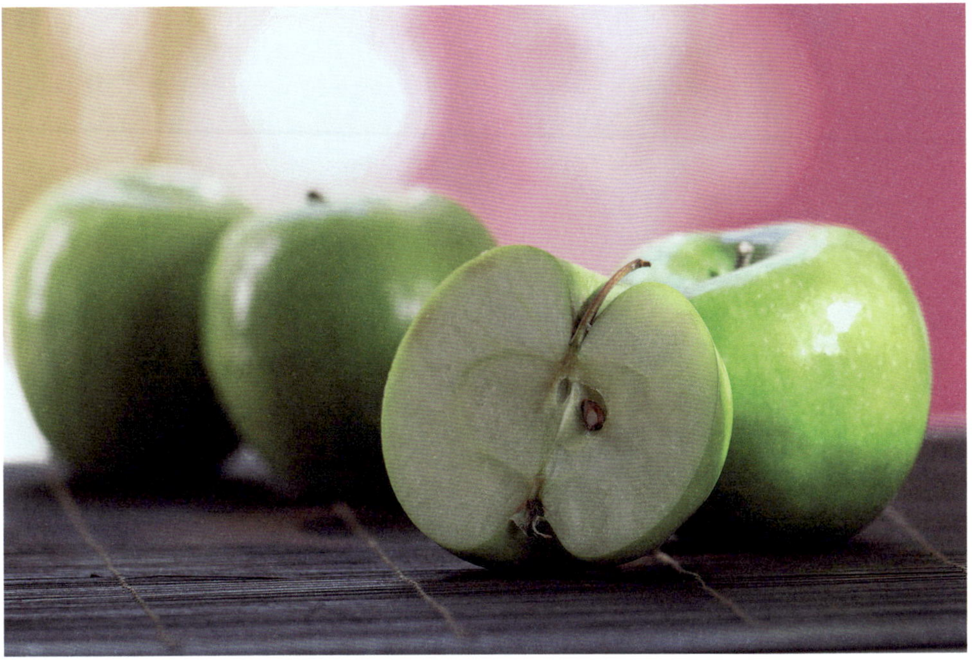

!

Lösliche und unlösliche Ballaststoffe senken den Blutdruck.

Die unlöslichen Ballaststoffe dagegen haben zwar keine wesentliche cholesterinsenkende Wirkung. Dennoch sind sie von Bedeutung, da sie dafür sorgen, dass Kohlenhydrate langsamer aufgenommen werden und so helfen, einen gleichmäßigen Blutzuckerspiegel aufrechtzuerhalten. Damit fühlt man sich länger gesättigt und Heißhungerattacken werden vermieden. Konzentration und Leistungsfähigkeit bleiben so obenauf. Auch die Darmtätigkeit wird durch die unlöslichen Ballaststoffe angeregt, sogar das Risiko für Darmkrebs wird nach den vorliegenden Daten wesentlich herabgesetzt.

Mit der üblichen Nahrung wird in aller Regel nicht die Menge an Ballaststoffen erreicht, um all diese positiven Effekte zu erzielen. Die dazu erforderliche Ballaststoffmenge von 30 g wird nur von wenigen erreicht, wenn nicht gezielt auf die Ballaststoffzufuhr geachtet wird.

!

Flohsamen enthalten besonders viele lösliche Ballaststoffe.

Vor allem die löslichen Ballaststoffe sollten fest in die tägliche Ernährung integriert werden. Ein besonders wirksamer Tipp, um möglichst viele Ballaststoffen aufzunehmen, sind Flohsamen: Sie erhalten pro 100 g 85 g lösliche Ballaststoffe. Flohsamenschalen senken den Cholesterinspiegel bei regelmäßigem Verzehr um bis zu 10 bis 15 %.

Ein wahres Comeback hat die Gerste erlebt, seit in jüngster Zeit in Studien gezeigt werden konnte, dass gerstenhaltige Produkte das LDL- und das Gesamtcholesterin handfest reduzieren. Verantwortlich ist ein löslicher Ballaststoff, das Beta-Glucan, das in Gerstenerzeugnissen in besonders hohen Mengen vorkommt. Mit 3 g Beta-Glucan, z. B. in 150 g eines speziellen Gerstenbrots enthalten, wird der Cholesterinspiegel um beachtliche 5 % herabgesetzt. In der nachfolgenden Tabelle sehen Sie, welche Nahrungsmittel besonders ballaststoffreich sind:

LEBENSMITTEL	LÖSLICHE BALLASTSTOFFE (g/100 g)	BALLASTSTOFFE INSGESAMT
Haferkleie	5,0	18
Feigen (trocken)	4,0	10
Haferflocken	5,0	10
Mandeln	1,0	10
Müsli (je nach Inhalt) ca.	3,5	10
Aprikosen (trocken)	4,0	8,0
Mehrkornbrot	3,0	8,0
Bohnen	2,0	7,0
Müsliriegel	3,0	7,0
Vollkornbrot (Weizen)	2,0	7,0
Rosinen	1,0	5,0
Zwieback	1,5	5,0
Rosenkohl	1,1	4,5
Vollkornnudeln	3,5	4,5
Cornflakes	1,0	4,0
Walnüsse	1,5	4,0
Birnen	0,6	3,0
Brokkoli	1,5	3,0
Möhren	1,5	3,0
Vollkornreis	2,5	3,0
Äpfel	1,0	2,0
Bananen	0,6	2,0
Erdbeeren	0,8	2,0
Kartoffeln	1,3	2,0
Orangen	1,0	2,0

LEBENSMITTEL	LÖSLICHE BALLASTSTOFFE (g/100 g)	BALLASTSTOFFE INSGESAMT
Spinat	0,5	2,0
Ananas	0,5	1,5
Blattsalat	0,2	1,5
Butterkekse	0,5	1,5
Nudeln	1.0	1,5
Tomaten	0,5	1,5
Weintrauben	0,4	1,5
Gurke	0,1	1,0
Reis, parboiled	0,4	0,6

AUFGABE

Eine ausreichende Ballaststoffzufuhr hilft, den Cholesterinspiegel zu senken und die Gesundheit zu erhalten. Suchen Sie daher mindestens drei ballaststoffreiche Lebensmittel aus der Tabelle aus, die Sie regelmäßig essen wollen, um eine hohe Aufnahme an Ballaststoffen zu garantieren.
Nehmen Sie im Laufe der Zeit weitere ballaststoffreiche Produkte in Ihren Ernährungsplan auf.

1. ______________________________

2. ______________________________

3. ______________________________

4. ______________________________

5. ______________________________

6. ______________________________

Vollkorn, das Multitalent

Vollkornprodukte eignen sich ausgezeichnet, um die Zufuhr an Ballaststoffen aufzubessern und um dadurch das Cholesterin im Darm zu binden.

Achten Sie darauf, dass das Vollkornbrot auch wirklich ein Vollkornbrot ist und nicht ein „dunkles" Brot. Dunkle Sorten enthalten nicht automatisch Vollkorn, denn die dunkle, bräun-

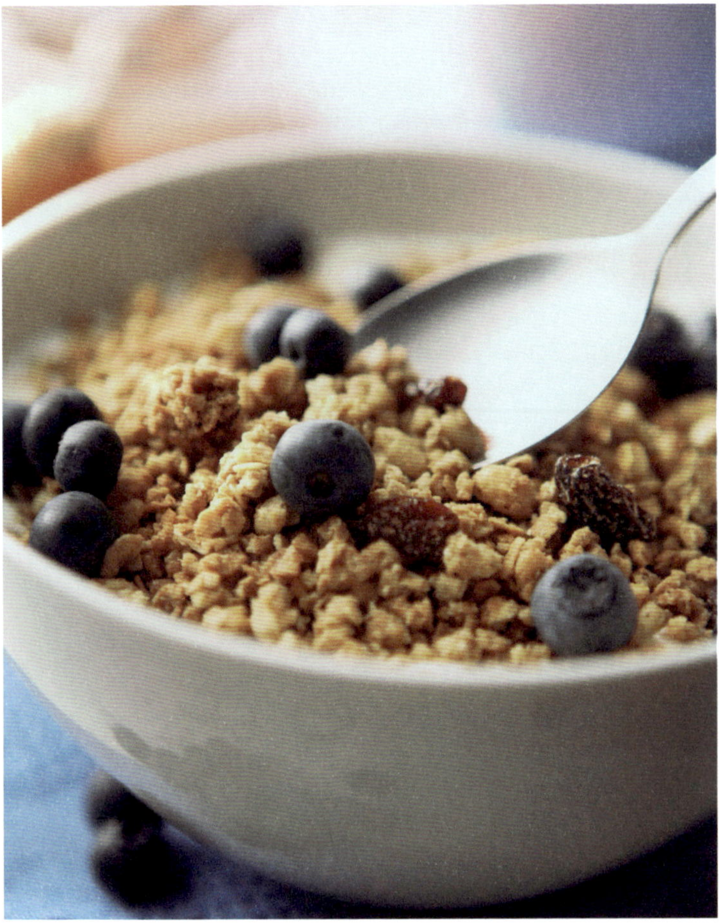

Müsli enthält reichlich Ballaststoffe. Achten Sie darauf, dass kein Kristallzucker zugesetzt wurde.

!

Vollkornprodukte reduzieren das Risiko für Herzkrankheiten um 20 %.

liche Farbe ist nicht entscheidend. Sie kann z. B. durch Rübensirup oder Malz hervorgerufen sein, also quasi eine Einfärbung bilden. Entscheidend ist, dass Vollkornmehl, d. h. Mehl aus dem ganzen Korn, also mit der Kleie und dem Keimling, verwendet wurde. Auch die Körner, die häufiger außen an Brot oder Brötchen angebracht sind, dienen lediglich der Verzierung und haben nichts mit einem Vollkornprodukt zu tun. Als Vollkornbrote dürfen nur solche deklariert werden, die mindestens 90 % Vollkornmehl oder -schrot enthalten. Lassen Sie sich auch nicht durch einen Brotnamen irritieren, der besonders gesund oder sportlich klingt, wie „Vitalbrötchen", „Fünfkörnerbrot" etc.

Neben Brot und Brötchen lassen sich weitere Backwaren, wie beispielsweise Pfannkuchen, hervorragend mit Vollkornmehl backen. Die Vollkornvarianten dienen nicht nur der Cholesterinsenkung, sie sättigen auch länger und helfen so beim Abnehmen und Halten des Gewichtes. Außerdem sorgen sie dafür, einen konstanten Blutzuckerspiegel zu halten und unangenehme Blutzuckerabfälle zu vermeiden. So bleiben die körperliche Leistungsfähigkeit und Konzentration länger obenauf.

AUFGABE

Sie haben bereits drei ballaststoffreiche Lebensmittel ausgesucht, die Sie in Ihre gewohnte Ernährung integrieren wollen.
Gehen Sie jetzt einen Schritt weiter und suchen Sie nach einem Weg, um die optimale Ballaststoffmenge zu erreichen.
Bestimmen Sie dazu anhand der o. g. Tabelle, wie Sie mit Nahrungsmitteln, die Sie regelmäßig zu sich nehmen, auf die empfohlene Ballaststoffmenge von 30 g täglich kommen.
Wenn mehrere Alternativen vorhanden sind, hilft das Produkt mit der höchsten Menge an löslichen Ballaststoffen am meisten, den Cholesterinspiegel zu senken.

Was ist wirklich dran an Obst und Gemüse?

Schon viele Generationen vor uns wussten intuitiv, dass pflanzliche Lebensmittel der Gesundheit dienen. Wissenschaftlich gelang allerdings erst in jüngerer Zeit der Nachweis. Bereits vier Portionen Gemüse pro Woche, viel weniger, als die inzwischen empfohlene Menge von fünf Portionen Obst/Gemüse am Tag, ließ in der „National Health Inerview Survey“ (NHEFS-Studie) an über 9000 Menschen das Risiko, einen Herzinfarkt oder eine andere Erkrankungen der Herzkranzgefäße zu entwickeln, um ansehnliche 22 % sinken. Bereits eine Portion Obst oder Gemüse senkt das Schlaganfallrisiko um 6 %!

Wie schaffen das pflanzliche Lebensmittel? Zum einen sind sie in Bezug auf ihr Volumen kalorienarm – das gilt für Gemüse ganz besonders, aber ebenso für die meisten Obstsorten: Ein Apfel hat pro 100 g gerade mal 52 kcal. Ein Hamburger dagegen schlägt bei gleichem Gewicht mit ca. 240 kcal zu Buche. Obst und Gemüse tragen effektiv zum Abnehmen bei.

> !
> **Pflanzliche Lebensmittel sind in Bezug auf ihr Volumen kalorienarm.**

In pflanzlichen Lebensmitteln finden sich in größeren Mengen Vitamine sowie Ballaststoffe, vor allem die löslichen, die u. a. den Cholesterinspiegel senken. Außerdem ist Kalium, das den Blutdruck senkt und den Herzrhythmus stabilisiert, enthalten. Schließlich gibt es die sekundären pflanzlichen Stoffe. Eine große Vielzahl solcher Stoffe ist inzwischen bekannt, und ihre schützenden Effekte, die weit über die bloße Wirkung der Vitamine hinausgehen, werden immer deutlicher. In einem späteren Kapitel wird auf die vielfältigen Eigenschaften dieser Bestandteile eingegangen und gezeigt, wie Sie diese für sich nutzen können (siehe Seite 165).

Essen Sie möglichst fünf Portionen Obst und Gemüse am Tag, nach dem amerikanischen Motto „five-a-day“, also „fünf am Tag“. Dies ist auch die offizielle Empfehlung der Deutschen Gesellschaft für Ernährung. Drei Portionen davon sollten auf Gemüse oder Salat entfallen und zwei auf Obst. Eine Portion ist

!

Eine Gemüseportion am Tag kann durch 200 ml Gemüsesaft ersetzt werden.

dabei leicht zu ermitteln: Sie ist etwa faustgroß, also etwa so viel, wie in eine Hand passt, und wiegt für alle, die es genauer bestimmen wollen, 150 g. Leider nehmen die meisten Menschen hierzulande nicht einmal die Hälfte dieser Menge zu sich. Es ist jedoch nicht schwierig, diese fünf Portionen in den Essensplan unterzubringen, wenn man es sich bewusst vornimmt: Mit einem Obststück am Vormittag und am Nachmittag als Zwischenmahlzeit, zwei Portionen Gemüse mittags als Beilage und einem Salat zum Abendessen sind schon fünf Portionen komplett.

Etwas Vorsicht ist bei einigen wenigen Obstsorten wie Bananen, Trauben und Datteln geboten: Sie haben mehr Kalorien und zum Teil eine etwas höhere glykämische Last. Dennoch bieten sie viele Vorzüge, sie sollten aber nicht die einzige Obstsorte auf dem Essensplan sein.

Achten Sie beim Salat darauf, keine fertige Dressingsoße zu verwenden, denn darin können viele Kalorien und gesättigte Fette stecken. Nehmen Sie stattdessen zwei Esslöffel Olivenöl und Essig. Etwas Öl ist notwendig, um die fettlöslichen Vitamine im Salat aufzunehmen.

In der Praxis haben Obst und Gemüse längst ihre positiven Wirkungen unter Beweis gestellt. In der „Nurses' Health Study" entwickelten diejenigen Frauen, die am meisten Obst und Gemüse täglich aßen, erheblich weniger Herzinfarkte als der Durchschnitt. Nicht nur senkten diese Nahrungsbestandteile den Cholesterinspiegel. Sie erzielten auch eine beachtliche Blutdrucksenkung und beeinflussten damit einen weiteren Hauptrisikofaktor für Herzerkrankungen. In einer der wohl bedeutsamsten Studien zum Bluthochdruck, der amerikanischen „Dietary Approaches to Stop Hypertension Study" (DASH-Studie), wurde gezeigt, wie deutlich sich der Blutdruck durch eine entsprechende Ernährung senken lässt: Dieser ging allein durch eine Ernährungsumstellung, d h. auch mit einer Steigerung des Obst- und

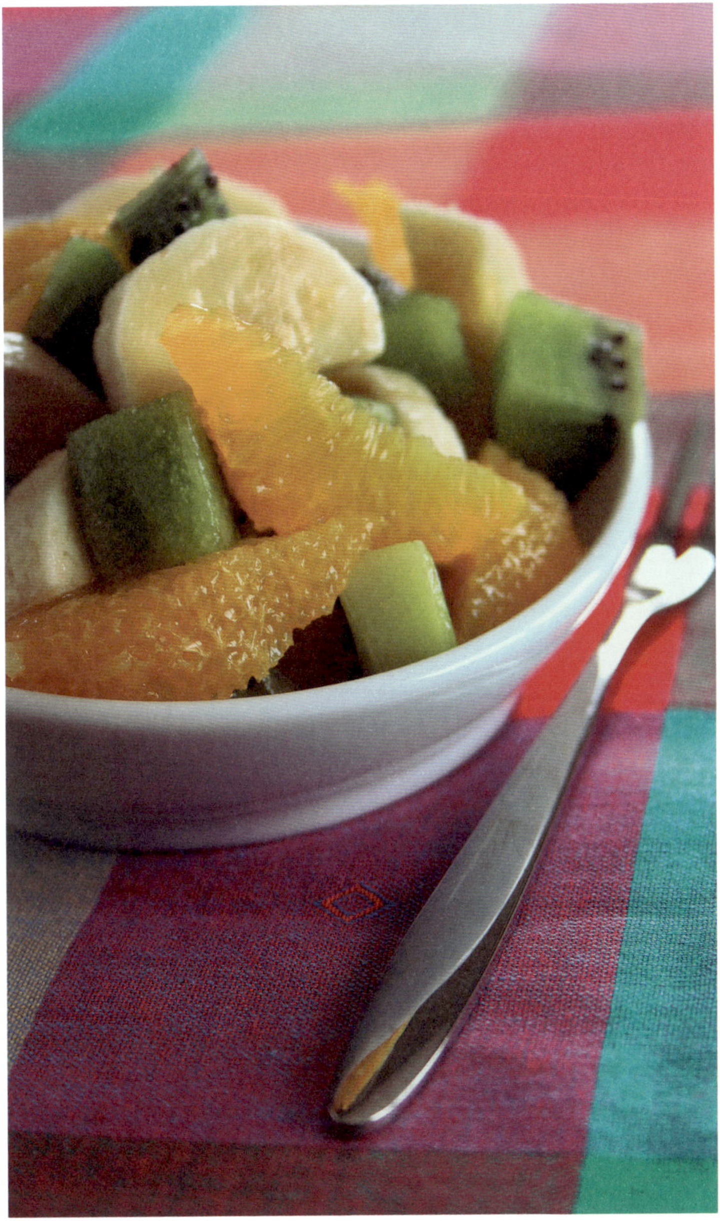

Bereits eine Portion Obst oder Gemüse am Tag senkt das Schlaganfallrisiko um 6 %! Empfehlenswert sind fünf Portionen am Tag.

Gemüseverzehrs, um 11 zu 5,5 mmHg zurück – so viel, wie ein durchschnittliches Blutdruckmedikament erzielt.

Auch eine Portion Nüsse zählt zu den „fünf am Tag" – allerdings nicht 150 g Nüsse, sondern etwa 25 g. Diese Menge enthält mit 170 kcal zwar deutlich mehr Kalorien als Obst oder Gemüse, dafür aber auch reichlich gesunde, ungesättigte Fettsäuren. Nüsse vermindern das Risiko für Herzinfarkte – ein Grund mehr, Nüsse häufiger z. B. anstelle von Chips und Co. zu wählen.

AUFGABE FÜR DIESE WOCHE

1. Ihr Ziel sollte sein, 30 g Ballaststoffe täglich einzunehmen. Bevorzugen Sie dabei lösliche Ballaststoffe. Nutzen Sie die entsprechende Tabelle auf Seite 129.
2. Wann immer Sie die Wahl haben, ziehen Sie Vollkornprodukte vor.
3. Für Obst und Gemüse gilt: „Fünf am Tag", davon zwei Portionen Obst und drei Portionen Gemüse bzw. Salat.
4. Nüsse, ca. 25 g am Tag, ersetzen eine Portion Obst und senken darüber hinaus das Herzinfarktrisiko effektiv.

Die unten stehende Tabelle soll Ihnen wieder dabei helfen, das neu erworbene Wissen in praktisches Können umzusetzen. Überprüfen Sie während dieser Woche täglich, ob Sie diese vier Ratschläge umgesetzt haben und kreuzen dies in der Tabelle unten an.
Wenn Sie einen Punkt vergessen haben, nehmen Sie sich besonders diesen für den nächsten Tag vor.

TAG 1		TAG 2		TAG 3		TAG 4		TAG 5		TAG 6		TAG 7	
ja	nein	ja	nein	ja	nein	ja	nein	ja	nein	ja	nein	ja	nein

6. WOCHE

Blutfette verbessern durch Bewegung und Sport

Mit Bewegung und Sport kann man viel bewirken – aber die Blutfette senken? Tatsächlich ist es erstaunlich, welche Wirkung sich schon mit einem einfachen und nicht zeitintensiven Bewegungsprogramm erzielen lässt. Allein regelmäßige Bewegung vermindert das Risiko, einen Herzinfarkt zu erleiden, mindestens um ein Drittel. Umso mehr trifft das zu, wenn die Blutfette und damit das Gesamtrisiko über dem Durchschnitt liegen.

!

Sport – eine hochwirksame Medizin: Laut einer Studie aus dem Jahr 2004 sogar besser als eine Herz-OP (Stent)!

Was lässt sich nun wissenschaftlich belegen? In Bezug auf unser Thema, die Blutfette, lässt sich nach Beginn eines Bewegungsprogramms feststellen, dass eine merkliche Erhöhung des HDL-Cholesterins zu verzeichnen ist. Wenn Sie mit Sport beginnen, erhöht sich vor allem eine besonders nützliche Unterfraktion des „guten" HDL, nämlich das HDL-2, von dem die Arterien außerordentlich profitieren.

Regelmäßige Bewegung – wir werden noch genau kennenlernen, was darunter zu verstehen ist – senkt außerdem die Triglyceride (Naturalfette), die unabhängig von dem „bösen" LDL-Cholesterin das Herz- und Gefäßrisiko anheben.

Auch auf das LDL-Cholesterin selbst übt körperliche Betätigung weitere positive Effekte aus. Besonders gefährlich sind die kleineren LDL-Partikel, auch als LDL-5 und LDL-6 bezeichnet. Bei trainierten Personen liegen diese im Blut unterhalb der Werte von Untrainierten, während trainierte Menschen dafür mehr von den größeren Partikeln (LDL-1, LDL-2 und LDL-3) aufweisen. Diese Beobachtung kann auch eine Erklärung für den starken Schutz sein, den körperliches Training bietet.

!

Sport senkt den Blutdruck.

Zusätzlich zu den günstigen Auswirkungen auf die Blutfette senkt regelmäßige Bewegung auch den Blutdruck, einen der Hauptrisikofaktoren neben dem LDL-Cholesterin, im Mittel um etwa 7/6 mmHg. Ein willkommener Nebeneffekt des Bewegungsprogramms, da schon eine relativ geringe Blutdrucksenkung das Risiko für Schlaganfälle und Herzinfarkte messbar herabsetzt.

Selbstverständlich trägt regelmäßige Bewegung auch zur Gewichtsregulierung entscheidend bei – nicht nur weil zusätzliche Kalorien verbrannt werden. Genauso wichtig ist, dass durch Bewegung die Muskulatur aufgebaut und erhalten wird, denn die Muskeln sind quasi die körpereigenen Brennzellen. Wird durch Diät und Abnehmen Muskelgewebe abgebaut, verringert sich auch der Energieumsatz – im Klartext: Der Körper verbraucht plötzlich weniger Kalorien, weil seine Muskulatur schwindet. Das ist eine Ursache für den berühmt-berüchtigten „Jo-Jo-Effekt", bei dem nach einer Diät das mühsam verlorene Gewicht im Handumdrehen wieder zugelegt wird. Wenn ein Bewegungsprogramm das Abnehmen begleitet, wird die Muskulatur trainiert und schwindet nicht.

!

Sport verbessert Depressionen und Stimmungstiefs nachhaltig.

Mit körperlicher Bewegung können Sie viel für Ihre Gesundheit tun – wie Sie das am besten und ohne hohen Aufwand in die Tat umsetzen können, erfahren Sie in den folgenden Kapiteln.

Richtiges Training verbessert die Blutfettwerte und die Fitness

Alle seriösen Empfehlungen müssen sich an ihren Ergebnissen in der Praxis messen lassen. Auch durch körperliche Betätigung und Sport lassen sich messbare Verbesserungen des Fettstoffwechsels feststellen – das HDL klettert nach oben, die kleinen, gefährlichen LDL-Partikel weichen zugunsten der größeren LDL-Anteile und die Triglyceride sinken. Natürlich wirken sich all diese positiven Veränderungen auch spürbar auf das Herzinfarktrisiko aus, wie im Jahr 2002 im renommierten „New England Journal of

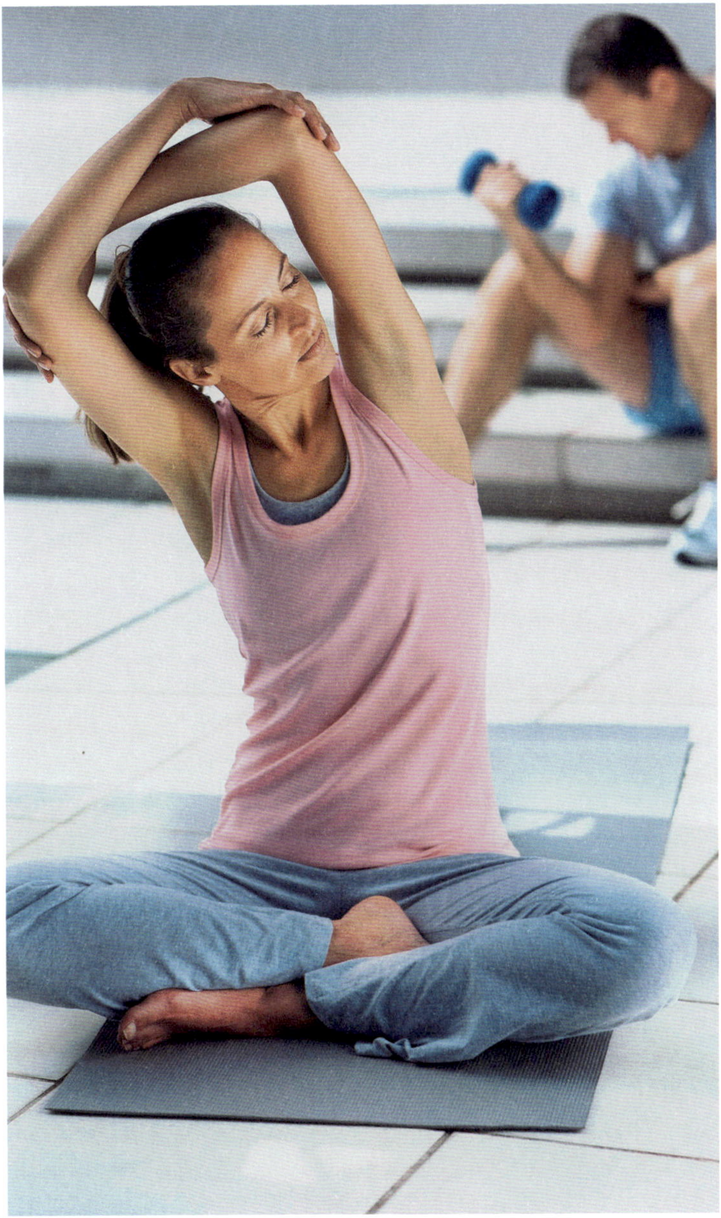

Schon mit einem einfachen und nicht zeitintensiven Bewegungsprogramm erzielen Sie deutliche Effekte.

!

Sport reduziert das Herzinfarktrisiko um mehr als 30 %.

Medicine“ veröffentlicht: Hiernach ist regelmäßige Bewegung in der Lage, das Herzinfarktrisiko um 30 bis 50 % zu reduzieren. Es entpuppt sich damit als eine der effektivsten Maßnahmen überhaupt – und das bereits durch eine halbe Stunde zügiges Gehen. Für Menschen mit einem hohen Cholesterinspiegel ist der Effekt sogar noch höher. So ergab eine Studie, dass zügiges Spazieren über drei Stunden pro Woche bei 72.000 amerikanischen Krankenschwestern das Herzinfarktrisiko um 30 bis 40 % senkte.

Bis ins hohe Alter lässt sich die körperliche Leistungsfähigkeit mit regelmäßigem Sport ohne hohen Aufwand merklich aufbessern.

Genauso wird es übrigens heute selbst bei herzkranken Menschen gehandhabt. Früher wurden Herzkranke angehalten, sich bloß nicht zu belasten, da ihr schwaches Herz keine Anstrengung tolerieren könnte – eine Ansicht, die längst überholt ist. Selbst schwer Herzkranke können mit einem angepassten Bewegungsprogramm ihre Krankheit positiv beeinflussen und ihre Belastbarkeit erhöhen.

Der Frage, wie viel Bewegung erforderlich ist, um eine messbare Steigerung der Lebenserwartung zu erzielen, gingen Forscher im Jahr 2000 in einer im medizinischen Journal „Circulation“ veröffentlichten Studie nach. An der Untersuchung nahmen über 10.000 ehemaligen Harvard-Studenten teil. Das Ergebnis überraschte viele, denn es lag deutlich niedriger, als viele dachten: Um das Sterblichkeitsrisiko um 23 % zu vermindern, genügt schon eine mäßige körperliche Betätigung, die etwa 1000 kcal pro Woche verbraucht – das entspricht etwa zwei Stunden Joggen oder zwei Stunden zügiges Fahrradfahren. Die Wirkung ist bei Menschen mit hohen Cholesterinwerten sogar noch deutlich höher anzusetzen, da zum einen ein höheres Ausgangsrisiko vorliegt und zum anderen ein Bewegungsprogramm, wie schon gesehen, wesentliche positive Wirkungen auf die Blutfette ausübt.

!

Pro Woche 2 Stunden joggen vermindert das Sterblichkeitsrisiko um 25 %.

Ebenso stabilisiert sich der Blutdruck durch Sport messbar. Bei erhöhtem Blutdruck kann allein ein regelmäßiges Training den Blutdruck um im Mittel 7 mmHg systolisch und 6 mmHg diastolisch senken. Diese Blutdrucksenkung bedeutet für viele Menschen, auch für Personen ohne behandlungsbedürftigen Bluthochdruck, ein geringeres Herz- und Gefäßrisiko. Denn bei Blutdruckwerten in Bereichen von 130/85 bis 140/90 mmHg, die als noch normal angesehen werden, treten deutlich mehr Herzinfarkte und Schlaganfälle auf als bei niedrigeren Werten. Bewegung senkt schonend den Blutdruck in Richtung auf die für viele Menschen optimalen Werte von 120/80 mmHg.

Dass Bewegung und Sport beim Abnehmen und Halten des Gewichtes hilft, ist allgemein bekannt. Wenn Sie abnehmen möchten, wirkt das Training nicht nur durch die während der Aktivität verbrannten Kalorien. Sie bauen zusätzlich Ihre Muskulatur auf. Außerdem bilden Muskeln das natürliche Kraftwerk Ihres Körpers, in dem Kalorien in hohem Umfang verbrannt werden. Auch der Verbrauch an Kalorien in Ruhe – der sogenannte Ruheumsatz – bekommt einen beachtlichen Auftrieb und sorgt dafür, dass Sie weiter abnehmen und später das Gewicht halten.

!

Zum Abnehmen: mindestens 4 Stunden Bewegung pro Woche.

Vielleicht haben Sie schon die Erfahrung gemacht, dass Sie sich nach der Bewegung oder dem Sport ausgeglichener und entspannter fühlen – ein Zustand, den sich viele Menschen sehnsüchtig wünschen und aufgrund chronischer Anspannung kaum erreichen. Kein Wunder, denn die während des Arbeitstags angestaute Anspannung kann sich nicht abbauen und hinterlässt eine innere Unruhe oder Schlafstörungen. Hier hilft Bewegung.

Die sogenannten autonomen Körperfunktionen, d. h. die Funktionen, die „automatisch“ ohne willentliche Steuerung ablaufen, wie Kreislauftätigkeit, werden auf diese Weise ausgeglichen. Viele spüren nach einem Training eine Entspannung, wie sie sonst kaum zu bewerkstelligen ist. Zuständig für diese angenehme Reaktion ist der Parasympathikus, also der Teil des Nervensystems, der alle Organfunktionen auf Ruhe, Erholung und Harmonie der Körperfunktionen einstellt. Ausgeglichenheit ist eine wichtige Voraussetzung für eine gute Funktion unserer intellektuellen Fähigkeiten. Nicht unter Anspannung und wenn wir nervös sind, lassen sich die geistigen Fähigkeiten voll entfalten, sondern im entspannten und ausgeglichenen Zustand – ein Grund, weshalb manchmal ein Name, der Ihnen den ganzen Tag trotz aller Anstrengung nicht eingefallen ist, meistens am Abend oder im Bett einfällt.

„Mens sana in corpore sanum", ein alter römischer Grundsatz, der soviel bedeutet wie „Ein gesunder Geist in einem gesunden Körper", hat in den letzten Jahren durch neuere Forschungsergebnisse auch eine wissenschaftliche Grundlage erhalten. Wie neuere Daten belegen, vermag körperliches Training nicht nur die körperliche Verfassung, sondern auch die geistige Leistungsfähigkeit zu steigern. Ältere Menschen beginnen oft, Kreuzworträtsel oder Sudoku zu lösen, um die grauen Zellen zu trainieren und einem Abbau der geistigen Fähigkeiten entgegenzuwirken. Auf den ersten Blick erscheint es logisch. Aktuelle Forschungen haben allerdings die erstaunliche Entdeckung gemacht, dass sich die geistige Fitness viel besser durch ein regelmäßiges körperliches Training erhalten lässt.

> !
>
> Sport trainiert auch das Gehirn besser als jedes Kreuzworträtsel.

Das menschliche Gehirn ist ein sehr komplexes Organ und scheint durch die Steuerung der Muskelkoordination, der Organe während körperlicher Betätigung oder durch die aufgenommenen Reize intensiver angeregt zu werden als durch eine geistige Betätigung, die nur einen kleineren Anteil des Gehirns beschäftigt. Obendrein verbessern sich die Sauerstoffaufnahme und der Sauerstofftransport in den Organen – auch im Gehirn – spürbar, was dem Leistungsvermögen zugute kommt. Es ist sicher richtig und auch unterhaltsam, sich zusätzlich intellektuell zu fördern – eine Steigerung der Gehirnleistung erreichen Sie aber eher durch körperliche Bewegung.

Trotz aller positiven Wirkungen des Bewegungsprogramms: Beginnen Sie keinen beliebigen Sport ohne Vorbereitung! Hüten sollten Sie sich hierbei vor dem Grundsatz „viel bringt viel“, denn falscher Ehrgeiz kann in diesem Fall genau das Gegenteil bewirken. Dem Körper muss Zeit gegeben werden, sich an die neue Beanspruchung anzupassen, vor allem, wenn über Jahre kein regelmäßiger Sport betrieben wurde. Andernfalls sind Verletzungen und Überanstrengungen vorprogrammiert. Wer zu intensiv beginnt, wird eher nach einiger Zeit den Ansporn verlieren, als derjenige, der es langsam angehen lässt.

!

Kein Sport ohne Vorbereitung!

Außerdem bringt Ihnen eine übermäßige Anstrengung einen geringeren Erfolg als eine angepasste Betätigung. Das für gesundheitliche Zwecke erforderliche Training, das Ihre Blutfette und allgemein Ihre Gesundheit und Vitalität steigert, bewegt sich in einem eher leichten Bereich ohne größere Anstrengung. Das ist auch eine wichtige Voraussetzung dafür, dass Sie dauerhaft mit Lust dabeibleiben. Alles, was unangenehm anstrengend ist, wird auf Dauer gemieden, es sei denn, die Motivation ist hoch genug, um die Anstrengung auf sich zu nehmen. Dagegen bleibt der Geist bei einer mäßigen und angenehmen Belastung hungrig nach dem Training. Das ist in aller Regel auch der Bereich, in dem Sie die besten Erfolge für Ihre Fitness und Gesundheit erzielen. Beginnen Sie also langsam, ohne übermäßige Anstrengung, und schon bald werden Sie Erfolge verzeichnen können.

Bevor Sie mit dem Bewegungsprogramm starten: Gerade wer nicht regelmäßig sportlich aktiv war, läuft Gefahr, nach einer gewissen Zeit den Elan zu verlieren und nicht mehr regelmäßig zu trainieren. Um das zu vermeiden, sollten Sie sich Ihrer Motive und der positiven Auswirkungen für ein regelmäßiges Training bewusst sein und sie sich bei nachlassendem Ansporn erneut ins Gedächtnis rufen.

Positive Auswirkungen von Bewegung:

1. Ihre Blutfette verbessern sich deutlich und nebenwirkungsfrei – das HDL steigt, die Triglyceride purzeln und das LDL-Spektrum verbessert sich.
2. Sie verfügen über hohe Energiereserven für Beruf und persönliche Ziele.
3. Sie normalisieren und halten Ihr Körpergewicht.
4. Sie fühlen sich dauerhaft fit und wohl.
5. Sie erhöhen spürbar Ihre körperliche Ausdauer.
6. Ihre Muskulatur und der Knochenaufbau werden gekräftigt.
7. Ihr Selbstbewusstsein steigt.
8. Ihre Stimmung wird verbessert und schwankt weniger.
9. Das Immunsystem wird bei mäßiger Belastung gestärkt und Sie werden damit widerstandsfähiger – aber Vorsicht: Überlastung macht Sie anfälliger für Infekte.
10. Sie sind mit Ihrem Aussehen zufriedener.
11. Ihre Konzentration und die geistige Ausdauer steigen.
12. Anspannung und Stress werden abgebaut.
13. Bewegung ist der beste Jungbrunnen – wirkungsvoller als jedes teure Anti-Aging-Mittel.

Ist Ausdauertraining besser als Krafttraining?

Noch vor einigen Jahren hätte jeder kundige Mediziner diese Frage, ohne lange zu überlegen, zugunsten des Ausdauertrainings beantwortet. Inzwischen sind auch hier neuere Erkenntnisse hinzugekommen, die – ähnlich wie in anderen Bereichen – alte und „logisch“ erscheinende Grundsätze völlig verändert haben. Kaum jemand dachte in den 1980er- und 90er-Jahren daran, mit Krafttraining wirklich die Gesundheit zu steigern. Man ging ins Fitnessstudio, um die Muskulatur aufzubauen. Das hat sich inzwischen deutlich gewandelt: Viele trainieren, um ihre Gesundheit zu erhalten oder zu verbessern, Ausdauer aufzubauen und Problemen des Bewegungsapparates entgegenzuwirken.

Erst seit einigen Jahren mehren sich in wissenschaftlichen Untersuchungen die Hinweise dafür, dass auch mit einem angepassten Krafttraining das Herz-Kreislauf-System gestärkt und Krankheiten vorgebeugt werden kann. Krafttraining lässt vor allem die Neutralfette (Triglyceride) im Blut purzeln, wie mehrere wissenschaftliche Untersuchungen nachgewiesen haben, denn Krafttraining verringert die Körperfettmenge, während der Muskelanteil ausgebaut wird. Anders beim Aufbautraining: Die Triglyceride sinken und das HDL steigt etwas an, während das LDL nur wenig beeinflusst wird. Auch auf den Blutzucker wirkt sich das Krafttraining positiv aus und beugt so dem Diabetes vor. Wer sowohl Kraft- als auch Ausdauertraining in seinem Bewegungsplan berücksichtigt, erreicht mehr als mit einer Trainingsform allein.

!

Kraftsport senkt vor allem die Triglyceride.

Jeder weiß, dass mit dem Alter Ausdauer und Kraft nachlassen – messbar wird dieser Prozess aber schon ab dem 30. Lebensjahr. Zwischen dem 30. und 70. Lebensjahr schwindet ohne Training die Muskelkraft kontinuierlich um ca. 40 %. Mit gezieltem Krafttraining kann praktisch in jedem Alter die Kraft beträchtlich erhöht werden – sowohl bei Männern als auch bei Frauen. Das Alter steht einem Krafttraining deshalb keineswegs entgegen, denn mit zunehmendem Alter wird der Kraftverlust größer. Zusätzlich zu den erwünschten Effekten auf Gewicht, Kraft und Blutfette können Sie durch Krafttraining Knochenschwund (Osteoporose) und Verletzungen des Bewegungsapparates entgegenwirken.

Die Muskeln vergrößern sich und werden durch Training kräftiger, indem sich die von Geburt an vorhandenen Muskelzellen verdicken. Schon in den ersten Trainingswochen nimmt die Kraft merklich zu – in dieser Zeit aber weniger durch Muskelverdickung, als vielmehr durch eine verbesserte Koordination der Bewegungen und des Zusammenspiels der Muskelnerven mit den Muskelzellen. Erst durch weiteres Training beginnen sich die Muskelzellen zu verdicken. Unmittelbar nach einem Training ist

!

Mäßige Ausdauerbelastung senkt das LDL um ca. 10 mg/dl, höhere um 20 mg/dl.

die trainierte Muskulatur kurzfristig verdickt, „aufgepumpt“. Dies hat aber nichts mit einer wirklichen Verdickung zu tun, sondern wird durch die Ansammlung von Blut und Gewebsflüssigkeit im Muskel verursacht.

Wenn Sie mit Muskeltraining anfangen, sei es im Fitnessstudio oder zu Hause mit eigenen Hanteln oder eigenem Trainingsgerät, sollten Sie einige Grundregeln für den bestmöglichen Nutzen beachten:

1. Anstelle schwerer Gewichte sollten Sie eher leichtere wählen, mit denen Sie zwölf Wiederholungen schaffen.
2. Für Ihre Gesundheit sind zwei bis drei Trainingseinheiten pro Woche optimal.
3. Grundsätzlich sind Trainingsprogramme effektiver, die größere Muskelgruppen einbeziehen.
4. Sehr schwere Gewichte und vor allem Pressen während der Belastung erhöhen den Blutdruck erheblich und sollten Sie daher vermeiden.
5. Die einzelnen Übungen sollten sorgfältig, am besten unter fachkundiger Anleitung erlernt werden. So kann man den größten Effekt aus dem Training ziehen und Verletzung sowie Überlastungsschäden durch falsche Bewegungsabläufe vermeiden.
6. Achten Sie besonders auf Ihre Atmung. Vermeiden Sie vor allem die gepresste Atmung, die oft automatisch beim Heben von Gewichten einsetzt. Die Pressatmung lässt den Blutdruck ansteigen und kann Herzrhythmusstörungen provozieren, da nach dem Pressen der Herzschlag zunächst sinkt. Atmen Sie bei den Übungen normal weiter, und zwar in der Anstrengungsphase aus und in der Rückwärtsbewegung ein.

Sollten Sie bisher um das Krafttraining einen großen Bogen gemacht haben, versuchen Sie neben dem auf Ausdauer orientierten Bewegungsprogramm einmal wöchentlich ein Krafttraining einzulegen, bei dem die großen Muskelgruppen trainiert werden, die Sie sonst kaum beanspruchen.

Ergänzend zu einem Ausdauertraining mit den vielfältigen wünschenswerten Effekten ist ein Krafttraining nützlich, um die Körpermuskulatur zu kräftigen, die Körperhaltung zu verbessern und damit Gelenkproblemen entgegenzuwirken. Wenn Sie daher neben dem Ausdauertraining, das drei- bis viermal über jeweils 30 bis 60 Minuten wöchentlich ausgeübt werden sollte, noch Zeit für ein Krafttraining aufbringen können, wäre das optimal.

Für all diejenigen, der bisher keinen regelmäßigen Sport betrieben haben, empfehle ich: Beginnen Sie zunächst mit dem Ausdauertraining; nach drei Monaten, wenn Sie dieses Training in Ihren Alltag integriert haben, starten Sie mit dem Krafttraining.

!

Kraftsport führte über Jahrzehnte zu Unrecht ein Schattendasein.

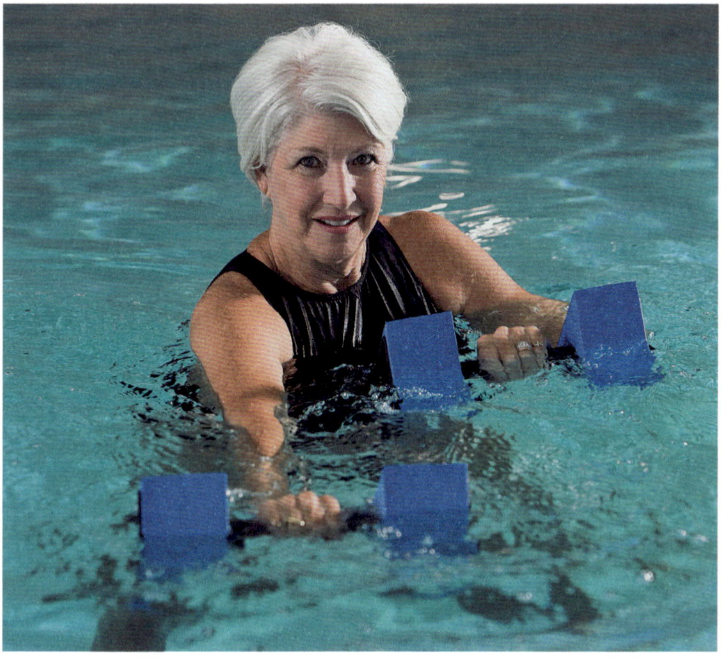

Wer sowohl Kraft- als auch Ausdauertraining in seinem Bewegungsplan berücksichtigt, erreicht am meisten.

!

Lieber die Länge als die Belastung des Trainings erhöhen.

Das richtige Tempo und die optimale Intensität beim Training

Beim Fitnesstraining kommt es vor allem auf die optimale Intensität an, um all die erwünschten Effekte zu erzielen und Überforderungen zu vermeiden. Gerade Anfänger neigen oft dazu, sich zu überanstrengen, nach dem Motto „viel hilft viel“. Zu hohe Anstrengung schadet jedoch, ohne dass Sie den Nutzen damit steigern.

Um bei einer Ausdauerbelastung immer mit der bestmöglichen Intensität zu trainieren, sollten Sie auf Ihre Pulsfrequenz, auch Puls genannt, achten, d. h. auf die Herzschläge pro Minute. In Ruhe schlägt das menschliche Herz meistens mit 60 bis 80 Schlägen pro Minute. Hochleistungssportler liegen in Ruhe mit ihrem Puls teilweise deutlich darunter; dabei sind Pulsfrequenzen von 40 pro Minute keine Seltenheit. Unter Belastung steigt die Herzfrequenz an, um den Mehrbedarf der arbeitenden Muskulatur an Nährstoffen und Sauerstoff zu decken. Allerdings gibt es von Person zu Person äußerst unterschiedliche Pulsfrequenzen bei gleicher Belastung. Deshalb gibt es auch keinen für alle gültigen Pulswert, den man für das Training nehmen kann. Es ist aber nicht schwer, den persönlichen, optimalen Trainingspuls zu ermitteln. Er lässt sich einfach beim Belastungs-EKG bestimmen. Bevor Sie mit dem Sport (wieder) beginnen oder wenn Sie an Bluthochdruck oder einer anderen chronischen Erkrankung leiden, empfiehlt sich ein ärztliches Check-up.

Wie ermittelt der Arzt die optimale Trainingsfrequenz anhand des Belastungs-EKGs? Von der maximal beim Belastungs-EKG erreichten Herzfrequenz werden für das Training zunächst 60 bis 70 % angestrebt. Steigt Ihr Herzschlag bei Ihrer maximalen Belastung z. B. auf 170 pro Minute an, wären für das Training also 102 bis 119 anzupeilen. In diesem Bereich sollte eine angenehme Anstrengung zu verspüren sein, ohne außer Atem zu gelangen. Der bekannte Grundsatz „laufen ohne schnaufen“ ist dabei ganz treffend. Die häufiger verwendete Formel 200 minus Lebensalter für die maximale Herzfrequenz trifft für viele Menschen nicht zu, da die Herzfrequenz sehr variabel ist. Ein 50-jähriger Mann kann eine maximale Herzfrequenz von 130 oder 180 oder sogar noch extremere Werte aufweisen. Daher treffen solche starren Formeln oft nicht den optimalen Bereich und können sogar gefährlich werden. Ziel ist, während der meisten Zeit im aeroben Bereich zu trainieren, das bedeutet mit einer Intensität, bei der sich Sauerstoffaufnahme und -verbrauch die Waage halten. Übertrifft der Sauerstoffverbrauch die -aufnahme, kommt es zur Übersäuerung des Blutes. Das Training wird dann übermäßig anstrengend, die Erholung langwieriger und Sie erreichen unter dem Strich weniger als mit einem angepassten Training.

!

Am besten ist der goldene Mittelweg: Extremer Sport, wie etwa ein Marathonlauf, schadet dem Herzen.

!

Pulsuhren geben Herzfrequenz und Trainingszeit an.

Die Herzfrequenz lässt sich einfach am Handgelenk mit dem Zeige- und Mittelfinger der anderen Hand oder an der Halsseite, etwas seitlich des Kehlkopfes, mit Zeige-, Mittel- und Ringfinger der Gegenseite messen. Üben Sie die Messung zunächst häufiger in Ruhe, um auch unter den erschwerten Bedingungen beim Training zuverlässig den Puls bestimmen zu können. Am besten zählen Sie den Puls über 15 Sekunden und nehmen den Wert mal vier, um die Herzfrequenz pro Minute zu erhalten.

Noch einfacher, genauer und vor allem kontinuierlich kann der Puls mit einer einfachen Pulsuhr fortlaufend bestimmt werden. Ein Gurt, der am Brustkorb befestigt wird, nimmt die elektrischen Herzaktionen wahr und sendet die Impulse an die Pulsuhr. Einfache Pulsuhren, die für das Fitnesstraining ausreichen, geben Herzfrequenz und Trainingszeit an. Daneben weisen die meisten Pulsuhren weitere Funktionen auf, die für diese Zwecke nicht unbedingt erforderlich sind. Achten Sie auf eine ausreichend große Anzeige des Pulses.

Drei, besser vier Trainingseinheiten pro Woche über wenigstens jeweils 30 Minuten lassen Sie schnell fit werden, und Sie werden, wenn Sie dauerhaft dabeibleiben, plötzlich eine unge-

!

Jede Trainingsstunde verlängert die Lebenserwartung um zwei Stunden.

kannte Energie verspüren. Mit der Zeit sollten Sie an einigen Tagen 40 bis 60 Minuten trainieren. Nur am Wochenende zu trainieren, wird nicht den gewünschten Effekt erzielen, da sich in der langen Zwischenzeit die Trainingswirkung erneut abschwächt.

Um optimale gesundheitsfördernde Effekte zu erreichen, sollten pro Woche mindestens 1500 kcal durch Sport oder ein Bewegungsprogramm verbraucht werden. In einer Studie, die 1993 im „Journal of the American College of Cardiology" veröffentlicht wurde, hatten diejenigen Teilnehmer, die pro Woche ca. 2200 kcal durch Sport verbrauchten, die besten Ergebnisse. Man fand Hinweise, dass sich sogar Ablagerungen an den Herzkranzgefäßen zurückbildeten.

Ziel sollte es für Sie sein, mindestens 1000 oder besser 1500 kcal pro Woche zu verbrennen. Welchem Training das entspricht, sehen Sie in der Tabelle auf Seite 158.

Je gleichmäßiger die Trainingseinheiten in der Woche verteilt werden, umso besser die erzielte Wirkung. Wer (noch) keine längeren Trainingseinheiten am Stück schafft, sei es aus Zeitmangel oder anderen Gründen, der kann das Training auch in 15-Minuten-Einheiten aufteilen, z. B. in Form eines 15-minütigen Walkings morgens vor der Arbeit und abends nach Feierabend. Vielen fällt diese Aufteilung leichter und der Effekt ist, anders als man früher dachte, auch dann gegeben.

AUFGABE

Wenn Sie noch kein Belastungs-EKG erhalten haben, lassen Sie es jetzt beim Arzt erstellen.
Welchen maximalen Puls haben Sie erreicht? ________ pro Minute.
Daraus ergibt sich ein anfänglicher Trainingspuls von ________ (60 %) bis ________ (70 %).

Welche Sportart ist die richtige bei hohem Cholesterin?

Obwohl Sport – oder besser gesagt: angepasste Bewegung – zwar unverzichtbar ist, um Blutfette, Fitness und Gesundheit zu verbessern, bewegen sich die wenigsten in ausreichendem Maße. Grundsätzlich müssen Sie kein sportlicher Typ sein und auch keine besondere sportliche Befähigung besitzen, um regelmäßig zu trainieren. Nur so können Sie Ihren Cholesterinspiegel dauerhaft senken und gleichzeitig Leistungsvermögen, Wohlbefinden und Ihre Lebenserwartung steigern.

> **!**
> Optimal ist eine Kombination aus Ausdauer- und Kraftsport.

Zu einem gesundheitsbewussten Training sind besonders Sportarten geeignet, bei denen Sie die Intensität gut dosieren können. Hierzu zählen vor allem Walking, Nordic Walking, Joggen, Fahrradfahren, Schwimmen und Ergometertraining. Auch mit Gymnastik, die auf Ausdauer angelegt ist, Inlineskating und Skilanglauf können Sie Ihre Gesundheit und Fitness optimal verbessern.

> **!**
> Die beste Sportart ist die Betätigung, die auch regelmäßig ausgeführt wird.

Wer seit Langem keinen Sport betrieben, im fortgeschrittenen Alter ist oder noch nie regelmäßig trainiert hat, ist für den Anfang mit Walking, einer Form des schnellen Gehens, gut beraten (siehe unten). Viele Ballsportarten, wie Fußball, Handball oder Basketball, können zwar Spaß machen, weisen aber kurze Phasen mit starker Belastung im Wechsel mit Phasen geringerer Belastung auf. Wegen der auftretenden Belastungsspitzen können diese Sportarten bei Bluthochdruckpatienten zu ungünstigen oder gar gefährlichen Blutdruckspitzen führen. In diesen Fällen ist eine vorherige Beratung mit dem Arzt erforderlich, der das Blutdruckverhalten unter Belastung überprüfen wird und auf eventuell bereits vorliegende Folgeschäden achtet. Ansonsten kann jeder diese Ballsportart ausüben, sofern keine gesundheitlichen Gründe dagegensprechen.

Ebenso sind Sportarten mit kurzen und sehr hohen Belastungen wie Ringen, Tauchen, Klettern, Bodybuilding oder Diskus- und Speerwerfen weniger zweckmäßig.

AUFGABE

Überlegen Sie, welche Sport-/Bewegungsart Sie beginnen möchten, wenn Sie bisher noch nicht regelmäßig aktiv sind.
An welchen Tagen und zu welchen Zeiten können Sie am besten trainieren?
Wie viele Kalorien verbrauchen Sie pro Trainingseinheit und pro Woche? Benutzen Sie dazu die Tabelle auf Seite 153.

Meine Sportart/-en:

____

Meine Trainingstage und -zeiten:

1. Tag: ____________ Uhrzeit: ____________

2. Tag: ____________ Uhrzeit: ____________

3. Tag: ____________ Uhrzeit: ____________

4. Tag: ____________ Uhrzeit: ____________

Verbrauchte Kalorien pro Trainingseinheit: ____________

Verbrauchte Kalorien pro Woche: ____________

Walking

Egal wie unsportlich oder alt jemand ist und wie lange kein Sport betrieben wurde – mit einer Sportart können die meisten problemlos und jederzeit beginnen, denn diese Bewegungsform übt jeder unbewusst seit früher Kindheit aus: das Walken, auf gut Deutsch: eine schnellere Form des Gehens. Da es sich sehr gut in der Intensität dosieren lässt, bietet es besonders Sportneulingen und auch etwas älteren Personen eine optimale Trainingsform. Sie kann als Einstieg aber auch als Dauertraining ausgeübt werden.

Zum Walken benötigen Sie für den Anfang nichts weiter als geeignetes Schuhwerk (am besten Walking-Schuhe) und bequeme Kleidung entsprechend den Witterungsverhältnissen. Eine spezielle Form ist das Nordic Walking, bei dem mit speziellen Gehstöcken ein Teil des Körpergewichtes mit den Armen abgefangen wird. Damit wird die Oberkörpermuskulatur stärker beansprucht und die Gelenke der Beine werden entlastet.

!

Als Alternative zum Walken können Sie auch zügig gehen und wandern.

Walking lernen Sie am besten in einem Kurs in zwei Etappen. Berücksichtigen Sie bitte in der ersten Woche Ihres Walking-Trainings zunächst nur die folgenden drei Hinweise:

1. Richten Sie den Oberkörper auf und spannen Sie das Gesäß etwas an. Der Brustkorb wird gleichzeitig angehoben.
2. Rollen Sie die Füße gut ab.
3. Das jeweils vorn aufgesetzte Bein bleibt etwas im Knie gebeugt und wird nicht ganz durchgestreckt – das ist wichtig, um Knieschäden zu vermeiden.

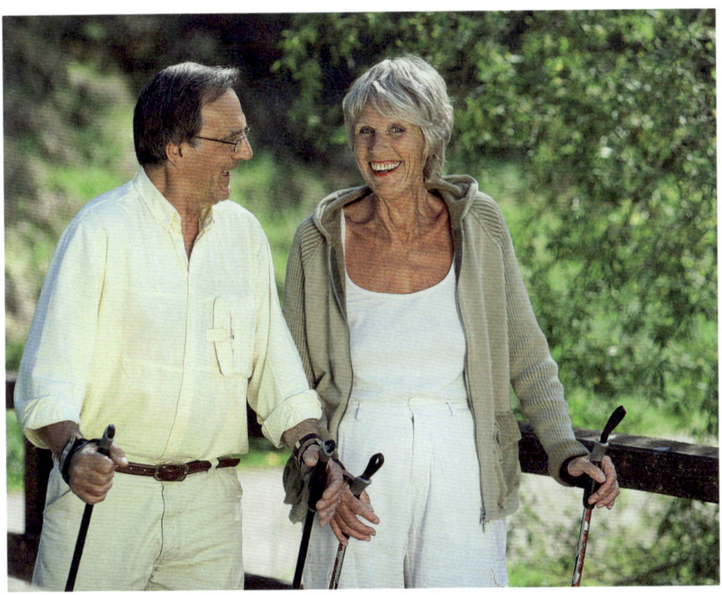

Vertrauen Sie Ihrem Gefühl – die Trainingsbelastung sollte als angenehm empfunden werden.

!

Hüten Sie sich beim Sport vor falschem Ehrgeiz – er wirft Sie meistens zurück.

Wechseln Sie in der ersten Woche das Walken mit einfachem Gehen im 5-Minuten-Takt ab. Sie beginnen also mit fünfminütigem Gehen zum Aufwärmen, walken anschließend fünf Minuten und wechseln alle fünf Minuten zwischen walken und gehen bis zu einer Gesamtzeit von 30 Minuten. In den darauffolgenden Wochen steigern Sie das Training allmählich – die folgende Tabelle bietet einen Vorschlag, wie sich diese Steigerung vernünftig vornehmen lässt.

WOCHE	AUFWÄRMEN	TRAINING	ABKÜHLEN	GESAMTZEIT
1	5 Min.	5 Min. walken, dann 5 Min. gehen	5 Min.	30
2	5 Min.	6 Min. walken, dann 4 Min. gehen	5 Min.	30
3	5 Min.	7 Min. walken, dann 3 Min. gehen	5 Min.	30
4	5 Min.	8 Min. walken, dann 2 Min. gehen	5 Min.	30
5	5 Min.	9 Min. walken, dann 1 Min. gehen	5 Min.	30
6	5 Min.	30 Min. walken	5 Min.	30

Damit Sie sich allmählich an das Training gewöhnen, sollten Sie in den ersten zwei Wochen an der unteren Grenze der Trainingsherzfrequenz, also bei 60 % des Maximalpulses, bleiben. Später können Sie schrittweise auf 65 bis 70 % Ihrer maximalen Herzfrequenz hochgehen, aber immer so, dass die Belastung angenehm bleibt – lassen Sie Ihr Gefühl immer die wichtigste Instanz sein und gehen Sie nicht über diese Grenze hinaus. Bei jüngeren und gesunden Personen ist später eine weitere Steigerung der Trainingsintensität bis zu einer Herzfrequenz von 80 % möglich.

Diese Trainingsintensität ist zur Lipidregulierung und Gesunderhaltung nicht erforderlich.

Noch ein letzter Tipp: Um die Intensität zu steigern, sollte die Schrittzahl, nicht die Schrittlänge erhöht werden.

Um sich eine Grundfitness anzueignen, sollten Sie vier Wochen dabeibleiben, damit sich der Organismus und die Beinmuskulatur schonend an die regelmäßige Beanspruchung gewöhnen. Die beim Walken im Schnitt verbrauchte Kalorienmenge von 300 bis 400 kcal pro Stunde verhilft Ihnen spürbar zu einem gesunden Gewicht, was wiederum dem Cholesterinspiegel zugute kommt.

!

Die Belastung sollte angenehm bleiben.

AUFGABE

Wenn Sie bisher noch nicht regelmäßig sportlich aktiv waren und Ihnen Walking zusagt, sollten Sie sich jetzt einen konkreten Zeitpunkt für den Start überlegen:

____

Ab der zweiten Woche sollten Sie, wenn Sie die Fertigkeiten der ersten Walking-Woche sicher beherrschen, die Walking-Technik vervollständigen: Nehmen Sie jetzt die Arme hinzu. Das aktive Mitbewegen der Arme beansprucht weitere Muskelgruppen, wodurch Ihr Training effektiver gestaltet wird. Die Mitbewegung der Oberkörpermuskulatur wirkt Verspannungen entgegen.

1. Winkeln Sie die Arme in den Ellenbogen an, ohne einen rechten Winkel zu erreichen. Die Arme pendeln nun beim Walken locker mit. Der rechte Arm und das linke Bein sowie der linke Arm und das rechte Bein werden gleichzeitig nach vorn und anschließend nach hinten, also gegengleich, bewegt.
2. Die Schultern hängen dabei locker herab.

Achten Sie weiter darauf, die Füße gut abzurollen und das vordere Knie etwas gebeugt zu lassen.

!

Bewegung schützt vor Osteoporose.

!

Zum Joggen benötigen Sie Ausdauer und körperliche Belastbarkeit.

!

Messen Sie beim Joggen regelmäßig Ihren Puls.

Joggen

Mittlerweile hat sich das Joggen zu einem wahren Volkssport gemausert, mit mehr als einer Million regelmäßiger Läufer deutschlandweit. Die Vorzüge liegen auf der Hand: Es lässt sich problemlos zu jeder Zeit praktizieren und trägt schnell Früchte mit einer fühlbaren Steigerung von Ausdauer und Fitness.

Sollten Sie an Gelenkproblemen, Bandscheibenerkrankungen oder deutlichem Übergewicht leiden, greifen Sie eher auf gelenkschonendere Sportarten, wie Schwimmen oder Fahrradfahren, zurück. Fragen Sie im Zweifel Ihren Hausarzt oder Orthopäden.

Wenn Sie bereits über vier Wochen regelmäßig gewalkt sind, verfügen Sie nach dieser Zeit über eine verbesserte Grundfitness, und Ihre Muskulatur hat sich an das regelmäßige Training gewöhnt. Sie können nun mit kürzeren Joggingphasen von fünf Minuten, wechselnd mit zwei Minuten Walking, beginnen. Pro Woche können dann die Joggingphasen um zwei Minuten verlängert werden, bis Sie 20 Minuten am Stück ohne größere Anstrengung joggen können. Halten Sie die Herzfrequenz in einem Bereich von 60 bis 70 % der Maximalfrequenz und steigern Sie ganz allmählich die Intensität, wenn Sie möchten. Sie können zur Steigerung Ihrer allgemeinen Fitness aber auch bei dieser geringeren Pulszahl bleiben, denn dabei werden Sie auch zunehmend schneller und ausdauernder. Auf Dauer profitieren Sie viel mehr von einem Training auf mäßiger Intensität als von einem zu anstrengenden Training außerhalb des aeroben Bereiches. Auch die Motivation bleibt nur dann erhalten, wenn das Training nicht zur Qual wird, sondern angenehm bleibt.

Für das Joggen empfiehlt sich – noch mehr als beim Walking – eine Pulsuhr, da während der Bewegung das Pulsmessen mit der Hand schwierig zu bewerkstelligen ist und dauernde Pausen zum Pulsmessen nicht sinnvoll erscheinen.

Schwimmen

Schwimmen bietet viele Vorteile für Ihre Gesundheit: Es entlastet Gelenke und Wirbelsäule, beansprucht die gesamte Körpermuskulatur, fördert die Koordination und kann in seiner Belastung gut dosiert werden. Da Schwimmen mit einem etwas höheren Aufwand verbunden ist und auch von den örtlichen Gegebenheiten abhängt (Öffnungszeiten, Fülle des Schwimmbeckens etc.), hat es keine so große Anhängerschaft wie das Joggen oder Walken.

Ergometertraining

In den Wintermonaten, wenn viele Berufstätige erst nach Anbruch der Dunkelheit ihren Arbeitstag beenden, gestaltet sich ein Training im Freien schwierig. Ohne zusätzliche Beleuchtung besteht Verletzungsgefahr, wenn man z. B. Schlaglöcher oder Äste nicht rechtzeitig erkennt. Auch sinkt die Motivation bei trüber Witterung. Gerade im Winter stellt das Ergometertraining eine ausgezeichnete Trainingsmöglichkeit dar. Sie können jederzeit ohne Vorbereitung trainieren, ohne sich Kälte, Dunkelheit und Regen aussetzen zu müssen. Um das Ergometertraining kurzweiliger zu gestalten, hören viele dabei Musik oder Radio, sehen fern oder lesen. All das beeinträchtigt das Training nicht, solange Sie dem Training die nötige Aufmerksamkeit widmen.

> !
> Optimal sind 70 bis 90 Umdrehungen pro Minute.

Ein geeignetes Ergometer verfügt über eine elektrische Wirbelstrombremse, um dosiert die Belastung einstellen und messen zu können. Die Intensität dosieren Sie, wie schon besprochen, mittels Ihres natürlichen Tachometers, also Ihres Pulses, den Sie, zumindest am Anfang, bei 60 bis 70 % Ihres Maximalpulses halten. Gut ist es, wenn das Ergometer die Belastungsstärke erkennen lässt, am besten in Watt, da Sie Ihre Fortschritte dann schwarz auf weiß sehen, was wiederum der Motivation Aufwind gibt.

> **!**
>
> Für ältere Menschen eignen sich Fahrräder mit Elektromotor.

Fahrradfahren

Bereits vor über 100 Jahren pries der Münchener Arzt Nußbaum die erstklassigen Auswirkungen des Fahrradfahrens auf Gesundheit und Fitness. Das Radeln wurde kontinuierlich populärer und erfreut sich heute einer enormen Beliebtheit in allen Altersstufen. Auch wenn das Radfahren etwas weniger intensiv ist als das Laufen (der Kalorienverbrauch ist pro Stunde um ca. 100 kcal niedriger), beansprucht es viel weniger die Gelenke und den Stützapparat, sodass vor allem Personen mit Gelenkproblemen und Übergewichtige, aber auch ältere Menschen mit dem Fahrradfahren häufig besser zurecht kommen.

SPORTART	ENERGIEVERBRAUCH PRO STD. IN KCAL
Walking	300–400
Jogging mit 9–10 km/h	700–750
Radfahren 15 km/h	400
Radfahren 20 km/h	650
Schwimmen	350
Gehen	100
Wandern	300

Weitere Tipps zum Training

> **!**
>
> Vor dem Training: Aufwärmen nicht vergessen!

Nicht selten endet ein Training, das voller Elan begonnen hat, an der nächsten Straßenecke mit einem reißenden Schmerz am Oberschenkel. Grund für diese vermeidbare Muskelverletzung ist oft die fehlende Aufwärmung. Beginnen Sie deshalb jedes Training mit einem fünfminütigen Aufwärmen. Beginnen Sie dabei langsam mit der jeweiligen Bewegungsart und steigern Sie die Belastung ganz allmählich. Auch nach Trainingsende sollten Sie die

Belastung langsam ausschleichen lassen, um die Belastung für Kreislauf und Muskulatur schonend zu beenden.

Fast eine Philosophie für sich sind vor allem bei ambitionierten Freizeitsportlern die Getränke, die nach dem Sport – bei längerer Dauer auch währenddessen – getrunken werden. Bei stärkerem Schwitzen sind anstelle von Wasser Fruchtschorlen oder isotonische Getränke günstiger. Dadurch können Sie einer Verdünnung des Blutes entgegenwirken, bei der in ausgeprägten Fällen vor allem ins Gehirn vermehrt Flüssigkeit eintritt, was eine gefährliche Hirnschwellung (Ödem) zur Folge haben kann. Vor allem bei stärkeren Flüssigkeitsverlusten, wie bei Marathonläufen oder Triathlon, lassen sich regelmäßig Notfälle infolge dieser Störung beobachten. Lassen Sie sich aber nicht von Getränkemarken mit dem Beinamen „Sport" beirren – oft werden dabei handelsübliche Limonaden, z. B. mit Grapefruitgeschmack, zu einem „Sportgetränk" hochstilisiert, da der Name „Sport" nicht geschützt ist und keine Rückschlüsse auf den Inhalt zulässt. Ein Blick auf die aufgedruckte Zusammensetzung zeigt Ihnen, um was es sich dabei genau handelt.

!

„Sportgetränk" – oft nur ein Werbetrick.

Nach einer Mahlzeit hat der Darm ordentlich Arbeit zu leisten, um die Nahrung aufzuarbeiten und die Nährstoffe aufzunehmen. Daher erhöht der Organismus die Blutzufuhr zum Darm nach der Nahrungsaufnahme beträchtlich. Eine zusätzliche körperliche Belastung in dieser Phase wäre folglich ungünstig und ist häufig mit Unwohlsein und einer Leistungsminderung verbunden. Nach einer Mahlzeit sollten deshalb zwei Stunden bis zum Training verstreichen. Umgekehrt schont es Ihren Organismus, wenn Sie nach dem Training zumindest 20 Minuten mit der nächsten Mahlzeit warten.

Bei Infekten wie Erkältungen ist Schonung angesagt, um nicht eine Verschleppung der Erkrankung und unter Umständen die Entwicklung einer Herzmuskelentzündung zu riskieren.

!

3000 zusätzliche Schritte am Tag für ein langes Leben!

Zusätzliche kleine Trainingseinheiten im Alltag

Wer ein körperlich und geistig aktives Leben führt, hält sein Leistungsvermögen auf einem hohen Niveau. So, wie ein Muskel, der nicht beansprucht wird, verkümmert, gilt dies in ähnlicher Weise auch für die geistige Leistungsfähigkeit. Ein allgemeiner Grundsatz für die menschlichen Fähigkeiten und das Leistungsvermögen lautet: „use it or lose it" – „benutze es oder verliere es".

Auch im Alltag lassen sich viele Gelegenheiten finden, um seine Aktivität zu steigern. Wer anstelle des Aufzugs die Treppe nimmt, wann immer möglich einen Weg zu Fuß anstatt mit dem Pkw zurücklegt und andere sich bietende Gelegenheiten zur Bewegung nutzt, sammelt Bewegungseinheiten und steigert damit weiter seine Gesundheit und Fitness.

Die kleinen Extraeinheiten körperlichen Trainings:

- Treppensteigen statt Aufzug benutzen,
- kürzere Wege zu Fuß oder mit dem Fahrrad zurücklegen,
- aktive Formen der Freizeitgestaltung suchen, wie Tanzveranstaltungen, Bowlingabende oder Fahrradtouren.

Fahrradfahren fördert die Fitness und schont Gelenke und Stützapparat.

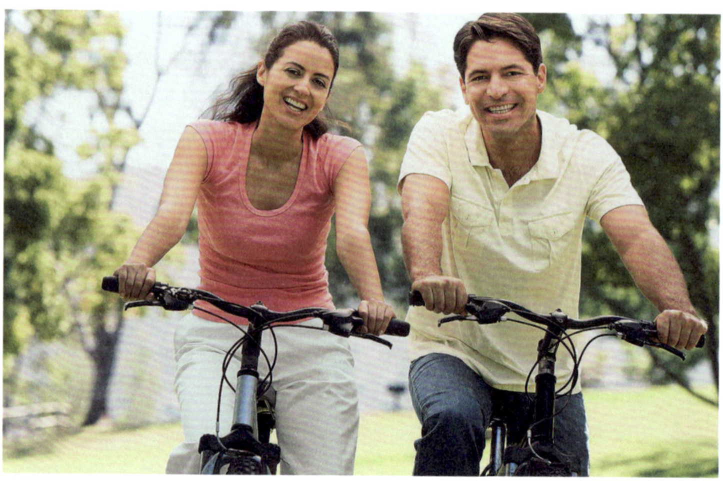

Einige meiner Patienten tragen einen einfachen Schrittzähler (Pedometer) bei sich, um die täglich zurückgelegten Wege zu kontrollieren und so spielerisch zu steigern. Sie berichten oft, dass sie auf diese Weise ihre Gehstrecke merklich gesteigert haben und sogar versuchen, ihren „Tagesrekord“ zu übertreffen. Die zusätzlich verbrauchten Kalorien addieren sich über die Woche erstaunlich schnell. Nahezu jeder, der einen Schrittzähler benutzt, berichtet über eine Steigerung der Mobilität aufgrund dieses kleinen Begleiters.

AUFGABE

Welche der genannten Tipps möchten Sie übernehmen?

____

Nach dem Sport: richtig essen und trinken

Bewegung und Sport verbrauchen vor allem Flüssigkeit und Spurenelemente, die im Schweiß verloren gehen und deshalb ersetzt werden müssen. Passiert dies nicht, können Mangelerscheinungen, häufig latente Mangelzustände, auftreten, die mit der Zeit die Körperfunktionen empfindlich beeinträchtigen können. Vermehrte Infekte sind nicht selten die Folge, ebenso Müdigkeit, Lustlosigkeit und Leistungseinbrüche. Was beim Leistungssportler selbstverständlich ist, sollte jeder, der sich regelmäßig körperlich betätigt, wenigstens in Grundzügen beherzigen. Das heißt, achten Sie auf eine angepasste Ernährung und Flüssigkeitszufuhr, um die Verluste beim Sport auszugleichen.

Beim Freizeitsport verlieren Sie pro Stunde etwa einen Liter Flüssigkeit durch Schwitzen, teilweise – vor allem im Sommer – auch mehr. Da Schweiß nicht nur aus Wasser besteht, sondern viele weitere Elektrolyte und Spurenelemente enthält, können

!

Durch Schwitzen verlieren Sie beim Sport pro Stunde 1 Liter Flüssigkeit.

die Verluste von Bedeutung sein. In einem Liter Schweißflüssigkeit finden sich neben etwa 1000 mg Natrium etwa 300 mg Kalium, 160 mg Kalzium, 40 mg Magnesium, 1,2 mg Zink, 1,2 mg Eisen und daneben kleinere Mengen an Jod, Kupfer u. a.

Der menschliche Körper ist jedoch ungemein anpassungsfähig und kann sich auch an vermehrtes Schwitzen – sei es durch Sport, Arbeit oder Hitze – in gewissen Grenzen gewöhnen. Dabei holen die Schweißdrüsen einen Teil des Natriums zurück, um so die Verluste im Schweiß zu verringern. Natrium – enthalten in Kochsalz – wird in unserem Körper in engen Grenzen konstant gehalten. Anders als in Vorzeiten steht uns Natrium in Überfluss zur Verfügung und wird sogar zu einem handfesten gesundheitlichen Problem. Wir benötigen etwa 3 g Kochsalz täglich, nehmen im Mittel aber viermal so viel zu uns. Dieser Kochsalzexzess ist daran beteiligt, dass in unseren Breiten der Bluthochdruck so extrem häufig vorkommt: Kochsalz ist neben erhöhten Blutfetten einer der Hauptrisikofaktoren für Herzinfarkte, Schlaganfälle und andere gravierende Krankheiten. Wir sehen also, dass die Natriumverluste im Schweiß, wenn es sich nicht um massive Verluste in kurzer Zeit handelt, sogar dazu beitragen können, die überhöhte Kochsalzaufnahme zu begrenzen – der Blutdruck dankt es Ihnen, denn die Halbierung der Kochsalzaufnahme bedeutet im Durchschnitt, dass der obere Blutdruck um etwa 7 mmHg abfällt, der untere um etwa 3 mmHg.

Anders sieht es bei längerer Belastung aus: Aufgrund der hohen Natriumverluste im Schweiß ist nicht nur auf eine ausreichende Zufuhr von Flüssigkeit, sondern auch von Natrium zu achten. Die extreme Form eines Natriumverlustes beim Sport wird immer wieder bei Marathonläufern beobachtet, die epileptische Krämpfe bis hin zu komatösen Zuständen erleiden können. In leichteren Formen schwächt ein Natriummangel, führt zu Übelkeit, Kopfschmerzen und Muskelkrämpfen. Bei sehr starkem Schwitzen muss also akut auch Kochsalz zugeführt werden –

nicht weil wir zu wenig am Tag bekommen, sondern weil andernfalls die an Natrium verarmte Blutflüssigkeit in das Gehirn eindringen und zu einer Schwellung führen kann. Empfehlenswert ist eine Zufuhr von etwa 0,78 bis 2 g Kochsalz (entspricht 0,3 bis 0,8 g Natrium) pro Liter Trinkflüssigkeit.

!

Faustregel: pro 100 verbrauchte Kcal gehen ca. 100 ml Flüssigkeit verloren.

Kalium ist für die Funktion von Muskeln und Nerven, für die Gefäßmuskulatur und für einen stabilen Herzrhythmus von großer Bedeutung. Viele Stoffwechselfunktionen in unserem Organismus können nur zusammen mit Kalium ablaufen. Um Kalium in die Körperzellen aufzunehmen, ist auch Magnesium in ausreichender Menge erforderlich. Ohne Magnesium kann Kalium nicht im notwendigen Umfang in die Zellen gelangen. Nicht selten ist ein Mangel an Kalium und Magnesium die Ursache für Müdigkeit und schlechte Ausdauerleistungen. Die wichtigsten Kaliumlieferanten sind Obst und Gemüse. Mit dem Grundsatz „fünf am Tag" lassen sich die notwendigen 2 bis 3 g Kalium täglich problemlos aufnehmen.

Da Magnesium in bedeutenden Mengen durch das Schwitzen verloren gehen, weisen über die Hälfte der Sportler einen Mangel auf. Auch im Freizeitbereich ist bei vielen der Magnesiumbedarf nicht gedeckt – Folgen sind u. a. Müdigkeit, Muskelschwäche, Muskelkrämpfe, Herzrhythmusstörungen, Lidzucken. Diese und andere Störungen verwundern nicht, denn Magnesium ist an über 300 Stoffwechselvorgängen im Körper beteiligt. Zwar kann man einige Symptome des Magnesiummangels schnell beheben, es dauert aber Monate, um den Mangel komplett auszugleichen. Magnesium kann bei erhöhtem Bedarf in Form von Magnesiumpräparaten problemlos ersetzt werden, was bei höheren Verlusten, wie bei starkem Schwitzen, angebracht ist.

Sauerstoff ist zwar absolut lebensnotwendig, die Sauerstoffaufnahme und -verwertung beim Sport erzeugt jedoch Superoxid-Radikale, die zum sogenannten oxidativen Stress beitragen. Die dabei auftretenden freien Radikalen können erhebliche Schäden an den Körperzellen hervorrufen, lassen den Organismus altern und schwächen die Immunabwehr – ein Grund, weshalb Sportler häufiger über eine hohe Infektanfälligkeit klagen. Um dieser Gefahr vorzubeugen, sollten Vitamin C und Vitamin E in ausreichender Menge zugeführt werden, allerdings nicht in übergroßen Mengen und auch nicht unmittelbar vor dem Training, da diese beiden Vitamine nach neueren Erkenntnissen die Anpassungsvorgänge blockieren, die durch Sport angeregt werden.

!

Gesteigerter Bedarf an Zink und Magnesium beim Sport.

Auch der Bedarf an Zink, der bei uns meistens nicht optimal gedeckt ist, steigt bei körperlicher Betätigung. Neben einer gesunden Ernährung kann bei starkem Schwitzen und sportlich sehr aktiven Personen deshalb die Substitution von Magnesium (ca. 150 mg täglich) und Zink (ca. 10 mg täglich) hilfreich sein, um (latente) Mangelzustände abzufangen.

Ebenso ist ein gewisser Anteil an Kohlenhydraten von etwa 5 % von Vorteil. Der Hobbysportler mit mäßiger Belastung kann diesen Kohlenhydratanteil mit Fruchtschorlen in einem Verhältnis von Fruchtsaft zu Mineralwasser von 1:2 decken. Dem Hirnödem kann auch vorgebeugt werden, indem die Flüssigkeitsverluste nicht zu schnell ausgeglichen werden.

AUFGABE FÜR DIESE WOCHE

Welche der genannten Sportarten möchten Sie regelmäßig durchführen? Überlegen Sie bitte konkret, an welchen Tagen und zu welchen Zeiten Sie am besten trainieren können.

Versuchen Sie in dieser Woche, Sport zu treiben und die zusätzlichen Trainingseinheiten wie Treppenstiegen statt Aufzugfahren in Ihren Alltag zu integrieren.

TAG 1		TAG 2		TAG 3		TAG 4		TAG 5		TAG 6		TAG 7	
ja	nein	ja	nein	ja	nein	ja	nein	ja	nein	ja	nein	ja	nein

7. WOCHE

Mikronährstoffe und sekundäre Pflanzenstoffe – die hohe Schule der Ernährung

Mikronährstoffe – klein aber mächtig

Inzwischen achten Sie darauf, Ihrem Körper nicht zu viele, aber auch nicht zu wenige Kalorien zuzuführen, wählen bewusst Ihre Fette und Kohlenhydrate nach den besprochenen Gesichtspunkten aus, nehmen Eiweiß in angemessenen Mengen zu sich – ist damit eine optimale Ernährung sichergestellt? Von der Kalorienmenge her ja, aber eine gute, überhaupt eine normale Funktion des Körpers und sogar das Überleben ist erst sichergestellt, wenn weitere Nährstoffe in ausreichender Menge zugeführt werden.

Linus Pauling, der für seine bahnbrechenden Erkenntnisse auf dem Gebiet der Mikronährstoffe den Nobelpreis erhielt, beschrieb bereits in den 1960er-Jahren die Bedeutung und das Zusammenwirken der für uns lebensnotwendigen Stoffe. Viele Substanzen, die unser Organismus nur in sehr geringen Mengen benötigt, werden „Mikronährstoffe" (Mikro = klein) genannt und sind nicht unbedingt automatisch in unserem täglichen Essen ausreichend vorhanden. Zu den Mikronährstoffen, die für uns essenziell sind, gehören Vitamine, Mineralstoffe und Spurenelemente. Paradoxerweise leiden trotz des Wohlstandes und Überflusses, in dem wir leben, viele Menschen, darunter auch Übergewichtige, an mehr oder minder latentem Mangel an Mikronährstoffen mit spürbaren nachteiligen Konsequenzen.

!

Mikronährstoffe sind wichtig für unsere Gesundheit.

Seit etwa 100 Jahren weiß man, dass neben den bekannten Hauptnährstoffen – Proteine, Fette und Kohlenhydrate – auch Vitamine zum Überleben unabdingbar sind. Ein Mangel daran kann erhebliche gesundheitliche Schäden nach sich ziehen –

denken Sie nur an frühere Seefahrer, die auf hoher See zwar ausreichend Kalorien zu sich nahmen, aufgrund des fehlenden Vitamin C jedoch an Skorbut erkrankten und oft daran starben.

Fast ein Drittel der Bevölkerung (28 %) nimmt gemäß der nationalen Verzehrsstudie Nahrungsergänzungsmittel regelmäßig ein – eine nicht unproblematische Gewohnheit. Viele glauben, dass solche Mittel nicht schaden und eine eventuell bestehende Unterversorgung beseitigen können. Unspezifische Beschwerden, wie Müdigkeit, Konzentrations- und Gedächtnisstörungen, können Anlass sein, diese auszuprobieren. Zusätzlich glauben viele an die Gefahrlosigkeit solcher Präparate, denn schließlich handelt es sich um Nahrungsbestandteile, die auch im Essen vorkommen. Leider bergen sie relevante Risiken.

Regionales Obst der Saison enthält viele Vitamine und ist am wenigsten mit Pestiziden belastet.

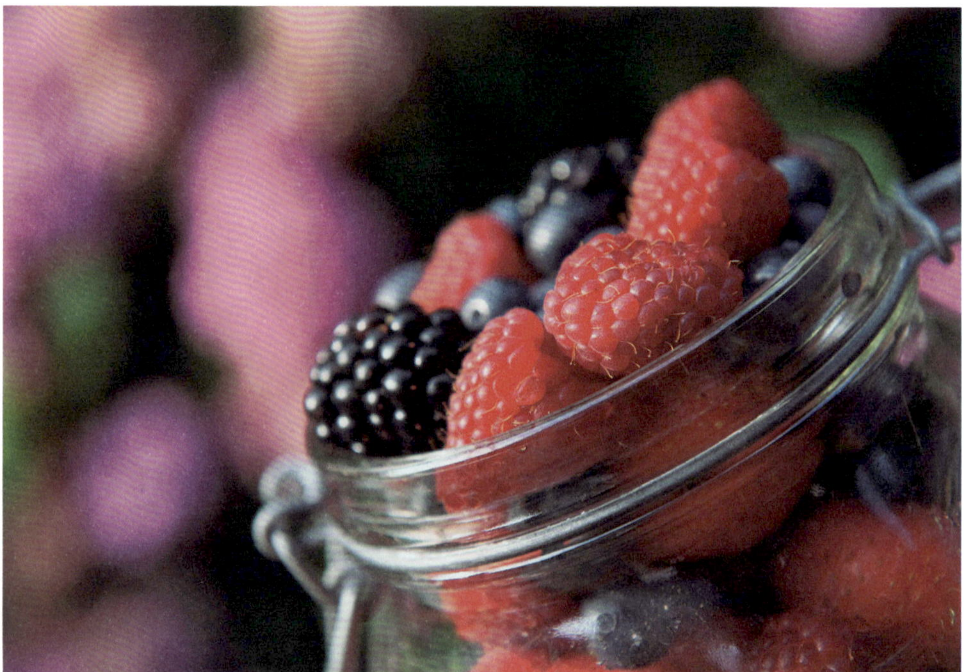

Ein Beispiel: Es ist nicht sinnvoll, hochdosierte Vitaminpräparate regelmäßig einzunehmen, um eventuelle Mängel damit zu beseitigen. Grundsätzlich sollten in der Regel, bis auf medizinisch begründete Ausnahmen, Vitamine aus natürlichen Produkten bezogen werden. In Früchten beispielsweise werden die vorhandenen Vitamine von weiteren natürlichen Stoffen begleitet, die die Wirkung und die Aufnahme der Vitamine unterstützen. In natürlichen Produkten fördern Flavonoide die Wirkung des Vitamin C und üben weitere wichtige Funktionen aus, die sich mit der Einnahme eines einfachen Vitamin-C-Präparates nicht erzielen lassen.

!

Heimisches Obst und Gemüse: reich an Mikronährstoffen.

Genauso akribisch, wie Sie auf eine gute Versorgung mit allen Nährstoffen achten müssen, sollten Sie auf Substanzen achten, die unfreiwillig eingenommen werden. So nimmt jeder Bundesbürger jährlich unfreiwillig schätzungsweise die enorme Menge von mehr als 4 kg Pestizide in Obst und Gemüse zu sich.

Vermeiden Sie schon beim Einkaufen Pestizide

Grundsätzlich enthalten äußerlich sehr schön aussehende Lebensmittel oft hohe Mengen an Chemikalien, die den Organismus belasten. Auch beim Verpackungsmaterial ist Vorsicht geboten, denn vermeidbare Schadstoffe können leicht in die Nahrung gelangen, z. B. in Form von Plastikweichmachern bei Plastikfolien.

Am wenigsten belastet sind in der Regel heimisches Obst und Gemüse in der jeweiligen Saison.

Früchte aus Südamerika oder Südeuropa enthalten, wenn sie endlich unsere Märkte erreichen, nur noch einen Bruchteil an Vitaminen und anderen Mikronährstoffen.

Auf die Vorzüge von Vollkornprodukten wurde schon hingewiesen (siehe Seite 131) – u. a. auf ihren hohen Anteil an Ballaststoffen und die geringere glykämische Last mit schonendem Blutzuckeranstieg. Ein weiterer und bedeutsamer Aspekt gesellt sich hinzu: Ihr Gehalt an Mikronährstoffen liegt wesentlich höher als bei Auszugsmehlprodukten, da beim Ausmahlen erhebliche Verluste dieser Substanzen entstehen. So gehen z. B. rund 90 % des Vitamins B_1 und etwa 80 % des Eisengehalts verloren. Vom ursprünglichen Gehalt an Mikronährstoffen bleiben beim Ausmahlen zum Auszugsmehl lediglich 15 % des Magnesiums und 22 % des ursprünglich enthaltenen Selens erhalten – ein weiterer wichtiger Pluspunkt zugunsten der Vollkornprodukte.

Was ist nun das Besondere an den Mikronährstoffen? Es werden sehr vielfältige Wirkungen diskutiert: Cholesterinsenkung, Blutdrucksenkung, antibakterielle, antithrombotische (blutverdünnende) und sogar eine krebsschützende Wirkung wird angenommen. Außerdem wirken sie einer frühzeitigen Alterung entgegen.

Trainierte Menschen sind in der Lage, mehr Sauerstoff aufzunehmen – während ein 40-jähriger untrainierter Mann nur zwei Liter Sauerstoff pro Minute aufnehmen und verarbeiten kann, bringt es ein gut durchtrainierter Gleichartiger auf die doppelte Menge. Er kann also durch Training einen höheren Wert und damit eine bessere Fitness aufweisen, als ein 20-Jähriger.

Als Abfallprodukt der Energiegewinnung in den Körperzellen, an der Sauerstoff beteiligt ist, entstehen aber auch unliebsame aggressive Sauerstoffverbindungen und Sauerstoffformen, die als freie Radikale bekannt sind. Diese Verbindungen können Bestandteile unserer Körperzellen, aus denen unser Organismus besteht, empfindlich schädigen und deren Alterung beschleunigen. Durch Schäden an bestimmten Stellen der Zellkerne kann sogar die Bildung von Tumoren ausgelöst werden. Natürlich verfügt der menschliche Organismus über ein ganzes Arsenal an Schutzmechanismen gegen diese aggressiven Zerstörer – anders könnten wir auf Dauer gar nicht existieren. Im Normalfall bildet sich ein Gleichgewicht der Kräfte zwischen beiden Parteien, den ag-

!

Oxidiertes LDL gelangt leichter in die Gefäßwände.

gressiven Verbindungen auf der einen und den Mechanismen zur Gegenwehr auf der anderen Seite. Gefährlich wird es, wenn diese Balance gestört und die Seite der freien Radikalen Überhand bekommt, sodass der als „oxidativer Stress" bekannte Prozess der Zerstörung und Zellalterung um sich greift.

Die Natur verfügt über eine Reihe von Substanzen, die dem Organismus dabei helfen, die freien Radikale unschädlich zu machen. Hierzu zählen unter anderem die Mikronährstoffe Polyphenole, Vitamin C, Vitamin E, Ubichinon (Q10), Selen und Zink (siehe Seite 173). Eine gute Versorgung mit diesen Mikronährstoffen fördert das Leistungsvermögen, wirkt Erkrankungen und zugleich der frühzeitigen Alterung entgegen.

!

Mikronährstoffe gegen Erkrankungen und frühzeitiger Alterung.

AUFGABE

Welche der o. g. Tipps können Sie übernehmen, um die Zufuhr an Mikronährstoffen zu erhöhen?

____

____

____

Polyphenole, die Stoffwechselpolizei

Wenn eine Gruppe von Mikronährstoffen den Namen eines „Allrounders" verdient, dann die Polyphenole. Ihnen werden antioxidative Effekte wie Leistungssteigerung nachgesagt. Zugleich werden schützende Wirkungen gegen Herzinfarkte diskutiert und antientzündliche Effekte sowie ein gewisser Schutz gegen Krebs vermutet. Speziell in der Lipidbehandlung, also der Cholesterinbehandlung, bieten die herzschützenden Eigenschaften ebenso wie die antioxidativen Effekte wirkungsvolle Ansätze.

Nahrungsmittel mit besonders vielen Polyphenolen
Alle Kohlsorten, Radieschen, Weizenprodukte, Walnüsse, Trauben, Beerenobst, Granatapfel, Grapefruit, Wein (Rot- und Weißwein)

!

Polyphenole kommen in Pflanzen als bioaktive Substanzen vor.

Die Grapefruit enthält besonders viele Polyphenole. Genau genommen wirkt das Naringin aus der Grapefruit antioxidativ – oxidiertes LDL-Cholesterin gilt als besonders aggressiv. Außerdem kurbelt Naringin die Aufnahme von Blutzucker in den Körperzellen an und wirkt so Diabetes entgegen.

Polyphenole bilden keine einheitliche Gruppe. Am häufigsten kommen die Flavonoide vor, die vor allem als Radikalfänger fungieren. Wir haben schon gesehen, dass Radikale aggressive Sauerstoff- und Stickstoffmoleküle bilden, die das Erbgut (die DNA) und weitere wichtige Strukturen unserer Zellen schädigen können. Die Radikalfänger nehmen die Funktion einer Stoffwechselpolizei ein und machen die Radikale unschädlich, was sie zu Helfern von unschätzbarem Wert macht. Neben Vitamin C gehören die Flavonoide zu den wirksamsten Substanzen.

Radieschen senken wegen ihres Polyphenolgehalts den Anteil an oxidiertem LDL.

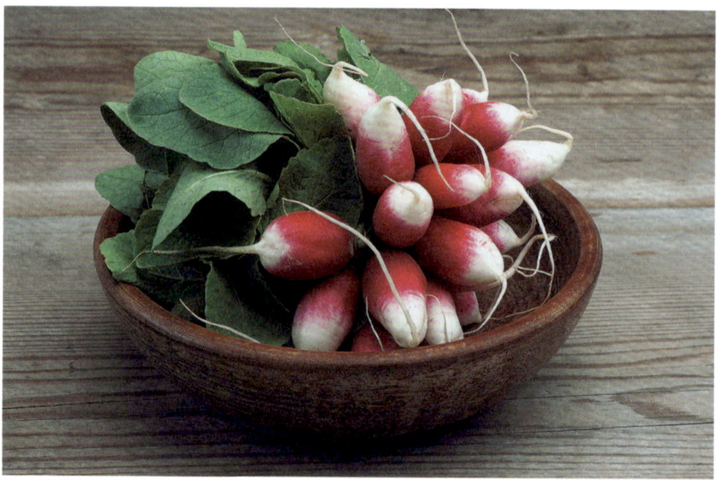

AUFGABE

Suchen Sie aus den vorgeschlagenen Lebensmitteln solche, die Sie mögen und die Sie in Ihren Speiseplan aufnehmen können, um Ihre Polyphenolzufuhr zu erhöhen.
Polyphenolreiche Lebensmittel für meinen Speiseplan:

____

____

Da Flavonoide die Pflanzen und ihre Früchte schützen sollen, befinden sie sich in der Schale und direkt darunter. Deshalb sollten Sie z. B. Äpfel auch nur waschen und nicht schälen. Auch mit Apfelsaft können Sie die Aufnahme an Flavonoiden aufbessern, wenn Sie eines beachten: Bei der üblichen Apfelsaftherstellung verbleiben über 80 % der Flavonoide im Pressrückstand. Bevorzugen Sie deshalb besser naturtrüben Apfelsaft, denn der enthält weitaus größere Mengen davon.

Flavonoide, die in Reinform eine gelbe Farbe aufweisen (flavus = gelb), rufen in größeren Mengen eine rote Färbung hervor – dementsprechend finden sich höhere Anteile in Rotkohl, Roter Bete, roten Trauben, Äpfeln und Beeren.

Ebenfalls reich an sekundären Pflanzenstoffen sind Nüsse. Lange Zeit machten gesundheitsbewusste Zeitgenossen einen weiten Bogen um Nüsse, und sie wurden in einem Atemzug mit anderen Knabbereien wie Chips oder Flips genannt. Schuld daran war ihr hoher Fettgehalt von 40 bis 70 %, der sie als Dickmacher abstempelte und abwertete. Doch nach vielversprechenden Studienergebnissen werden sie inzwischen in einem völlig anderen Licht gesehen. In der legendären „Nurses Health Study“, an der sich 120.000 amerikanische Krankenschwestern beteiligten, stellte sich heraus, dass bei denjenigen Frauen, die mindestens

!

25 g Nüsse entsprechen einer Portion Obst.

140 g Nüsse pro Woche verzehrten, die Zahl tödlicher Herzinfarkte um 39 % niedriger lag und die Zahl nicht tödlicher Herzinfarkte um 32 % zurückging. Ein Teil der Wirkung beruht darauf, dass sie viele ungesättigte Fettsäuren enthalten, darunter Alpha-Linolensäure, die das schädliche LDL-Cholesterin verringert. Diese Fettsäure kann aber noch mehr: Ihr werden positive Wirkungen auf den Herzrhythmus und eine milde Hemmung der Blutgerinnung („Blutverdünnung“) zugesprochen.

Eine andere Studie ergab bei 583 Personen, dass Nüsse das Gesamtcholesterin um 11 mg/dl senkten, das LDL um 10 mg/dl und die Triglyceride um gut 20 mg/dl.

Nüsse lassen sich in die regelmäßige Ernährung einbauen, indem sie z. B. anstelle anderer ungesunder Snacks (Chips, Flips etc.) geknabbert werden. Nebenbei können Sie damit eine Portion Obst und Gemüse der empfohlenen „fünf am Tag“ ersetzen, denn 25 g Nüsse zählen dabei als eine Portion. Essen Sie lieber unverarbeitete anstelle gesalzener oder anders verarbeiteter Nüsse.

Wenn Sie abnehmen wollen, sollten Sie beachten, dass Sie mit Nüssen zusätzlich Kalorien aufnehmen – 125 bis 150 kcal für 25 g. Im Gegensatz zu anderen Knabbereien wie Chips oder Schokolade, bei denen man kaum aufhören kann, sobald man mit dem Essen angefangen hat, stellt sich dieser Effekt bei Nüssen jedoch nicht so stark ein.

!

Mandeln, Pistazien, Wal-, Erd-, Macadamia- und Pekannüsse senken das Cholesterin.

Als Königinnen unter den Nüssen zählen die Macadamianuss aus Hawaii mit reichlich einfach ungesättigten Fettsäuren sowie Mandeln, Walnüsse, Pistazien, Erdnüsse und die Pecannuss.

AUFGABE

Nehmen Sie sich vor, vier- bis fünfmal pro Woche jeweils 25 g Nüssen zu verzehren und denken Sie daran, dass Sie dafür auf eine Portion Obst verzichten können.

Coenzym Q10 mag keine Cholesterinsenker

Oft als Mittel gegen das Altern gepriesen, genießt das Coenzym Q10 eine große Popularität und kommt in verschiedensten Aufbereitungen zur Anwendung. Im Organismus ist die Energiegewinnung eng an diese Substanz gebunden. Vor allem, wenn viel Energie verbraucht wird, wie bei Sportlern, aber auch unter Stresssituationen steigt der Bedarf merklich. Für Menschen mit einem hohen Cholesterinspiegel besitzt dieses Coenzym eine besondere Bedeutung, wenn Statine (siehe Seite 231) zur Cholesterinsenkung eingenommen werden, da diese die Bildung von Coenzym Q10 vermindern. Grundsätzlich sollten alle, die viel leisten und damit auch hohe Energiemengen verbrauchen, auf eine gute Versorgung mit dem Coenzym Q10 achten.

!

Wer Kenntnisse über Mikronährstoffe hat, kann noch viel für seine Gesundheit tun.

Nahrungsmittel, die besonders viel Coenzym Q10 enthalten
Fleisch, Fisch (v. a. Makrele), Spinat, Brokkoli, Kohl, grüne Bohnen, Oliven- und Weizenkeimöl, Vollkornprodukte.

Da Statine das Coenzym Q10 im Organismus senken, wäre es auf dem ersten Blick logisch, bei Einnahme von Statinen auch Coenzym Q10 zu ersetzen. Es gibt bislang jedoch keine Beweise für einen Nutzen, sodass die Grundlage für die Empfehlung einer regelmäßigen Einnahme in Form von Kapseln fehlt – das ist derzeit eine ungeklärte Frage und damit eine individuelle Entscheidung.

Mineralstoffe und Spurenelemente – der Mangel im Wohlstand

Selbst bei einer sonst einwandfreien Ernährung kann der Organismus ohne ausreichende Mengen an Spurenelementen nicht optimal funktionieren. Spurenelemente erhielten ihren Namen, weil sie in geringen Mengen von weniger als 50 mg pro kg vorkommen, mit Ausnahme von Eisen, das in etwas höheren Men-

!

Zu wenig Spurenelemente führen zu Mangelerscheinungen.

gen vorhanden ist, wegen seiner Wirkungsweise jedoch dazugezählt wird. Das heißt aber nicht, dass sie wegen der geringen Menge auch unwichtigere Funktionen erfüllen. Nur wer eine ausreichende Versorgung sicherstellt, kann auf Dauer seine Gesundheit und sein Wohlbefinden erhalten. Zu den Spurenelementen zählen u. a. Jod, Selen, Zink, Chrom und Fluor.

Mineralstoffe sind anorganische Substanzen, die in höheren Mengen als 50 mg pro kg vorkommen. Beispiele dafür sind Natrium, Kalium, Kalzium, Chlor, Magnesium, Phosphor, Schwefel.

Ohne hier auf Einzelheiten einzugehen, beschränke ich mich im Folgenden auf die wichtigsten Grundsätze, die für Gesundheit und Wohlbefinden unter besonderem Blick auf die Lipide von Bedeutung sind.

Zink – ergänzen oder nicht?

Das Spurenelement Zink gehört zu den Verkaufsschlagern unter den Nahrungsergänzungsmitteln. Ein Zinkmangel äußert sich durch eine erhöhte Infektanfälligkeit, bei der oft grippale Infekte, Mandelentzündungen etc. rasch nacheinander auftreten können. Auch Haarausfall, Wachstumsstörungen, Abgeschlagenheit oder Konzentrationsschwierigkeiten werden als Folge eines Zinkmangels beobachtet.

!

Zink – ein ausgezeichneter Radikalfänger.

Zink ist für die Bildung des männlichen Geschlechtshormons Testosteron und die Fortpflanzungsfunktion unabdingbar. Außerdem ist Zink an vielen weiteren Funktionen des zentralen Nervensystems, der Blutbildung etc. beteiligt. Studien belegen, dass Kinder, die ausreichend mit Zink versorgt sind, bessere intellektuelle Leistungen zeigen. Zink ist an über 100 Stoffwechselreaktionen beteiligt und hilft als ausgezeichneter Radikalfänger gegen vorzeitiges Altern der Körperzellen.

Im Normalfall ist der Bedarf an Zink – 7 mg bei Frauen, 10 mg bei Männern täglich – mit einer ausgewogenen Ernährung gedeckt. Dies bestätigte sich in der Nationalen Verzehrsstudie II, in der die Ernährungsgewohnheiten der Bevölkerung genau unter die Lupe genommen wurden. Nichtsdestotrotz sollte in bestimmten Situationen ein besonderes Augenmerk auf das Zink gerichtet werden. Besonders bei einseitigen Diäten, im Wachstum, in der Schwangerschaft, bei alten Menschen, die sich einseitig ernähren, oder bei Leistungssportlern sind – zumindest latente – Mängel durchaus möglich.

!

Zink wirkt der verheerenden Oxidation des LDL entgegen.

Eine Überdosierung, z. B. durch unkritische Aufnahme entsprechender Präparate, ist zwar sehr selten, denn Mengen bis etwa 25 g täglich gelten noch als unschädlich, sollten aber vermieden werden.

Vor allem in der Winterzeit erfreuen sich Zinkpräparate großer Beliebtheit, da verbreitet der Standpunkt vertreten wird, dass Zink Erkältungen entgegenwirkt, doch darüber gehen die Meinungen auseinander. Es liegen einige positive Befunde mit Zink vor, die dafür sprechen, dass Erkältungen schneller vorbei sind, ebenso sind aber negative Studien bekannt, die keine Wirkung feststellen konnten.

1999 wurden alle besseren vorhandenen Studien zusammen ausgewertet und in einer angesehenen Veröffentlichung (Cochrane) zusammengefasst: Insgesamt konnte keine Verkürzung der Erkältungsdauer festgestellt werden. Im Jahr 2011 wurde – wieder in einer Cochrane-Untersuchung – erneut die Frage gestellt, ob Zink bei einer Erkältung hilft. Diesmal kam die Kinderärztin Singh nach Auswertung aller vorliegenden Studien zu einem ganz anderen Schluss: Die Krankheitsdauer wurde durch Zink verkürzt, wenn es bis zu 24 Stunden nach Beginn der Beschwerden eingenommen wurde. Außerdem stellte sie fest, dass ein Drittel weniger Erkältungen auftraten und der Bedarf an Antibiotika um 73 % zurückging, wenn Zink über fünf Monate zur Vorbeugung angewandt wurde.

Nahrungsmittel, die besonders viel Zink enthalten
Fisch, Kuhmilch, Vollkornprodukte, rotes Fleisch, Brokkoli, Rosenkohl, Erdnüsse, Walnüsse. Besonders große Mengen enthalten Linsen und Erbsen mit 4 g Zink pro 100 g. Richtige Zinkbomben sind Austern mit 12 g Zink pro Auster.

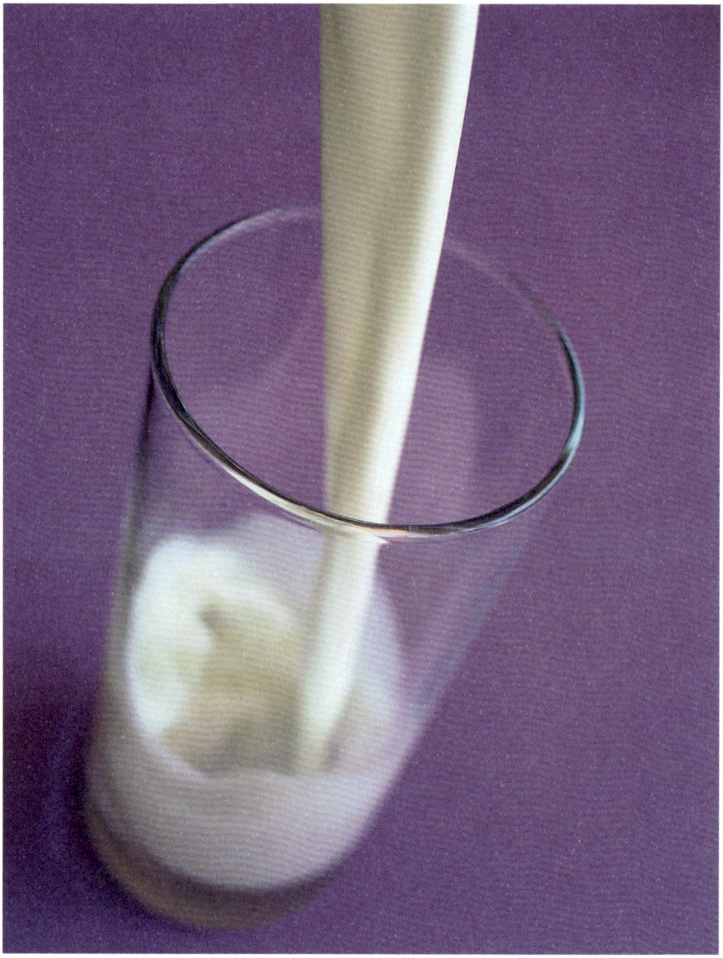

Milch enthält wichtiges Zink, das an über 100 Stoffwechselreaktionen beteiligt ist.

Alles in allem ist die Einnahme von Zinkpräparaten nur unter bestimmten Umständen erforderlich, wie bei Sportlern oder nach überstandenen Erkrankungen, vor allem, wenn häufigere Infekte den Verdacht auf einen Zinkmangel lenken. Allgemein sollte bei einer Infektanfälligkeit geprüft werden, ob genug Zink mit der Nahrung eingenommen wird und ob ein erhöhter Bedarf vorliegt. Im Zweifel lässt sich mit der Einnahme von ca. 5 bis 10 mg Zink über Nahrungsergänzungsmittel in der Praxis häufiger eine Normalisierung erreichen, wenn wiederkehrende Infekte ohne erkennbare Ursache bestehen. In einigen Einzelfällen aus meiner Praxis haben Patienten mit häufigen Infekten der oberen Luftwege eine weitgehende Normalisierung unter einer niedrig dosierten längeren Zinkgabe erfahren. Zur akuten Behandlung von Erkältungskrankheiten dagegen dürfte der Effekt, wenn überhaupt vorhanden, nicht von Bedeutung sein. Qualitativ gute Studien zu diesem Thema wären wünschenswert.

Kalium – der natürliche Feind des Kochsalzes

Während wir normalerweise über Kochsalz zu viel Natrium zu uns nehmen, was zu einem hohen Blutdruck beiträgt, fällt die Kaliumaufnahme häufiger eher spärlich aus. Kalium wird u. a. für die Muskel- und Nervenfunktion benötigt und hilft auch, Herzrhythmusstörungen zu vermeiden. Gleichermaßen trägt Kalium zu einer Blutdrucksenkung bei, eine Wirkung, die gerade vielen Menschen mit hohem Cholesterinspiegel zugute kommt.

> **!** Kalium trägt zur Blutdruckregulierung bei.

Das Risiko für Schlaganfälle und andere gefährliche Erkrankungen sinkt bei niedrigen Blutdruckwerten. Der optimale Blutdruck für sonst gesunde Menschen liegt bei etwa 120/80 mmHg, ein Wert, den die meisten Erwachsenen nicht erreichen. Auch bei „normalem“ Blutdruck von zum Beispiel 135/85 mmHg reduzieren Ernährungsumstellung, Kochsalzeinsparung und ein Bewegungsprogramm die Wahrscheinlichkeit, ernsthaft zu erkranken, weiter.

!

Kalzium senkt den Blutdruck.

Eine Studie aus dem Jahr 2011 ergab bei 247.510 Probanden, dass eine 1,6 g höhere Kaliumaufnahme 20 % weniger Schlaganfälle verursachen.

Nahrungsmittel, die besonders viel Kalium enthalten
Kalium kommt in vielen pflanzlichen Lebensmitteln vor, in größeren Mengen in Trockenobstsorten, Vollkornprodukten, Kartoffeln, Fisch, Bananen, weißen Bohnen, Linsen und Spinat.

Wer die schon beschriebenen fünf Obst- und Gemüseportionen zu sich nimmt, hat auf diesem Weg auch seinen Kaliumhaushalt deutlich aufgebessert. Da Kalium über die Nieren ausgeschieden wird, dürfen Nierenkranke mit deutlich reduzierter Nierenfunktion keine zu hohen Mengen zu sich nehmen.

Kaliumpräparate werden normalerweise bei der hier empfohlenen Ernährung nicht benötigt, außer bei sehr hohen Kaliumverlusten, z. B. wenn Entwässerungsmittel eingenommen werden, oder um bei bestimmten Herzrhythmusstörungen unter Kontrolle des Kaliums im Blut den Herzrhythmus zu stabilisieren.

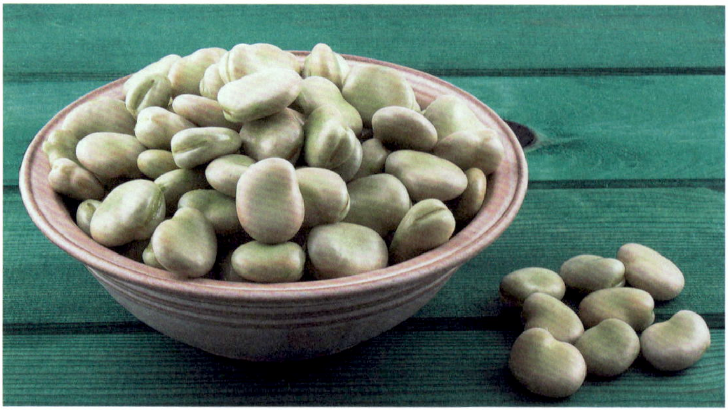

Weiße Bohnen enthalten viel Kalium.

Kalzium – manchmal ist weniger mehr

Kalzium soll viele positive Eigenschaften haben: Stärkung der Knochen und Vorbeugung vor Osteoporose, blutdrucksenkende Wirkung, Stärkung der Zähne, antiallergische Effekte. Dementsprechend gehören Kalziumpräparate zu den an häufigsten konsumierten Nahrungsergänzungsmitteln. Auch die Blutfette soll Kalzium günstig beeinflussen, indem es das „gute“ HDL-Cholesterin anhebt. Also kann man mit einer zusätzlichen Kalziumzufuhr doch kaum etwas falsch machen – wären da nicht Befunde, die zur Vorsicht mahnen, wie noch zu sehen sein wird.

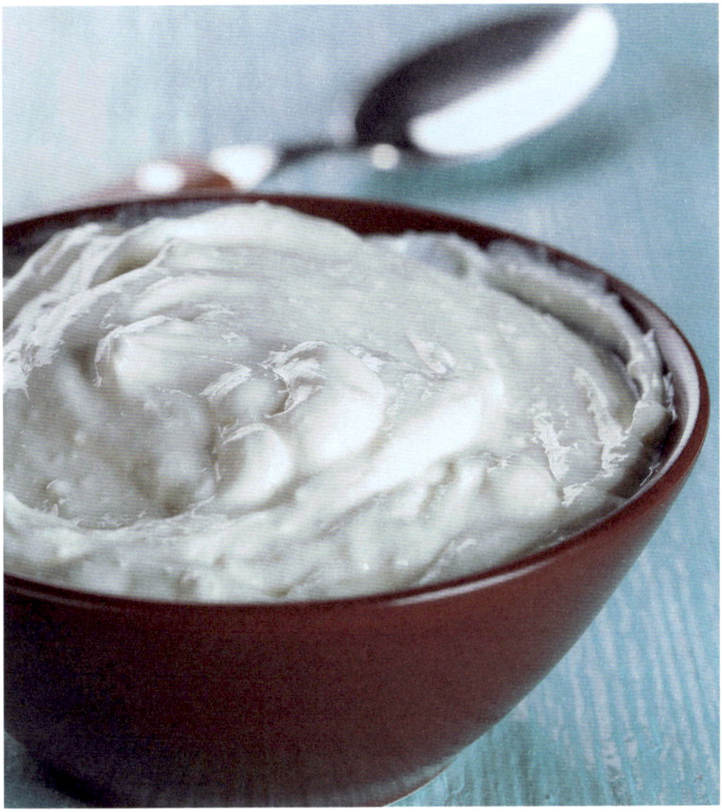

Milchprodukte enthalten viel Magnesium, das den Körper unempfindlicher gegen Stressfaktoren macht.

Die Kalziumzufuhr liegt vor allem bei jungen Frauen und bei älteren Menschen unterhalb der Empfehlungen der Deutschen Gesellschaft für Ernährung. Eine Unterversorgung mit Kalzium ist insgesamt häufiger anzutreffen – 46 % aller Männer und 55 % aller Frauen lassen zumindest einen gewissen Mangel erkennen. Nicht nur die Knochenstabilität leidet beträchtlich unter der Minderversorgung an Kalzium, auch der übrige Organismus ist auf eine ausreichende Kalziumzufuhr angewiesen. Außerdem geht auch der Blutdruck bei einem Kalziummangel in die Höhe, mit allen fatalen Folgen – wichtig für Menschen, die weitere Risikofaktoren, wie einen hohen Cholesterinspiegel, aufweisen.

Nahrungsmittel, die besonders viel Kalzium enthalten
Gute Kalziumlieferanten sind Milch und Milchprodukte. Hier sollte auf fettreduzierte Produkte geachtet werden, um nicht unnötige gesättigte Fette mit aufzunehmen. Auch Nüsse, Vollkornprodukte und grünes Gemüse wie Grünkohl, Spinat etc. tragen zum Kalziumhaushalt bei. Etwa ein Viertel der Kalziumzufuhr stammt aus Getränken, v. a. aus Mineralwasser.

!

Zu viel Kalzium kann Herzinfarkte fördern.

Wie schmal der Grat zwischen Nutzen und Schaden manchmal ist, zeigt eine Untersuchung, die im Jahr 2010 die Daten von 15 verschiedenen Studien zur Kalziumzufuhr analysierte: Unter den Teilnehmern, die Kalziumpräparate, vor allem ohne zusätzliches Vitamin D, erhielten, lag die Zahl an Herzinfarkten um 30 % höher als bei denjenigen, die keine Kalziumpräparate zu sich nahmen. Deshalb sollten Sie Kalziumpräparate nur in begründeten Fällen und unter ärztlicher Kontrolle einnehmen. Eine angemessene Kalziumaufnahme von 1000 mg täglich – für Jugendliche sowie Personen ab 50 Jahren 1200 mg – sollte besser mit einer ausgewogenen Ernährung, zu der die o. g. kalziumreicheren Lebensmittel gehören, sichergestellt werden.

Magnesium – das Mineral der Harmonie

Magnesium wird zu Recht als „Antistressmineral" bezeichnet und ist damit für die meisten Menschen von hohem Wert. Es bremst die Freisetzung der Stresshormone Adrenalin und Noradrenalin und macht so unempfindlicher gegen Stressfaktoren – es hilft quasi, sich ein dickeres Nervenkostüm zuzulegen. Bei einem Mangel an Magnesium wird der Betroffene empfindlicher gegenüber Stresssituationen – jede Kleinigkeit bringt ihn auf die Palme und schnell wird ihm alles zu viel. Außerdem wird Magnesium u. a. für eine einwandfreie Funktion der Muskeln und des Herzens benötigt. Eine schmerzhafte Folge bei einer Unterversorgung kennen viele: Wadenkrämpfe, vor allem nachts. Ein Magnesiummangel verstärkt Herzrhythmusstörungen, sodass gerade davon betroffene Personen auf eine gute Magnesiumversorgung achten sollten.

> !
> Magnesiummangel verstärkt Herzrhythmusstörungen.

Magnesium schützt auch vor Diabetes: In einer Beobachtung über 20 Jahre traten fast 50 % Diabetesfälle weniger auf – gerade bei erhöhtem Cholesterin besonders wichtig.

Der Bedarf an Magnesium liegt im Durchschnitt bei 300 mg für Frauen und 350 mg für Männer. Eigentlich lässt sich der Bedarf an Magnesium mit der hier beschriebenen Ernährungsform problemlos decken, sodass unter normalen Umständen bei gemischter Kost kein Mangel auftreten sollte. Als „Magnesiumdiebe" müssen Alkohol- und starker Koffeinkonsum angesehen werden, sodass auch ein höherer Kaffeekonsum über drei Tassen täglich den Magnesiumbedarf gefährdet.

> !
> Kaffee – ein Magnesiumdieb.

Nahrungsmittel, die besonders viel Magnesium enthalten
Vollkornprodukte, viele Gemüsesorten (wie Erbsen, Bohnen, Brokkoli), Haferflocken, Naturreis, Sonnenblumenkerne und – mal wieder – Nüsse.

Bei sportlich Aktiven, vor allem, wenn dabei viel geschwitzt wird, gehen bedeutende Mengen Magnesium verloren. Außer bei Sportlern kann auch bei einseitiger Ernährung eine ausreichende Versorgung unter Umständen nicht gewährleistet sein. Das ist beispielsweise bei länger dauernden Diäten der Fall. In diesen Fällen kann die zusätzliche Einnahme von Magnesiumpräparaten sinnvoll sein. Um Ihrem Körper möglichst viel Magnesium zukommen zu lassen, sollten Sie nicht die komplette Tagesdosis auf einmal nehmen, sondern diese auf mehrere Gaben pro Tag verteilen. Wenn Sie z. B. 360 mg auf einmal nehmen, werden gerade einmal 18 % aufgenommen. Verteilen Sie diese 360 mg auf drei Gaben von jeweils 120 mg, wird etwa die doppelte Menge aufgenommen. Normalerweise reicht eine Dosis von ca. 150 mg pro Tag.

Eisen – die schwierige Balance

Bekannt ist Eisen vor allem für die Bildung funktionsfähiger roter Blutkörperchen. Bei Eisenmangel kann eine als „Blutarmut“, Anämie, bezeichnete Verarmung dieser roten Blutkörperchen auftreten. Der Sauerstofftransport im Körper ist dann gestört. Betroffene klagen u. a. über Müdigkeit, Leistungsabfall, Atemnot und Konzentrationsmangel. Auch wenn keine Anämie vorliegt, kann ein Eisenmangel bereits oft unspezifische Beschwerden hervorrufen, wie Konzentrationsschwäche, rasche Ermüdung und Haarausfall.

Ursachen für einen Eisenmangel können eine einseitige Ernährung und bei Frauen stärkere Blutverluste aufgrund der Monatsblutungen sein. Ein Eisenmangel ist sogar häufiger als allgemein vermutet: Frauen vor der Menopause lassen zu 15 % eine Unterversorgung mit Eisen erkennen, aber auch 7 % der Männer sind davon betroffen. Das Risiko für Arteriosklerose steigt bei höherem Eisenspiegel – einer der Gründe, warum Frauen bis zur Menopause seltener Herzinfarkte erleiden.

!

Hoher Eisenspiegel erhöht das Infarktrisiko.

Nahrungsmittel, die besonders viel Eisen enthalten
Für die Eisenzufuhr wesentlich sind Fleisch, besonders Innereien, Vollkornbrot, daneben weiße Bohnen, Haferflocken und Linsen.

Auch wenn Eisenmangel nicht selten vorkommt, sollten Sie, wenn die beschriebenen Symptome bei Ihnen vorliegen, nicht etwa zu einer Selbstbehandlung mit Eisenpräparaten greifen, sondern zunächst vom Arzt die Ursache klären lassen. Eine Eisenzufuhr kann, wenn sie unfachmännisch geschieht, ernste Schäden nach sich ziehen – sie muss deshalb immer unter ärztlicher Kontrolle stattfinden. Von Blutverlusten durch Menstruation und selteneren Erkrankungen abgesehen, deckt im Normalfall eine ausgewogene Ernährung den Bedarf.

Jod – mangelhaft in Deutschland

Für eine einwandfreie Funktion der Schilddrüse ist eine ausreichende Jodzufuhr unabdingbar. Eine Unterfunktion der Schilddrüse gehört zu den häufigeren Ursachen einer Cholesterinerhöhung.

!
Eine Unterfunktion der Schilddrüse erhöht den Cholesterinspiegel.

Da die Böden in Deutschland jodarm sind, ist die Versorgung mit Jod bei uns keineswegs gesichert. Dementsprechend gilt nach den Kriterien der Weltgesundheitsorganisation WHO Deutschland als Jodmangelgebiet. Je weiter man sich in Deutschland südwärts bewegt, umso ausgeprägter ist der Jodmangel. Durch die Verwendung von jodiertem Salz konnte die Situation ein Stück weit abgemildert werden, aber immer noch nehmen etwa ein Drittel aller Männer und die Hälfte aller Frauen zu wenig Jod zu sich. Bei Jugendlichen muss die Jodzufuhr als bedenklich eingestuft werden – hier liegen nahezu die Hälfte aller jungen Männer und drei Viertel aller jungen Frauen zwischen 14 und 18 Jahren gemäß der deutschen Verzehrsstudie II unter den Empfehlungen. Ohne zusätzliches Jodsalz wäre die Lage noch dramatischer: 96 %

!

Verwenden Sie immer Jodsalz!

der Männer und 97 % der Frauen wären dann mit Jod unterversorgt.

Als häufigste Folge eines Jodmangels sind vor allem Schilddrüsenvergrößerungen („Kropf“) sehr oft anzutreffen – diese Veränderungen gehören zum medizinischen Alltag und kommen bei rund einem Drittel der Menschen hierzulande vor. Noch gravierender ist ein Jodmangel in der Schwangerschaft, denn er kann unbehandelt erhebliche Gesundheitsschäden beim Kind zur Folge haben.

Nahrungsmittel, die besonders viel Jod enthalten
Jodreich sind Fisch sowie Milch und Eier bei entsprechender Fütterung der Tiere.

Da Fisch ohnehin, wie schon ausgeführt, verstärkt konsumiert werden sollte und fettarme Milch zusätzlich die Kalziumzufuhr verbessert, gehören diese Nahrungsmittel regelmäßig auf den Tisch. Jodtabletten sollten aber nur nach Konsultation eines Arztes eingenommen werden, denn bei bestimmten Konstellationen kann eine gefährliche Schilddrüsenüberfunktion ausgelöst werden kann.

Selen – welche Rolle spielen Paranüsse?

Selenmangel ruft relativ unspezifische Beschwerden hervor, wie Konzentrationsschwäche, Reizbarkeit und Depressionen, sodass anhand der Symptome allein nicht eindeutig auf einen Mangel geschlossen werden kann. Die Versorgung in Deutschland liegt zwar meistens noch im Soll, aber eher im unteren Bereich, bedingt durch die Selenarmut im Boden. Vor allem Personen, die sich vegetarisch ernähren, und Menschen mit Magersucht oder Bulimie müssen besonders aufpassen.

Das Spurenelement Selen hat viele wichtige Funktionen im Stoffwechsel, u. a. benötigt die Schilddrüse Selen, um die Schilddrüsenhormone zu produzieren, außerdem dient es der Immunabwehr. Ohne ausreichendes Selen können über ein Drittel aller Enzyme im menschlichen Körper nicht funktionieren. Wichtig ist, dass Sie mit der Ernährung genug Selen aufnehmen.

!

Bei hohem LDL-Cholesterin vermindert Selen die Oxidation zum gefährlichen ox-LDL.

Nahrungsmittel, die besonders viel Selen enthalten
Fisch, Eier, Linsen und Spargel. Ein Tipp für alle, die etwas mehr für ihren Selenhaushalt tun möchten, sind Paranüsse: Mit einer einzigen Paranuss kann der gesamte Tagesbedarf an Selen natürlich und preiswert gedeckt werden.

Lebensmittel, die bereits aus anderen Gründen empfohlen werden, tragen oft dazu bei, Mikronährstoffen in ausreichender Menge zuzuführen. Gute Selenquellen sind Seefisch, der – wie schon gesehen – darüber hinaus reich an wichtigen Omega-3-Fettsäuren ist – ein weiterer Grund dafür, mindestens zweimal pro Woche Seefisch auf den Tisch zu bringen.

Häufiger wird Selen in Form von Präparaten eingenommen, da ihm eine vorbeugende Wirkung gegen Krebs zugeschrieben wird. Die Frage, ob solche Präparate nach dem aktuellen Stand zu empfehlen sind, muss verneint werden, nachdem die „Selenium and Vitamin E Cancer Prevention Trial Study“ (SELECT-Studie) aus dem Jahr 2008 bei über 35.000 Männern nachgewiesen hat, dass weder die zusätzliche Einnahme von Vitamin E noch von Selenpräparaten die Krebsrate vermindert, sondern ganz im Gegenteil unter diesen Präparaten mehr Fälle von Prostatakrebs (statistisch aber nicht signifikant) beobachtet wurden. Aus diesen Gründen empfehle ich jedem, sich über die hier beschriebenen Ernährungsgrundsätze – u. a. mit Seefisch –, auf natürlichem Weg mit Selen abzudecken und auf Selenpräparate zu verzichten.

L-Carnitin – legales Doping für jeden?

L-Carnitin ist eine körpereigene Substanz und gehört zu den auch im Leistungssport erlaubten Nahrungsergänzungsmitteln. Auch für Nichtleistungssportler kann eine Substitution mit L-Carnitin (500 bis 1000 mg täglich) in verschiedenen Situationen sinnvoll sein, vor allem bei hoher körperlicher Aktivität und Infektanfälligkeit.

Eine Schlüsselrolle kommt L-Carnitin bei der Verbrennung langkettiger Fettsäuren zu: Durch vermehrte Zufuhr von L-Carnitin könnte die Fettverbrennung angekurbelt und das Abnehmen beschleunigt werden. Diese Theorie wurde mehrfach überprüft, ein überzeugender Beweis dafür konnte jedoch nicht erbracht werden. Letztlich wird offenbar nur so viel abgenommen, wie Kalorien verbraucht werden, nicht mehr und nicht weniger – die Grundsätze der Physik lassen sich nicht austricksen.

Eine ganz andere Anwendung könnte sich aber beim Sport ergeben, denn hierbei ist eine Leistungssteigerung durch ein Mittel, das die Fettverbrennung fördert, gut denkbar. Vor allem bei sportlich Aktiven oder bei fleischarmer Ernährung kann L-Carnitin erniedrigt sein, was sich u. a. durch Leistungsabfall und Müdigkeit äußert. Da sportliche Aktivität und eine Reduktion des Fleischkonsums zur Normalisierung des Cholesterins beitragen und deshalb empfohlen werden, besteht teilweise die Gefahr eines L-Carnitinmangels. Kommt noch ein Eisenmangel hinzu, z. B. menstruationsbedingt bei Frauen, wird die L-Carnitinbildung weiter eingeschränkt. Ähnlich verhält es sich bei häufigen Infekten.

!

Schnellere Regeneration durch L-Carnitin.

Es gibt Hinweise auf eine Leistungssteigerung durch L-Carnitin um bis zu 20 %. Andere Untersuchungen lassen keinerlei Verbesserung der Leistung durch L-Carnitin erkennen. Es gibt Anzeichen dafür, dass sich die Leistung zwar nicht verbessert, aber die Regeneration nach stärkerer körperlicher Belastung schneller vonstatten geht.

In den 1980er-Jahren sorgte L-Carnitin für Furore und erfreute sich bei Sportlern großer Beliebtheit. Angeblich hat 1982 die italienische Nationalmannschaft bei der WM in Spanien L-Carnitin eingenommen – Italien wurde Weltmeister.

Nahrungsmittel, die L-Carnitin enthalten
Rind-, Schaf- und Hammelfleisch, Milch.

Bei ausgeglichener Ernährung, wie hier beschrieben, ist eine pauschale Gabe für jeden sicher nicht erforderlich, auch nicht mit dem Hintergrund, durch Erhöhung der Fettverbrennung die Blutfette zu senken oder das Abnehmen zu erleichtern, denn beides ist durch L-Carnitin nicht zu erreichen. Da Hinweise für eine LDL-Senkung durch L-Carnitin vorliegen und auch die Oxidation des LDL vermindert wird, kann die Einnahme von L-Carnitin individuell unter fachkundiger Anleitung erwogen werden.

!

L-Carnitin senkt das „böse" LDL und verhindert seine Oxidation.

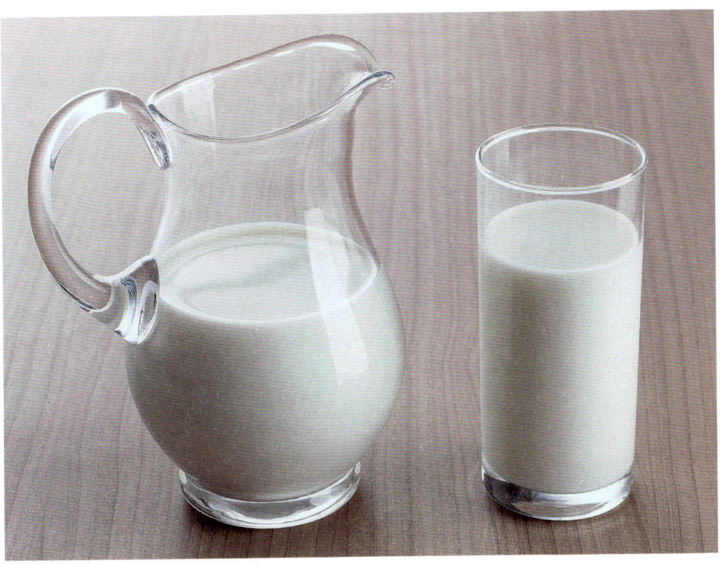

L-Carnitin ist als natürlicher Nahrungsmittelbestandteil z. B. in Milch vorhanden.

!

Chrom erhöht das „gute" HDL.

Chrom

Für die Funktion des Insulins ist Chrom ein zentrales Element. Damit greift dieses Spurenelement mitten in die Zentrale des Stoffwechsels ein. Studien belegen, dass Chrom dem Diabetes mellitus entgegenwirkt. In einer aufsehenerregenden Studie aus dem Jahr 1998 nahmen die Teilnehmer mit 400 µg Chrom-Picolinat in drei Monaten 5 kg mehr ab als diejenigen ohne diesen Zusatz. Überraschenderweise veränderte sich auch die Körperzusammensetzung: der Fettanteil ging zurück, während die Muskelmasse erhalten blieb.

Willkommene Auswirkungen auf die Blutfette lassen sich daraus ableiten: eine Verminderung des „bösen" LDL-Cholesterins und der Triglyceride sowie eine Erhöhung des „guten" HDL.

Nahrungsmittel, die viel Chrom enthalten
Brokkoli, Bierhefe, Vollkornprodukte, Gerste sowie Paranüsse.

AUFGABE

Nehmen Sie regelmäßig Nahrungsergänzungen zu sich?

____

Wie würden Sie sie nach den gelesenen Informationen bewerten?

____

Gibt es Mikronährstoffe, die Sie aufgrund Ihres jetzigen Wissens vermehrt zu sich nehmen?
Auf welche der beschriebenen Möglichkeiten könnten Sie das tun?

____

____

Vom Missbrauch der Vitamintabletten

Vitamine gehören ebenso wie Mineralstoffe und Spurenelemente zu den Mikronährstoffen. Sie sind essenziell und müssen über die Nahrung aufgenommen werden. Mit den „fünf am Tag" (siehe Seite 133) erreichen Sie auf natürlichem Weg Ihren Vitaminbedarf. Viele nehmen jedoch ausschließlich oder zusätzlich Vitamine in Form von Nahrungsergänzungsmittel ein.

Nachdem einige Beobachtungen dafür sprachen, dass die Oxidation des LDL-Cholesterins, ein chemischer Prozess im Körper, bei dem das „böse" LDL durch freie Radikale chemisch verändert wird, gesundheitsschädlich ist, hatte man sich von bestimmten Vitaminen, die der Oxidation entgegenwirken, einiges versprochen – vor allem eine Verringerung von Herzinfarkten und Krebserkrankungen. Jahrelang, teilweise noch bis in die heutige Zeit, werden zu diesem Zweck Vitamin E oder Vitamin C als Anti-

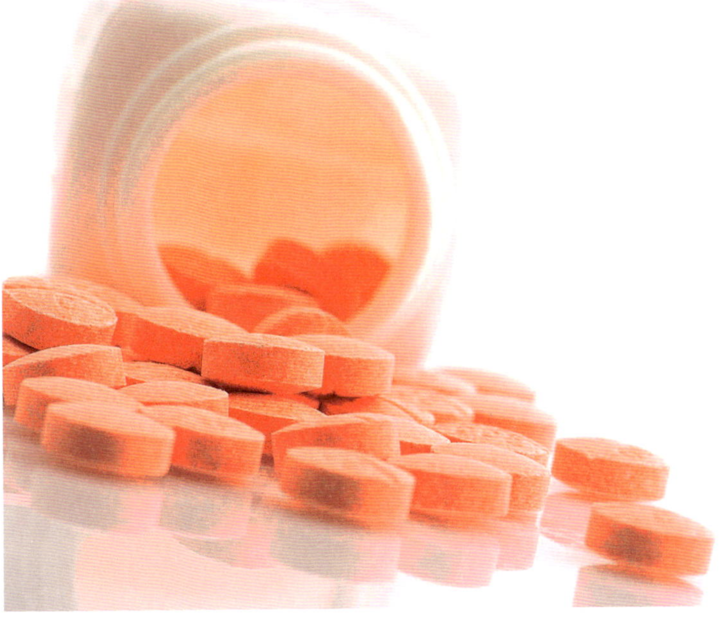

Die beliebten Vitaminpräparate sind alles andere als unbedenklich.

!

Vitamine: keine Risikosenkung in Studien.

oxidantien (also als Radikalfänger) eingesetzt. Der Nutzen ist theoretisch gut nachvollziehbar, oft lassen sich die tatsächlichen Reaktionen am menschlichen Organismus aber nicht sicher vorhersagen, sodass sich alle Maßnahmen in der Wirklichkeit erst beweisen müssen.

Wissenschaftler untersuchten in mehreren Studien, ob diese theoretischen Überlegungen tatsächlich eine Risikosenkung herbeiführen. So in einer kanadischen Studie mit über 9000 Teilnehmern, die im Jahr 2000 in dem renommierten „New England Journal of Medicine" veröffentlicht wurde. Die Teilnehmer erhielten Vitamin E oder eine Tablette ohne Wirkstoff (Placebo). Nach im Mittel 4,5 Jahren wurden die Ergebnisse bekannt: In der Vitamin-E-Gruppe erlitten 532 Personen einen Herzinfarkt, in der Vergleichsgruppe 524. Es stellte sich damit kein relevanter Unterschied für die Herzinfarktrate heraus, und genauso wenig unterschied sich die Gesamtsterblichkeit in beiden Gruppen.

Studie ist nicht gleich Studie
Es ist in der Medizin von großer Bedeutung, in welchem Journal eine Studie veröffentlicht wird, denn dies sagt auch einiges über ihre Qualität aus. Wesentlich ist, dass die jeweiligen Artikel von fachkundigen und unabhängigen Wissenschaftlern vor der Veröffentlichung geprüft werden und wirtschaftliche Interessen bei der Publikation keine Rolle spielen – Bedingungen, die sich am besten in renommierten Fachjournalen finden und die größte Gewähr für Objektivität und Qualität bieten.

In der „Heart Outcomes Prevention Study" (HOPE-Studie) mit über 10.000 Teilnehmern traten unter Vitamin-E-Gabe 11,2 % Herzinfarkte auf, in der Vergleichsgruppe mit Placebo 11,0 %. Die Sterblichkeit war erneut identisch. Eine schützende Wirkung gegen Herzinfarkte oder eine auch nur angedeutete Lebensverlängerung lässt sich in diesen großen Studien unter Vitamin E nicht erkennen.

Betacarotin und Vitamin A werden ebenso als Mittel gegen Oxidationsstress, Herzinfarkt und Krebs gehandelt. Was diese Mittel in der Praxis erbringen, untersuchte die große „Beta-Carotene and Retinol Efficacy Trial Study" (CARET-Studie) mit 18.314 Personen. Während es bei den davor genannten Studien noch zusammenfassend hieß „Sie haben zwar nicht genutzt, aber auch nicht geschadet", war das diesmal anders. Die Ergebnisse erschütterten Experten ebenso wie Nichtfachleute, denn es stellte sich heraus, dass Vitamin A und Betacarotin nicht nur unwirksam waren, unter Vitamin A stellte sich bei früheren und aktuellen Rauchern sowie nach Asbestgefährdung eine um 28 % höhere Rate für Lungenkrebs heraus. Auch die Gesamtsterblichkeit lag in der Gruppe, die einen Vitaminersatz einnahm, 17 % höher als in der Vergleichsgruppe.

> !
>
> Raucher und ehemalige Raucher sind durch Vitamin-E-Zugabe gefährdet und sollten solche Präparate vermeiden.

Die Wirkung von Betacarotin, einer Vorstufe von Vitamin A und Alpha-Tocopherol (eine Art Vitamin E), wurde in einer weiteren Studie, der „Alpha-Tocopherol, Beta-Carotene Cancer Prevention Study" (ATBC-Studie), mit über 29.000 Teilnehmern zwischen 1985 und 1993 überprüft. Unter der Einnahme von Betacarotin erlitten 18 % mehr Teilnehmer Lungenkrebs, es verstarben 8 % mehr als ohne Vitaminergänzung. Darüber hinaus stieg auch das Risiko für Herzerkrankungen bei denjenigen, die eine Vitaminergänzung täglich einnahmen.

Ohne hier alle Studien bezüglich der Vitaminzufuhr zu diskutieren, lässt sich ganz sicher sagen, dass eine künstliche Vitaminzufuhr nicht, wie oft gemeint, absolut harmlos ist und vielleicht etwas nützt. Eine unkritische Vitaminsubstitution kann sehr wohl schaden und sollte, wenn nötig, nur unter ärztlicher Überwachung erfolgen. Gerade bei erhöhtem Cholesterinspiegel wäre aus theoretischen Überlegungen heraus eine Vitaminzufuhr, vor allem aus der Überlegung heraus, die Oxidation des LDL zu redu-

> !
>
> Unkritische Vitaminergänzung kann schaden.

zieren, durchaus sinnvoll, muss aber anhand dieser Ergebnisse eindeutig als schädlich bewertet werden. Angesichts der möglichen Risiken sollte von der sehr verbreiteten Einnahme von Vitaminpräparaten ohne klare medizinische Notwendigkeit Abstand genommen werden.

Die beliebten Vitaminpräparate sind also alles andere als unbedenklich, sodass stattdessen eine Ernährung mit reichlich Obst und Gemüse und ebenso Nüssen zu empfehlen ist, die neben Vitaminen Hunderte weiterer Mikronährstoffe enthält, die sich in dieser Kombination nicht mit einfachen Vitaminpräparaten ersetzen lassen. Da Vitamine und andere sekundären Pflanzenstoffe in der Nahrung kombiniert auftreten und wirken, scheint dies der Grund dafür zu sein, dass sich in Untersuchungen beeindruckende Vorteile bei obst- und gemüsereicher Ernährung ergeben, nicht aber für Vitaminpräparate.

Vitamine: in natürlichen Lebensmitteln effektiver als in isolierten Präparaten.

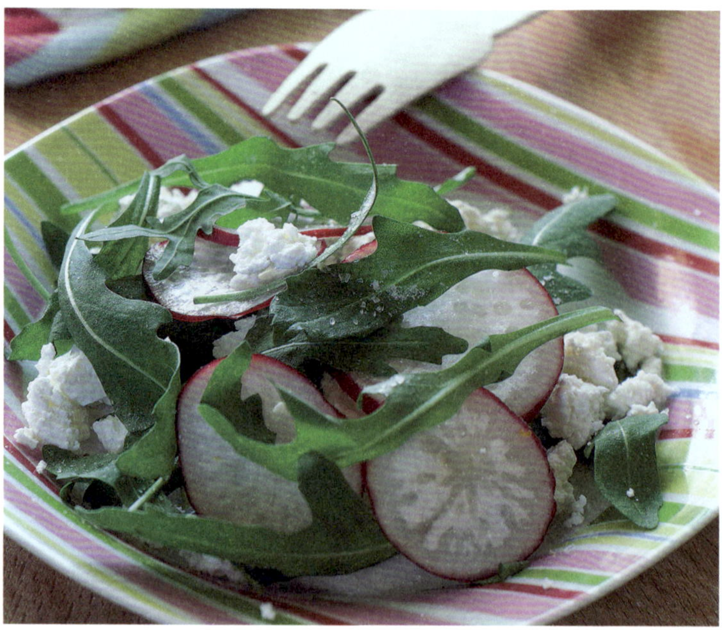

Neuere Risikofaktoren – die Gefahr kommt aus vielen Richtungen

Nach einem überstandenen Herzinfarkt sind Patienten immer wieder verdutzt: „Wie konnte es mich treffen? Mein Cholesterin war immer in Ordnung, ich rauche nicht und lebe auch sonst gesund." Es ist tatsächlich keine Seltenheit, dass trotz unauffälligem Cholesterinspiegel und in vielen Fällen auch ohne erkennbare Risikofaktoren ein Herzinfarkt oder Schlaganfall wie ein Blitz aus heiterem Himmel einschlägt. Bisweilen finden sich doch Teilursachen, wenn man weitere neuere Risikofaktoren bestimmt, die gleich vorgestellt werden.

> !
> Hinter familiär gehäufter Arteriosklerose verbergen sich nicht selten die weniger bekannten Risikofaktoren.

Im Gegensatz zu den schon beschriebenen Risikofaktoren sind die folgenden weniger bekannt, werden seltener bestimmt und sind auch schwieriger zu behandeln. Die Bestimmung dieser Risikofaktoren leistet auch dann eine wertvolle Hilfe, wenn der Cholesterinspiegel an der Obergrenze liegt, um über eine Behandlung mit Medikamenten zu entscheiden.

Der Ausdruck „neuer" für diese Risikofaktoren ist eigentlich nicht ganz zutreffend, da sie teilweise schon lange bekannt sind, aber doch ganz passend, nachdem sie erst in neuerer Zeit zunehmend beachtet werden.

Lipoprotein a, der Komplize des LDL

Während die bekannten Risikofaktoren kontrolliert und bekämpft werden, treibt das Lipoprotein a meist unbehelligt sein Unwesen. Es ist dem „bösen" LDL-Cholesterin sehr ähnlich und steigert außerdem die Gerinnselbildung im Blut. Seit Längerem ist bekannt, dass ein erhöhtes Lipoprotein a ebenfalls das Risiko vor allem für Herzinfarkte und Schlaganfälle erhöht. Entsprechende Studien stammen aus dem Beginn der 1980er-Jahre, während schon in den 60ern das Lp(a) beschrieben wurde. Je höher das Lp(a), desto höher auch das Risiko, einen Herzinfarkt zu erleiden. Unter den 5 % der Bevölkerung mit den höchsten Werten

!

Jeder Fünfte hat erhöhte Werte.

steigt das Herzinfarktrisiko auf das etwa Vierfache. Als erhöht gilt ein Wert über 30 mg/dl; wünschenswert ist ein Spiegel unter 20 mg/dl. Patienten, die in jüngeren Jahren – unter 50 Jahren – eine Erkrankung der Herzkranzgefäße entwickeln, lassen in mehr als einem Viertel der Fälle eine ausgeprägte Erhöhung des Lp(a) über 50 mg/dl erkennen.

Leider ist das Lipoprotein a aber nicht so gut zu senken wie das LDL-Cholesterin. Außerdem lässt es sich nicht durch die Ernährung beeinflussen. Die Höhe des Wertes ist genetisch bestimmt und bleibt lebenslang gleich – mit Ausnahme eines gewissen Anstiegs bei Frauen nach der Menopause.

Auch beim Lp(a) scheint die oxidierte Form schädlicher zu sein. Antioxidative Nahrungsmittel (siehe Seite 169) reduzieren diesen Vorgang. Nur bestimmte Krankheiten können das Lp(a) verändern: z. B. erhöhen sich die Werte bei schwerer Nierenfunktionsstörung deutlich und vermindern sich bei Leberfunktionseinschränkungen. Auch Hormone beeinflussen den Lp(a)-Spiegel, was man sich aber nicht für eine Behandlung zunutze machen kann.

Wenn Sie einen hohen Lp(a)-Wert aufweisen, sollten die übrigen Risikofaktoren strikter behandelt werden, um auf diesem Weg das gesamte Risikoprofil zu minimieren. Das bedeutet nicht, dass Sie automatisch ein Medikament erhalten müssen, aber es empfiehlt sich, die nicht medikamentösen Strategien konsequent zu verfolgen und früher als sonst bei entsprechendem Risikoprofil auf erprobte Medikamente zurückzugreifen.

Ein Therapieversuch kann mit Nikotinsäurepräparaten unternommen werden, die das Lipoprotein a um etwa 25 %, gelegentlich um bis zu 50 % senken. Wie sich diese Senkung auf das Risikoprofil auswirkt, wird momentan noch näher erforscht.

Frühere Hinweise, wonach besonders bei LDL-Werten über 150 mg/dl das Risiko eines erhöhten Lp(a) bestand, werden auch heute noch häufiger gehört, ließen sich aber in aktuellen Studien, wie der großen Kopenhagener Untersuchung, nicht bestätigen. Ein höheres Lp(a) ist auch schon bei niedrigeren LDL-Werten mit relevantem Risiko verbunden. Daher soll das Lp(a) nicht nur bei Personen ab einem bestimmten LDL gemessen werden.

!

Lipoprotein a als Ursache für unklare familiäre Häufungen von Herzinfarkten.

Interessant ist die Feststellung in der „Prospective Cardiovascular Munster Study“ (PROCAM-Studie) aus Münster, wonach erst ab einem LDL von 130 mg/dl ein höheres Lp(a) das Herzinfarktrisiko ansteigen lässt, nicht aber bei einem LDL unter 130 mg/dl. Bei Werten für das LDL, die darüber liegen, verdoppelt sich das Herzinfarktrisiko, wenn das Lp(a) über 20 mg/dl beträgt. Auch wenn vermutlich die 130 mg/dl keine absolute Grenze bilden und höhere Lp(a)-Werte sicherlich noch andere Ergebnisse ergeben, erscheint es sinnvoll, das LDL in vielen Fällen wenigstens unter 130 mg/dl zu senken, wenn das Lp(a) erhöhte Werte aufweist.

Das effektivste derzeit verfügbare Verfahren, um das Lipoprotein a zu senken, ist eine spezielle „Blutwäsche“, LDL-Apherese genannt (siehe Seite 206), die eine Senkung um mehr als 60 % erzielt. Dieses Verfahren ist jedoch sehr aufwendig, sodass es nur selten zum Einsatz kommt, z. B. wenn sonst nichts mehr hilft.

Meiner Meinung nach sollte dieser Risikofaktor in jedem Fall bestimmt werden, wenn eines oder sogar mehrere der Hauptrisikofaktoren vorhanden sind, eine Erkrankung des Gefäßsystems schon in Erscheinung getreten ist oder wenn sich bei Verwandten ersten Grades in frühen Jahren eine solche Erkrankung entwickelt hat. Da dieser Wert zeitlebens konstant bleibt, abgesehen von einer möglichen Erhöhung bei Frauen nach der Menopause, ist in den meisten Fällen eine einzige Messung ausreichend. Ein Raucher mit hohem Blutdruck und einem Lipoprotein a über 120 mg/dl trägt das erhebliche Risiko von 35 %, in den nächsten zehn Jahren einen Herzinfarkt zu erleiden.

Die Bestimmung dient dazu, eine Prognose zu erhalten sowie die übrigen Risikofaktoren noch konsequenter zu behandeln. Außerdem kann dann unter Einsatz eines Nikotinsäurepräparates ein hohes Risiko merklich reduziert werden. Die beste Strategie muss im Einzelfall mit einem in der Lipidbehandlung erfahrenen Arzt festgelegt werden.

Anhand der folgenden Tabellen können Sie den Wert Ihres Lipoprotein a selbst einschätzen (Tabellen gemäß den Daten aus der „Copenhagen City Heart Study“, veröffentlicht in „Circulation“ 2008).

Frauen

LIPOPROTEIN A (mg/dl)	HERZINFARKTRISIKO (GEGENÜBER DEM DURCHSCHNITT)
<5	Niedrig (1,0)
5–29	Durchschnittlich (1,1)
30–84	Um 70 % erhöht (1,7)
85–119	Mehr als doppelt so hoch (2,6)
>120	Mehr als dreimal so hoch (3,6)

Männer

LIPOPROTEIN A (mg/dl)	HERZINFARKTRISIKO (GEGENÜBER DEM NIEDRIGSTEN RISIKO)
<5	Niedrig (1,0)
5–29	Um 50 % erhöht (1,5)
30–84	Um 60 % erhöht (1,6)
85–119	Mehr als doppelt so hoch (2,6)
>120	Mehr als dreimal so hoch (3,7)

Homocystein – schädlich und trotzdem lieber in Ruhe lassen?

Menschen mit einem hohen Homocysteinspiegel entwickeln wesentlich häufiger Herzinfarkte, Schlaganfälle und auch Thrombosen, d. h. Blutgerinnsel der Venen. Homocystein ist eine Aminosäure, also ein Grundbaustein von Eiweißen, die im Stoffwechsel wichtige Funktionen ausübt. Normal sind Werte bis 10 µmol/l, als erhöht werden solche ab 13 µmol/l angesehen.

!

Nutzen der Vitamingabe umstritten.

Da sich der Homocysteinspiegel durch Vitamine senken lässt – wie Folsäure, Vitamin B_6 und B_{12} –, klingt es logisch, dass man Vitamine bei erhöhtem Spiegel nehmen kann. Leider sind die Verhältnisse beim Homocystein aber nicht so einfach und bis in die heutige Zeit Gegenstand von Disputen. In mehreren Studien wurde untersucht, ob eine Senkung des Homocysteins mit den genannten Vitaminen und mit Folsäure auch das Risiko für Herzinfarkte und Schlaganfälle verringert. An der bis dahin größten Studie hierzu nahmen 5522 Personen teil. Im Jahr 2006 sind die mit Spannung erwarteten Ergebnisse erschienen: Das Homocystein ging mit den genannten Vitaminen um etwa 25 % zurück. Nun aber das Entscheidende: Die Rate an Herzinfarkten und die Gesamtsterblichkeit waren mit und ohne Behandlung identisch; ein Nutzen der Vitamingabe konnte wieder nicht belegt werden.

Ebenso wurden im Jahr 2010 die Ergebnisse gleich zweier großer Studien zum Homocystein bekannt gegeben. Die im Mai 2010 veröffentlichte „VITamins TO Prevent Stroke Study" (VITATOPS-Studie) mit 8164 Teilnehmern ergab eine Senkung des Homocystein um 25 % unter Vitamin B_6, B_{12} und Folsäure – ohne dass sich die Anzahl an Schlaganfällen, Herzinfarkten oder Todesfällen wegen Kreislauferkrankungen mit oder ohne Behandlung unterschied. Gleiches stellte sich auch in der noch größeren „SEARCH-Studie", die 12.064 Personen einschloss, heraus.

Schließlich verglichen Wissenschaftler in einer renommierten Übersicht des Cochrane-Netzwerkes alle acht wichtigen bislang hierzu durchgeführten Studien, sammelten die Daten der 24.210

!

B-Vitamine schützen auch gegen Demenz.

Teilnehmer dieser Studien und kamen zusammenfassend zu dem Ergebnis, dass nach den vorliegenden Daten, die Homocysteinsenkung mittels Vitaminzufuhr keine Senkung des Risikos für Herzinfarkte, Schlaganfälle oder der Gesamtsterblichkeit bewirkt. Auch wenn nur Teilnehmer mit erhöhtem Homocysteinspiegel berücksichtigt wurden, ergab sich kein Vorteil einer Behandlung.

Ungeklärt bleibt noch, warum ein höherer Homocysteinspiegel zwar mit ein höheres Risiko bedeutet, die Senkung des Homocysteins aber keinen Vorteil erbringt. Die Daten hierzu sind aber so erdrückend, dass nach dem aktuellen Stand der Wissenschaft keine Basis für eine Senkung mittels der genannten Vitamine und Folsäure vorhanden ist. Sicherlich empfehle ich aber jedem, auf eine ausreichende Zufuhr speziell dieser Vitamine (Folsäure, Vitamin B_{12} und B_6) zu achten.

Hering enthält sowohl Vitamin B_6 als auch Omega-3-Fette.

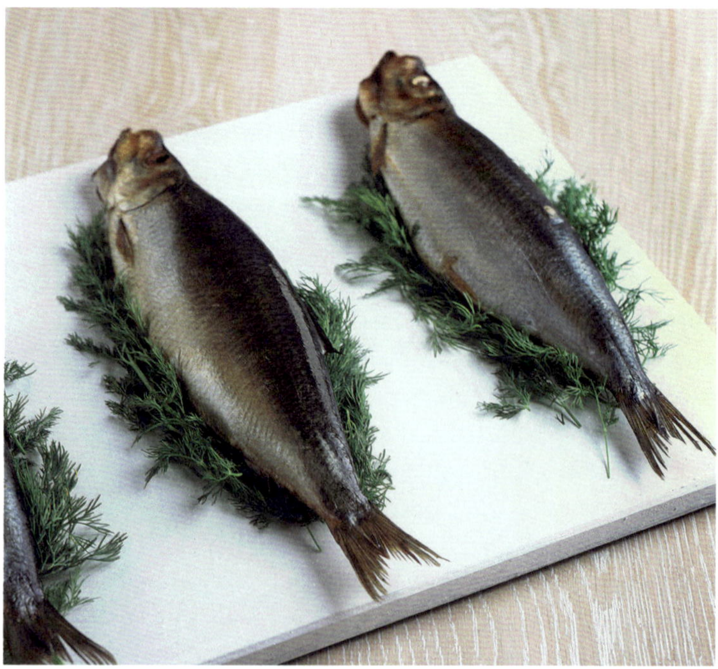

Wenn Herzinfarkt, Schlaganfall oder Thrombose nicht zu erklären ist, kann die Messung des Homocysteins im Blut eventuell einen Hinweis geben. Bei erhöhten Werten rate ich zunächst zu intensiven Bemühungen mittels einer Ernährungsumstellung. Die übrigen beeinflussbaren Risikofaktoren sollten dann noch konsequenter reduziert werden. Sicherlich gut und unbedenklich ist es, mit der Nahrung die Vitaminaufnahme zu steigern. So finden Sie Vitamin B_6 u. a. in Hering und Thunfisch. Beide sind auch wegen ihres hohen Anteils an Omega-3-Fetten sehr zu empfehlen. Weiter sind in Hülsenfrüchten, Avocado, Banane, Huhn und Rinderfilet größere Mengen enthalten. Folsäure kommt in höheren Mengen in Vollkornbrot, Hülsenfrüchten, Kohl, Spinat, Brokkoli und Endivien vor.

!

Nicht nur Herzinfarkte, auch Thrombosen werden durch erhöhte Homocysteinwerte gefördert.

HS-CRP – der Shootingstar

Das C-Reaktive-Protein (CRP) ist ein Wert im Blut, der bei Entzündungen im Körper ansteigt. Das gilt für Entzündungen durch Bakterien, wie bei einer Lungenentzündung, oder durch rheumatische Erkrankungen. Das hochempfindliche CRP gehört zu den neueren Risikomarkern in der Kardiologie, denn es hat sich gezeigt, dass Personen mit erhöhtem HS-CRP ein gesteigertes Risiko für Herzinfarkte erkennen lassen. Ebenso sind cholesterinsenkende Medikamente aus der Gruppe der Statine in der Lage, diesen Wert zu senken. Vor allem in Grenzfällen kann dieser Wert hinzugezogen werden, um über eine medikamentöse Cholesterinsenkung zu entscheiden.

Bedeutung der HS-CRP-Werte

Geringes Risiko:	unter 1,0 mg/l
Mittleres Risiko:	1,0 bis 3,0 mg/l
Hohes Risiko:	über 3,0 mg/l

!

Statine hemmen wahrscheinlich auch den Entzündungsprozess in den Gefäßen.

Eine groß angelegte Untersuchung erbrachte diesbezüglich verblüffende Resultate. Es wurde mit 17.802 Teilnehmern in der „Justification for the Use of Statins in Prevention: an Intervention Trial Evaluating Rosuvastatin Study“ (JUPITER-Studie) untersucht, welchen Effekt das cholesterinsenkende Medikament Rosuvastatin bei erhöhtem HS-CRP ausübt – wohlgemerkt, ohne dass das „böse“ LDL-Cholesterin erhöht sein musste. Die gesunden Männer und Frauen mit niedrigem LDL-Cholesterin, aber mit erhöhten Werten für das HS-CRP erhielten den Cholesterinsenker Rosuvastatin oder ein Scheinmedikament (Placebo). Die Gesamtsterblichkeit sank in der Behandlungsgruppe um 20 %. Das Risiko, einen Herzinfarkt oder Schlaganfall zu erleiden, ging um mehr als 45 % zurück.

Das Erstaunliche ist, dass ein Medikament, das primär für die Cholesterinsenkung eingesetzt wird, offenbar auch bei Personen mit niedrigem LDL-Cholesterin, aber erhöhtem Entzündungswert, das Herzinfarktrisiko und sogar die Sterblichkeit senkt. Ich würde nicht so weit gehen und jedem Patienten eine Messung des HS-CRP empfehlen, in Zweifelsfällen bietet dieser neuere Wert aber eine Hilfe für die Entscheidung, ob Medikamente erforderlich sind oder nicht.

Fibrinogen – Gerinnung und Cholesterin

Fibrinogen ist es ein unverzichtbarer Gerinnungsfaktor, ohne den wir nicht überleben könnten. Dennoch – ist es erhöht, steigt das Risiko für Herzinfarkte, Schlaganfälle und andere schwere Herz-Kreislauf-Erkrankungen. Dabei hat es sich als unabhängiger Risikofaktor herausgestellt und nicht bloß als Begleiterscheinung anderer Risikofaktoren. Etliche Gegebenheiten, wie Entzündungen, beeinflussen die Höhe des Wertes. Fibrinogen lässt das Blut dickflüssiger (visköser) werden, wodurch sich seine Fließeigenschaften vermindern. Außerdem begünstigt es die Gerinnselbildung, die beim Herzinfarkt im Mittelpunkt des Geschehens steht.

Werte über 300 mg/dl sind als erhöht anzusehen, wobei sich das Risiko für einen Herzinfarkt oder Schlaganfall und auch die Sterblichkeit pro 100 mg/dl in etwa verdoppelt, wie sich in einer Analyse von 31 Studien mit über 150.000 Teilnehmern herausstellte.

Mäßiger Alkoholkonsum senkt das Fibrinogen um 20 mg/dl. Das Herzinfarktrisiko geht um 25 %, die Gesamtsterblichkeit um 13 % zurück.

Das Fibrinogen lässt sich durch Fibrate (siehe Seite 237) senken, wobei bisher nicht sicher ist, ob das auch einen Nutzen erbringt. Es bietet aber für Patienten, die wegen hoher Neutralfette (Triglyceride) ein Fibrat nehmen, einen zusätzlichen Vorteil.

Auch Omega-3-Fettsäuren drängen den Fibrinogen-Spiegel etwas zurück – ein Grund mehr, regelmäßig zu fettreichen Fischsorten zu greifen. Die wichtigste Maßnahme bei erhöhtem Fibrinogen ist aber, die weiteren gut untersuchten und veränderbaren Risikofaktoren so niedrig wie möglich zu halten.

!

Fibrinogen begünstigt die Bildung von Blutgerinnseln.

Wie genau ist die Cholesterinmessung?

Angenommen, Sie lassen Ihre Lipide bestimmen und erhalten für das „böse“ LDL einen Wert von 162 mg/dl. Nach acht Wochen lassen Sie den Wert kontrollieren, weil Sie vor der ersten Messung etwas „gesündigt“ haben – das Ergebnis lautet jetzt 171 mg/dl. Liegt der Wert jetzt höher als beim ersten Mal oder schwanken die Werte einfach so stark? Um die Werte der Cholesterinmessung und allgemein die Bestimmung der Lipide richtig einordnen zu können, sollten Sie verstehen, wo die Unsicherheiten und Ungenauigkeiten liegen und welche Schwankungen normal sind.

Meistens wird das LDL-Cholesterin nicht direkt gemessen, sondern aus dem Gesamtcholesterin, dem HDL und aus den Triglyceriden, berechnet. Dabei wird es indirekt nach der sogenannten Friedewald-Formel ermittelt:

!

Eine direkte LDL-Messung ist genau, aber auch teuer.

LDL-Cholesterin = Gesamtcholesterin minus HDL-Cholesterin minus Triglyceride dividiert durch 5, bei höheren Triglyceriden durch 8.

Dieses Verfahren führt vor allem dann zu Ungenauigkeiten, wenn die Triglyceride hoch sind. Die direkte LDL-Messung ist demgegenüber natürlich genauer, aber auch teurer, und wird deshalb nicht routinemäßig durchgeführt. Da auch das Gesamtcholesterin selbst schwankt, sind Unterschiede von ca. 10 % bei wiederholten Messungen keine Seltenheit. Eine Differenz zwischen zwei Messungen in dieser Größenordnung liegt im Rahmen der Messungenauigkeit und beweist keine Änderung. Somit liegen die am Anfang des Abschnittes genannten Werte mit einer Abweichung von knapp 6 % noch im Bereich der Messungenauigkeit und beweisen keine Verschlechterung des LDL-Cholesterins.

Um eine möglichst genaue Messung zu erzielen, sollten Sie zwölf Stunden vor der Blutentnahme nichts essen. Dies liefert für die Cholesterinmessung sicher die aussagekräftigsten Ergebnisse, für die Triglycerid-Messung aber nach neueren Daten nicht unbedingt. Hierbei scheint der Anstieg nach Nahrungsaufnahme besser mit dem Risiko übereinzustimmen als der Nüchternwert. Deshalb sollten Sie bei Triglyceriden im Grenzbereich den Wert auch nach einer durchschnittlichen Mahlzeit messen. Diese Daten bedürfen aber noch weiterer Bestätigung, eventuell muss die Nahrungsaufnahme standardisiert werden, wie es z. B. beim Traubenzuckertoleranztest (Glukosetoleranztest) zur Diabetesdiagnose schon lange der Fall ist.

Das metabolische Syndrom oder das tödliche Quartett

Oft wird das metabolische Syndrom als das tödliche Quartett, Wohlstandssyndrom, Syndrom X oder als Reavan-Syndrom bezeichnet – all diese Ausdrücke bezeichnen stets dasselbe Krankheitsbild oder besser gesagt die gleichen Symptome. Obwohl dieses wichtige Thema in regelmäßigen Abständen in Zeitschriften und in der Tagespresse angesprochen wird, gibt es keine allgemein gültige Erklärung für dieses Krankheitsbild. Ein Grund dafür ist, dass es verschiedene Definitionen gibt, sodass ein Teil der Betroffenen nach einer dieser Definitionen die Erkrankung aufweist, nach einer anderen dagegen nicht.

Seit Langem wurde beobachtet, dass bestimmte Symptome – gestörter Zuckerstoffwechsel oder Diabetes mellitus, Übergewicht (vor allem bauchbetont), krankhaft veränderte Lipide im Blut sowie Bluthochdruck – häufig miteinander vergesellschaftet sind und ein hohes Risiko für Herz-Kreislauf-Erkrankungen darstellen. Diese Beobachtung fasste im Jahr 1988 Reavan zusammen, wobei die genaue Definition oft verändert wurde.

! Magnesium schützt wirksam vor dem metabolischen Syndrom.

Im Mittelpunkt der Störung stehen die folgenden vier Symptome:

- Bauchbetontes Übergewicht,
- Diabetes mellitus oder Vorstufen davon,
- Fettstoffwechselstörung und
- Bluthochdruck.

Schließlich unternahmen mehrere amerikanische Gesellschaften 2009 den Versuch, die unterschiedlichen Definitionen zu vereinheitlichen und erarbeiteten die folgende Definition:

- Triglyceride über 150 mg/dl,
- HDL-Cholesterin unter 40 mg/dl bei Männern oder 50 mg/dl bei Frauen,
- Blutdruck über 130/85 mmHg,
- Nüchtern-Blutzucker über 100 mg/dl,
- erhöhter Taillenumfang (Männer 102 cm oder mehr, Frauen über 88 cm oder mehr).

Wenn drei dieser fünf Kriterien zutreffen, wird vom metabolischen Syndrom gesprochen.

Diese besonders tückische Kombination ist alles andere als selten. Nach einer Erhebung des Robert Koch-Instituts ist in Deutschland jeder Vierte betroffen. Besonders für Betroffene sind größere Mengen an Kohlenhydraten anstelle von Fett, so wie es früher und teilweise auch noch heute empfohlen wird, von Nachteil und verschlechtern die Stoffwechsellage weiter.

Empfehlenswert ist eine Einschränkung der Kohlenhydrate, die rasch im Blut aufgenommen werden, zugunsten langsam resorbierbarer Kohlenhydrate und zugunsten gesunder, ungesättigter Fette – ohne die verbrauchte Kalorienmenge zu überschreiten.

So sind Olivenöl und Nüsse gemäß der spanischen „Prevención con Dieta Mediterránea Study" (PREDIMED-Studie) wirksamer gegen das metabolische Syndrom als eine fettarme Diät – und das ohne Gewichtszunahme.

Die in diesem Buch beschriebenen Methoden unterstützen Sie bei der Bewältigung des metabolischen Syndroms.

Die familiäre Cholesterinerhöhung

> **!** Die familiäre Cholesterinerhöhung ist eine häufige Stoffwechselstörung.

Hohe Cholesterinwerte können auch erblich sein. Von dieser familiären Cholesterinerhöhung, in der Fachsprache als familiäre Hypercholesterinämie bezeichnet, ist etwa jeder 300. betroffen, sodass diese Erkrankung zu den häufigsten Stoffwechselstörungen zählt. Die Ursache liegt in einer Veränderung der „Andockstellen", der sogenannte Rezeptoren, für das „böse" LDL an der Zellmembran. Das LDL kann aus dem Blut nur schleppend in die Zellen aufgenommen werden, sodass es länger im Blut verbleibt und die LDL-Konzentration ansteigt.

Bei dieser häufigen Form liegen die Cholesterinwerte meistens zwischen 300 und 600 mg/dl. Allerdings gibt es deutlich schwerere Formen, die sehr selten sind. Die Betroffenen haben Cholesterinwerte von 600 bis 1200 mg/dl. Unbehandelt führen diese extrem erhöhten Cholesterinwerte zu einer sehr frühzeiti-

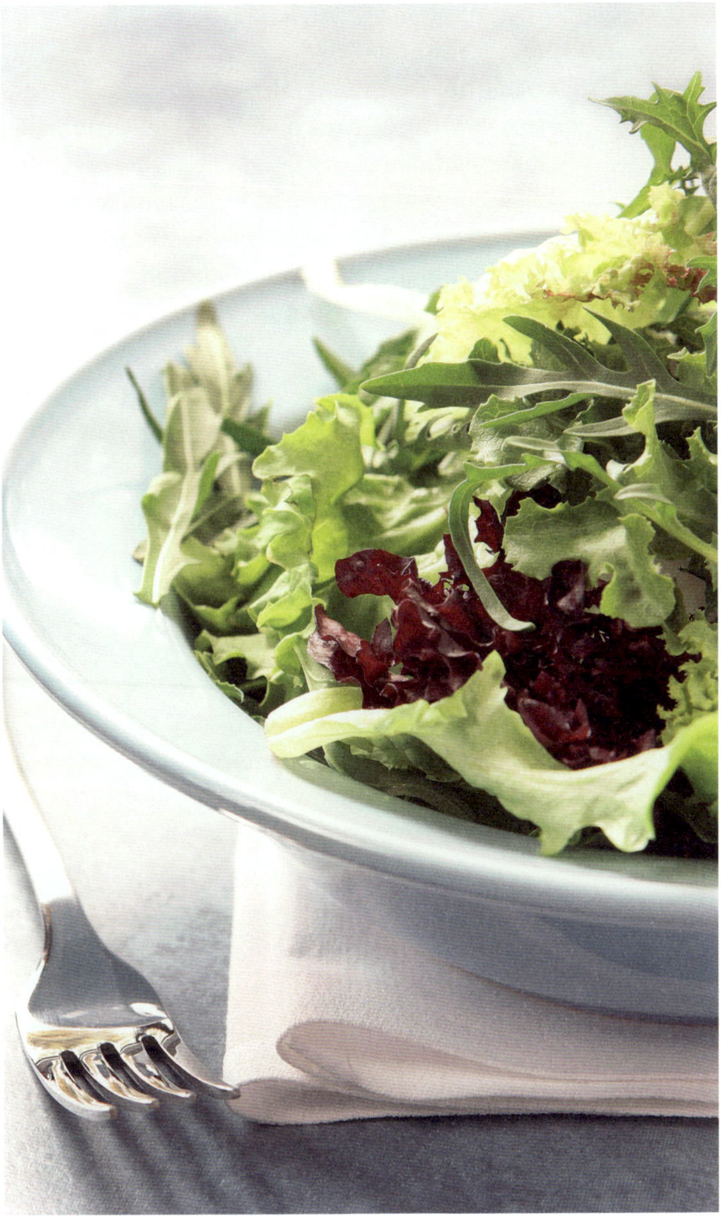

Sie können das metabolische Syndrom durch bewusste, gesunde Ernährung vermeiden.

gen Erkrankung der Herzkranzgefäße – die Lebenserwartung liegt bei unter 20 Jahren.

Wenn bei Ihnen Cholesterinwerte in den genannten Größenordnungen vorliegen, sollten Sie auch an die Möglichkeit einer familiären Cholesterinerhöhung denken. Verwandte ersten Grades, z. B. Kinder, sollten untersucht werden, damit rechtzeitig eine Behandlung begonnen werden kann. Heutzutage ist eine effektive Behandlung mittels einer speziellen Blutwäsche möglich, der LDL-Apherese.

AUFGABE FÜR DIESE WOCHE

Welche weiteren Risikofaktoren liegen bei Ihnen vor?

____

Welche der vorgeschlagenen Strategien zur Senkung dieser Risikofaktoren werden Sie ergreifen?

____

Nehmen Sie sich für diese Punkte eine Woche Zeit und lesen bei Bedarf das Kapitel noch einmal durch. Nur wenn Sie sich die nötige Zeit nehmen, werden die Grundsätze in Fleisch und Blut übergehen. Lesen Sie daher das Kapitel mindestens drei Mal während dieser Woche und notieren Sie sich hier die wichtigsten Stichworte für Ihre praktische Anwendung:

____

____

____

____

____

____

8. WOCHE

Durch Abnehmen das Cholesterin senken

Die Folgen von Übergewicht

Lipide im Blut stehen in engem Zusammenhang mit dem Körpergewicht: Je höher das Körpergewicht, desto weiter steigen der Cholesterinspiegel und stärker noch die Triglyceride im Blut. Zu allem Übel nimmt im gleichen Zug das „gute" HDL mit ansteigendem Körpergewicht deutlich ab, wodurch sich das LDL- zu HDL-Verhältnis noch weiter verschlechtert.

Ein bestimmtes Enzym, das die Fettsäuren aus dem Fettgewebe löst, steigt mit zunehmendem Gewicht, sodass mehr Triglyceride in das Blut gelangen und sich der Triglyceridspiegel schließlich erhöht. Die Verhältnisse normalisieren sich wieder, wenn das Übergewicht nicht mehr besteht – ein Grund mehr, sein Gewicht zu reduzieren.

Laut Statistischem Bundesamt waren 2009 mehr als die Hälfte der erwachsenen Bevölkerung übergewichtig. Jeder Siebte hatte starkes Übergewicht, in der Fachsprache als Adipositas bezeichnet. Hauptursache für Übergewicht sind eine falsche Ernährung sowie Bewegungsmangel. Die überwiegend sitzende Tätigkeit erschwert es vielen Menschen, ein normales Gewicht zu halten.

Übergewicht erhöht nicht nur die Lipide, sondern alle Risikofaktoren beträchtlich. Auch der Blutdruck steigt merklich, wie eine große Untersuchung (Framingham-Studie) gezeigt hat. Bluthochdruck kommt bei Menschen mit Übergewicht mehr als sechsmal häufiger vor als bei als Personen mit normalem Gewicht.

> **!**
> Übergewicht erhöht alle Risikofaktoren.

Neben der Blutdruckerhöhung birgt Übergewicht weitere erhebliche Gesundheitsrisiken: Oft ist Diabetes mellitus eine Folge, ebenso stehen die Gelenke bei Übergewicht unter Dauerbelastung und können erhebliche Schäden nehmen.

Abnehmen zahlt sich sogar in Lebensjahren aus: Bei über 28.000 Frauen zwischen 40 und 64 Jahren zeigte sich nach einer Gewichtsreduktion von 9 kg eine um ein Viertel niedrigere Sterblichkeit. Trotz aller Versprechen, die häufiger in der Werbung zu hören sind, funktioniert eine Gewichtsreduktion auf Dauer nur mit einer Ernährungsumstellung und einer Steigerung der körperlichen Aktivität.

Das Körpergewicht richtig bewerten

Das eigene Empfinden dafür, wann man zu viel wiegt und was noch tolerabel ist, unterscheidet sich von Mensch zu Mensch. Objektive Messungen und Vergleichswerte zeigen, welches Gewicht der Gesundheit schadet und welches erstrebenswert ist. Statistische Daten zeigen, ab welchem Gewicht sich bestimmte Erkrankungen häufen und schließlich die Lebenserwartung sinkt.

Zur genauen Einteilung des Körpergewichtes hat sich der Body-Mass-Index (BMI) bewährt, der sich aus dem Körpergewicht in Kilogramm und der Körperlänge in Metern folgendermaßen berechnet:

BMI = Körpergewicht in Kilogramm : (Körperlänge in Metern)^2
Für eine Person mit 76 kg bei 1,80 m beträgt der BMI damit
76: (1,80 x 1,80) = 23,5 kg/m^2.

Als normalgewichtig gelten Personen mit einem BMI zwischen 18,5 und 25. Nach Möglichkeit sollten Sie diesen Bereich anstreben. Ein Wert über 30 ist deutlich zu hoch und bedeutet ein erhebliches Gesundheitsrisiko.

Die Weltgesundheitsorganisation (WHO) hat nach dem BMI die folgenden Gewichtseinteilungen vorgenommen, wobei der

Einfachheit halber hier einige Gewichtsgruppen zusammengefasst wurden:

GEWICHTSGRUPPE	BMI (in kg/m^2)
Untergewicht	<18,5
Normalgewicht	18,5–25
Übergewicht	25–30
Adipositas (Fettsucht) Grad I–II	30–40
Adipositas (Fettsucht) Grad III	40 und mehr

Häufig wird ein einfacherer Wert, der sogenannte Broca-Index, herangezogen, der sich aus der Größe in Zentimetern minus 100 ergibt. Beispielsweise ergeben sich bei 180 cm (180 – 100 = 80) 80 kg als Broca-Gewicht. Ein Gewicht bis 10 % über oder unter diesem Wert entspricht dem Normalgewicht. Das Broca-Gewicht ist weniger genau als der BMI, liefert jedoch im Alltag einen schnell und einfach zu bestimmenden Anhaltswert. Da der BMI jedoch die genaueren Werte liefert, sollte dieser Parameter bevorzugt werden.

AUFGABE

Bestimmen Sie Ihren BMI oder ermitteln Sie anhand der Tabelle, welcher Gewichtsgruppe Sie zugehören.

BMI = ________ kg/(________ m x ________ m) = ________________

Gewichtsgruppe: ____________________________

Auf die Fettverteilung kommt es an

Bis vor Kurzem ging man davon aus, dass Übergewicht gleich Übergewicht ist, unabhängig davon, wo sich die meisten Fettpolster befinden. Inzwischen weiß man, dass nicht nur das Gewicht eine Rolle für die Gesundheit spielt, sondern maßgeblich auch die Fettverteilung. Bei gleichem BMI sind also interessanterweise nicht alle Personen gleich gefährdet. Vor allem das Fettgewebe in der Bauchpartie ist mit einem höheren Gesundheitsrisiko verbunden. Anschaulich wurden je nach Fettverteilung im Körper zwei Typen definiert. Der „Apfeltyp“, bei dem die Fettansammlung in der Bauchpartie überwiegt, ist im Vergleich zum „Birnentyp“ mit Betonung der Fettansammlung an Gesäß, Hüfte und Oberschenkeln deutlich gefährdeter.

!

Die Fettverteilung ist wichtiger als das Gewicht.

Mit der Messung des Taillen- und Hüftumfangs erhält man das Taillen-Hüft-Verhältnis (Waist-Hip-Ratio), dabei wird der Taillenumfang durch den Hüftumfang dividiert. Das Risiko für Herzinfarkte kann damit folgendermaßen bestimmt werden:

INFARKTRISIKO	WAIST-HIP-RATIO	
	FRAUEN	MÄNNER
Hoch	>0,85	>1,0
Mittel	0,8–0,85	0,9–1,0
Niedrig	<0,8	<0,9

Als Obergrenze für den Bauchumfang werden 102 cm bei Männern und 88 cm bei Frauen angesehen – ab diesen Werten steigt das Herz-Kreislauf-Risiko rasant. Dass diese Werte aussagekräftiger als das Gewicht sind, stellte sich u. a. in der INTERHEART-Studie heraus, in der das Taillen-Hüft-Verhältnis besser als der BMI Herzerkrankungen vorhersagen konnte.

Eine mögliche Erklärung dafür, dass im Bauchbereich angesammeltes Fettgewebe schädlicher ist als Fettpolster an anderen

Körperstellen, wird u. a. darin gesehen, dass bestimmte Stoffe, die die Freisetzung von Fettsäuren beschleunigen, offenbar vermehrt in den Bauchfettzellen gebildet werden.

Bei gleichem BMI tragen Personen mit einem höheren Muskulaturanteil und entsprechend geringerem Bauchumfang ein günstigeres Gesundheitsrisiko als Personen mit dem gleichen BMI-Wert, aber größerem Fettanteil (und daher größerem Bauchumfang) und geringerem Muskelanteil. Denken Sie an den Bodybuilder mit zwar rechnerisch hohem BMI, aber wenig Fettgewebe bei durchtrainiertem Körper. Dieser Unterschied wird mit dem Bauchumfang offensichtlich, denn der Bodybuilder weist einen geringen Bauchumfang auf, nicht so der Untrainierte mit gleichem BMI.

!

Vor allem das Fettgewebe in der Bauchpartie ist mit einem höheren Gesundheitsrisiko verbunden.

Der Bauchumfang wird oberhalb des Dammbeins gemessen, das ist der Knochen, den Sie seitlich unter dem Weichteilgewebe kurz unter dem Rippenbogen tasten. Das Messband verläuft waagerecht, parallel zum Boden. Die Messung wird am Ende der Ausatmung bei entspanntem Bauch (dabei den Bauch nicht einziehen!) durchgeführt, ohne den Bauch mit dem Messband einzuengen.

!

Messen Sie Ihren Bauchumfang ohne den Bauch einzuziehen.

Wenn Sie abnehmen wollen – was bei erhöhtem BMI, in jedem Fall bei einem Bauchumfang oberhalb der beschriebenen Grenzwerte unbedingt auch zur Regulierung der Blutfette empfohlen wird –, können Sie den jetzt gemessenen Wert als Ausgangswert nehmen und damit Ihre Fortschritte dokumentieren.

AUFGABE

Mein Bauchumfang beträgt: ____________________ cm.

So nehmen Sie am besten ab

Es werden mehr als 300 Diäten angepriesen, die meistens ein schnelles Abnehmen ohne hungern versprechen. Wie Sie vielleicht am eigenen Leib erfahren oder im Bekanntenkreis gesehen haben, sind die mühsam abgenommenen Kilos meist rasch wieder zugelegt. Grund dafür ist, dass nach den meisten Diäten die falschen Essgewohnheiten, die man sich über Jahrzehnte angewöhnt hat, wieder aufgenommen werden. Es ist daher nur eine Frage der Zeit, bis man das alte Gewicht wieder erreicht hat.

!

Nach der Diät nehmen fast alle wieder zu.

Außerdem stellt sich der Stoffwechsel bei Diäten mit stark reduzierter Kalorienaufnahme auf das geringere Kalorienangebot ein und verwertet das Nahrungsangebot besser. Das war in früheren Zeiten, in denen sich der menschliche Organismus über Jahrtausende entwickelt hat, sinnvoll, da so auch Notzeiten besser überstanden werden konnten. Bei Nahrungsknappheit wurde der Stoffwechsel entsprechend auf „Sparflamme" gestellt. Sobald wieder mehr Nahrung vorhanden war, speicherte der Organismus diese vermehrt in Form von Körperfett, um die nächste Hungerphase zu überleben. Entsprechend reagiert unser Körper noch heute, sodass nach Beendigung einer Diät der Organismus das höhere Kalorienangebot aufnimmt – wie ein Schwamm das Wasser. Nicht selten legen viele nach der Diät sogar mehr zu als sie abgenommen haben.

Ein weiterer, nicht minder wichtiger Grund ist, dass auch das Muskelgewebe unter einer strengen Diät abgebaut wird. Der Körper greift in dieser Ausnahmesituation auf das Muskeleiweiß zurück, das sonst für die Kalorienbeschaffung „tabu" ist. Da die Muskeln äußerst wirkungsvolle Brennstoffzellen des Organismus darstellen, verbrennt der Körper bei schrumpfender Muskelmasse weniger Energie, der Grundumsatz sinkt. Folge davon ist der bekannte und berüchtigte Jo-Jo-Effekt.

Erfolgversprechender als extreme Diäten ist eine zweckmäßige Ernährungsumstellung, bei der eine nicht zu schnelle Ge-

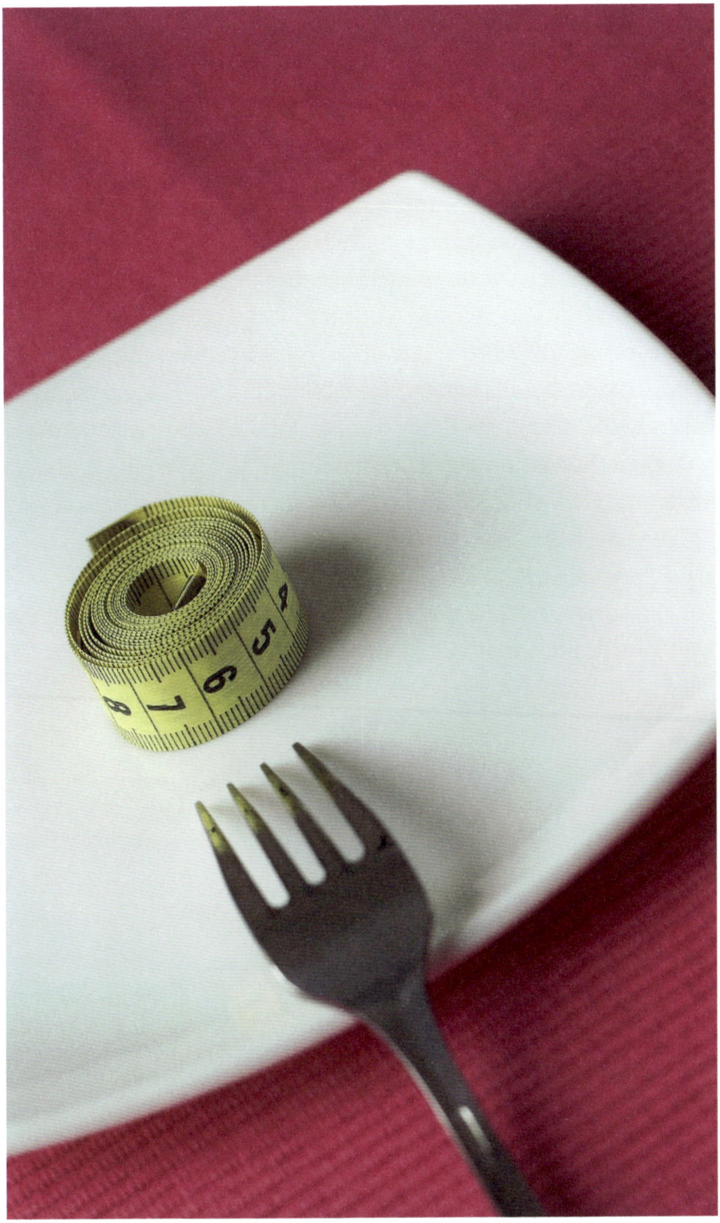

Eine Gewichtsreduktion funktioniert auf Dauer nur mit einer Ernährungsumstellung und einer Steigerung der körperlichen Aktivität.

wichtsabnahme von etwa 500 g wöchentlich angestrebt wird. Aufgrund des höheren Grundumsatzes bei Männern ist für die meisten Frauen eine Kalorienmenge von etwa 1200 kcal, bei Männern zumeist von 1500 kcal anzusetzen, natürlich unter Berücksichtigung der täglich verrichteten Arbeiten.

!

Eine Ernährungsumstellung ist besser als jede Diät.

Viele wichtige Ernährungsgrundsätze, die wir zur Regulierung der Blutfette kennengelernt haben, bilden auch die Basis beim Abnehmen. Dazu gehören die Erhöhung des Obst- und Gemüseverzehrs, das Vorziehen von Vollkornprodukten und das Meiden von gesättigten Fetten zugunsten ungesättigter Fette und Öle. Falls so kein ausreichender Gewichtsrückgang zu erzielen ist, kann die Kalorienmenge um weitere 200 kcal verringert werden. Mit einer Reduktion der Kalorienzufuhr um 500 bis 1000 kcal täglich lassen sich 0,5 bis 1,0 kg pro Woche abnehmen.

Ein einfaches, aber wirksames Mittel zur Gewichtsreduktion: Trinken Sie vor den Hauptmahlzeiten Wasser, das spart 250 kcal am Tag – in einer Untersuchung wurden damit in zwölf Wochen 2,5 kg mehr abgenommen.

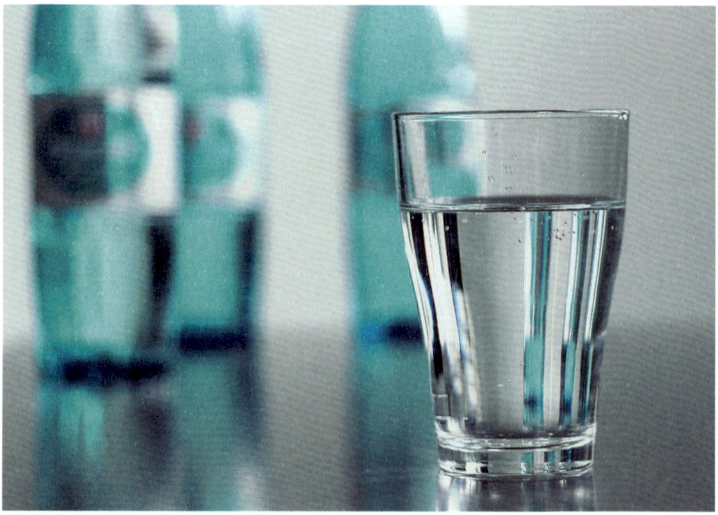

Einfach aber wirksam: Trinken Sie vor den Hauptmahlzeiten Wasser. Das spart 250 Kcal pro Tag.

Nach Erreichen des Zielgewichtes wird die Kalorienzufuhr wieder auf den täglichen Bedarf hochgefahren, wobei die erlernten Prinzipien einer gesunden Ernährung beibehalten werden, um das Gewicht zu halten. Wenn es gelingt, damit über ein halbes Jahr das erreichte Gewicht zu stabilisieren, stehen die Chancen gut, dieses Gewicht auf Dauer zu halten.

Dreh- und Angelpunkt beim Abnehmen und später beim Halten des Gewichtes ist es, die bisherigen Ernährungsgewohnheiten infrage zu stellen und neue zu übernehmen. Zwar geht Abnehmen ohne Diäten und Hungern, aber anfangs ist ein gewisses Maß an Anstrengung aufzubringen, damit sich die neuen Ernährungsgrundsätze auf Dauer festigen.

> !
> Überprüfen Sie Ihre Ernährungsgewohnheiten.

Eine weitere wichtige Grundlage zum gesunden Gewicht bildet regelmäßige körperliche Betätigung. Allerdings ist ein Abnehmen nur durch sportliche Aktivität ohne Änderung der Ernährungsgewohnheiten kaum zu bewerkstelligen. Körperliche Betätigung und eine Ernährungsumstellung sollten Hand in Hand gehen. Die Steigerung der körperlichen Aktivität hilft nicht nur, Kalorien zu verbrennen und den Blutdruck zu senken, sondern kräftigt auch die Muskulatur, wodurch das Abnehmen erleichtert wird. Die Tabelle auf Seite 158 zeigt, wie viele Kalorien Sie mit den verschiedenen Bewegungs- und Sportarten verbrauchen.

> !
> Zusätzliche Bewegung hilft beim Abnehmen.

Sie müssen generell kein Kalorientagebuch führen, jedenfalls nicht regelmäßig. Am Anfang ist es jedoch hilfreich, sich anhand einer Kalorientabelle einen Überblick über den Kaloriengehalt der Nahrungsmittel zu verschaffen. Bestimmen Sie für zwei Wochen die eingenommenen Kalorien, damit Sie ein Gefühl für die Kalorienzahl in Ihrer Nahrung erhalten und dafür, wie Sie die angepeilten Kalorien zum Abnehmen erzielen können. Auf Dauer kommen Sie nach erfolgreicher Umstellung Ihrer Ernährung ohne Kalorienzählen aus.

Da es eine gewisse Zeit dauert, bis Magenfüllung, Blutzuckeraufnahme etc. dem Gehirn melden, dass genug Nahrung aufgenommen wurde, verspüren Sie solange noch Hunger. Mit dem Ergebnis, dass Sie immer weiter essen, obwohl Sie bereits genug zu sich genommen haben. Essen Sie eine halbe Stunde vor einer Hauptmahlzeit einen kleinen Snack, wie ein Obststück. Ihr Gehirn bekommt dann schon die Meldung, dass Nahrung aufgenommen wurde, und Sie vermeiden so, bei der Hauptmahlzeit eine unnötig hohe Kalorienmenge zu sich zu nehmen, da Sie schneller ein Sättigungsgefühl erreichen.

Eine gute Hilfe beim Abnehmen ist ein Ernährungstagebuch, in das Sie alle Mahlzeiten eintragen, die Sie an einem Tag zu sich nehmen. Damit festigen Sie Ihre neuen Essgewohnheiten und erkennen, wo noch Verbesserungsmöglichkeiten sind. Das Ernährungstagebuch sollte aber nicht Ihr Dauerbegleiter werden, sondern für eine Zeit von zwei Wochen geführt werden.

AUFGABE

Legen Sie sich ein Ernährungstagebuch an und notieren in den kommenden zwei bis vier Wochen das, was Sie täglich zu sich nehmen. Hierzu können Sie z. B. ein DIN-A-5-Ringbuch verwenden, bei dem Sie für jeden Tag eine Seite benutzen.

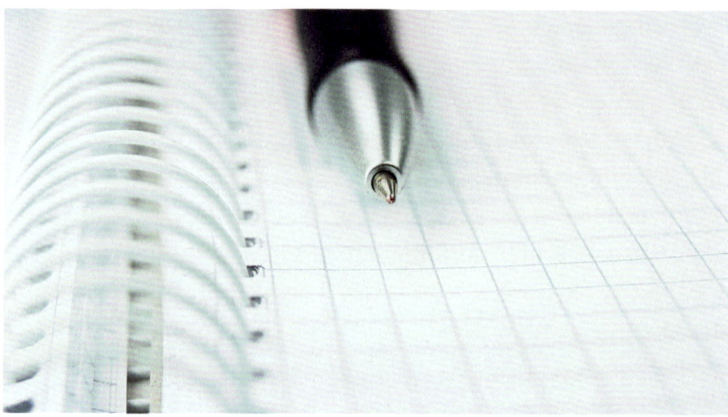

Ein Ernährungstagebuch über zwei Wochen hilft dabei, die verbesserten Essgewohnheiten zu festigen.

AUFGABE FÜR DIESE WOCHE

Wiegen Sie sich in der Abnahmezeit und wenigstens in den darauffolgenden drei Monaten am besten täglich. Es gibt Hinweise darauf, dass man durch das tägliche Wiegen, wahrscheinlich durch den zusätzlichen Ansporn, besser abnehmen kann als bei weniger häufigem Wiegen. Am besten wiegen Sie sich morgens sofort nach dem Aufstehen und vor dem Anziehen. Tragen Sie Ihr Gewicht in die folgende Tabelle ein (vorher kopieren!), um Ihre Erfolge zu dokumentieren:

TAG 1	TAG 2	TAG 3	TAG 4	TAG 5	TAG 6	TAG 7
kg	kg	kg	kg	kg	kg	kg
TAG 8	**TAG 9**	**TAG 10**	**TAG 11**	**TAG 12**	**TAG 13**	**TAG 14**
kg	kg	kg	kg	kg	kg	kg
TAG 15	**TAG 16**	**TAG 17**	**TAG 18**	**TAG 19**	**TAG 20**	**TAG 21**
kg	kg	kg	kg	kg	kg	kg
TAG 22	**TAG 23**	**TAG 24**	**TAG 25**	**TAG 26**	**TAG 27**	**TAG 28**
kg	kg	kg	kg	kg	kg	kg
TAG 29	**TAG 30**	**TAG 31**	**TAG 32**	**TAG 33**	**TAG 34**	**TAG 35**
kg	kg	kg	kg	kg	kg	kg
TAG 36	**TAG 37**	**TAG 38**	**TAG 39**	**TAG 40**	**TAG 41**	**TAG 42**
kg	kg	kg	kg	kg	kg	kg

9. WOCHE

Stressabbau und Entspannung bessern die Blutfette und schützen das Herz

Die englischen Wissenschaftler Andrew Steptoe und Lena Brydon veröffentlichten im Jahr 2005 die bemerkenswerten Ergebnisse ihrer Forschung, bei der 199 Männer und Frauen künstlichen Stresssituationen am Computer ausgesetzt wurden. Vorher und nachher erfolgte die Messung der Cholesterinwerte: Sie stiegen unmittelbar nach der Stresssituation an. Drei Jahre später ließen die Personen, die während des Stresstestes den größten Cholesterinanstieg gezeigt hatten, auch den stärksten Cholesterinanstieg erkennen.

!

Neue Disziplin: Psychokardiologie.

Cholesterin und die Triglyceride können durch Stress mittels der freigesetzten Stresshormone, vor allem Adrenalin, Noradrenalin und Cortisol, bedeutend angehoben werden – genauso wie der Blutdruck.

Finnische Forscher, die Angestellte über einen Zeitraum von etwa 25 Jahre beobachteten, fanden bei denjenigen, die unter besonders hohem Arbeitsstress standen, erhöhte Cholesterinwerte und außerdem ein mehr als doppeltes Risiko, an einer Herzerkrankung zu sterben.

Ob wir eine Situation als stressauslösend empfinden oder nicht, wird dadurch bestimmt, wie wir diese Situation deuten. So kann eine bevorstehende Aufgabe, wie das Halten eines Vortrags, bei dem einen eher angenehme oder zumindest neutrale Gefühle erzeugen, wenn er darin eine Chance sieht, seine Fähigkeiten zu zeigen und seine Botschaft zu vermitteln. Beim anderen jedoch kann diese Situation als äußerst beängstigend und stressig empfunden werden. Eine Rolle spielt dabei unter anderem, wie die eigenen Fähigkeiten eingeschätzt werden, die bevorstehende Aufgabe zu lösen. Aus diesem Grund wird seit Langem zwischen positivem Stress, dem Eustress, und negativem Stress, dem Disstress unterschieden. Auch wenn diese Einteilung gelegentlich infrage gestellt wird, gibt sie zwei unterschiedliche Aktivierungszustände unserer Psyche und unseres Körpers wieder, die wir auch unterschiedlich empfinden, in einem Fall antreibend, euphorisierend, also als Eustress. Im Fall von Disstress wird der Organismus in Alarmbereitschaft versetzt und löst Ängste sowie Anspannung aus.

Jüngst konnte in einer Londoner Erhebung demonstriert werden, dass diejenigen, die elf Stunden und mehr am Tag arbeiteten, gegenüber denen, die sieben bis acht Stunden beschäftigt waren, zwei Drittel mehr Herzerkrankungen entwickelten. Zu diesen direkten Auswirkungen von Stress und Depression gesellen sich indirekte hinzu: Ungesunder Lebensstil mit häufigem Rauchen, unkontrolliertem Alkoholkonsum, geringer körperlicher Aktivität und ungesunder Ernährung.

Genauso wie Sie Ihren Körper pflegen und ihn in einem guten Zustand halten, sollten Sie auch mit Ihrer Psyche umgehen. Das lässt sich relativ einfach umsetzen, z. B. mit regelmäßiger Entspannung, die den Sympathikus beruhigt und den Parasympathikus, den Gegenspieler, fördert, die außerdem den Körper auf Erholung einstellt und die Stressfolgen ausgleicht. Regelmäßige Entspannung sollte, ähnlich wie gewohnheitsmäßiges körperliches Training, zu einer festen Routine werden.

Entspannen – Ihr Sofortprogramm

Stress mit all den genannten schädlichen Folgen zu entfliehen, ist oft illusorisch, aber dennoch sind wir ihm nicht hilflos ausgeliefert. Glücklicherweise lassen sich Abschalten und Entspannen lernen und damit viele stressbedingte Reaktionen ausgleichen. Gerade in der heutigen Zeit ist es wichtig, dass Sie eine Form der Ent-

!

Zwerchfellatmung dient der Entspannung.

spannung beherrschen, um die Folgen von Hetze, Ärger und Stress zu vermindern. Entspannung bewirkt dabei viel mehr als nur eine kurzfristige Beruhigung. In einer 2006 veröffentlichten Studie zeigte sich, dass der Blutdruck von Patienten, die über 16 Wochen regelmäßig transzendentale Meditation ausübten, gegenüber einer Vergleichsgruppe bedeutend gesenkt werden konnte.

Bauen Sie Entspannung in Ihren Alltag ein.

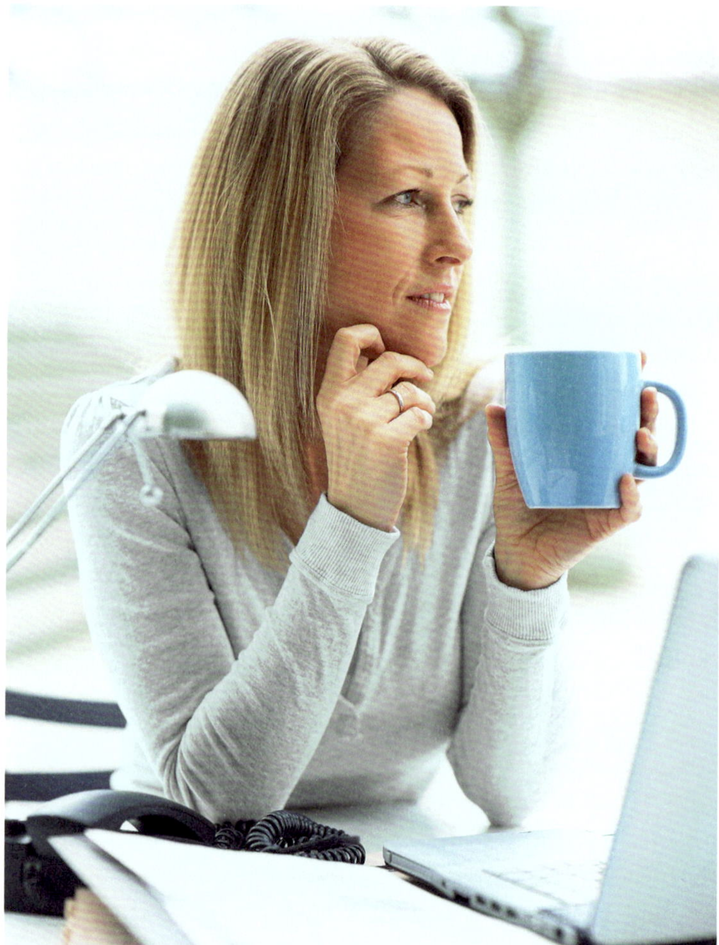

Die meisten Entspannungstechniken, darunter auch sehr alte traditionelle Methoden, nutzen die entspannende Wirkung bestimmter Atemformen. Während die reine Brustkorbatmung häufig mit Anspannung einhergeht, erzeugt die Zwerchfellatmung Entspannung und Harmonie, sie stellt die effektivere Atemform dar. Allerdings haben sich viele Menschen diese gesündere Atemform regelrecht abgewöhnt, vor allem, weil Stress, Hektik und innere Anspannung die Brustatmung fördern, also die Atemform, die durch den Sympathikus auf kurze maximale Leistungen vorbereitet und aus der primitiven „Angst-Kampf-Flucht"-Reaktion hervorgeht.

!

Die Zwerchfellatmung verhilft in vielen Situationen unauffällig zu mehr Ruhe und Ausgeglichenheit.

Im Folgenden möchte ich Ihnen eine einfache Technik der Entspannung vorstellen, die Sie ab sofort nutzen können und mit der sich schon nach sehr kurzer Zeit eine verblüffende Wirkung erzielen lässt: die Zwerchfellatmung. Sie hilft Ihnen dabei, zwischendurch angestaute Anspannung und Nervosität abzubau-

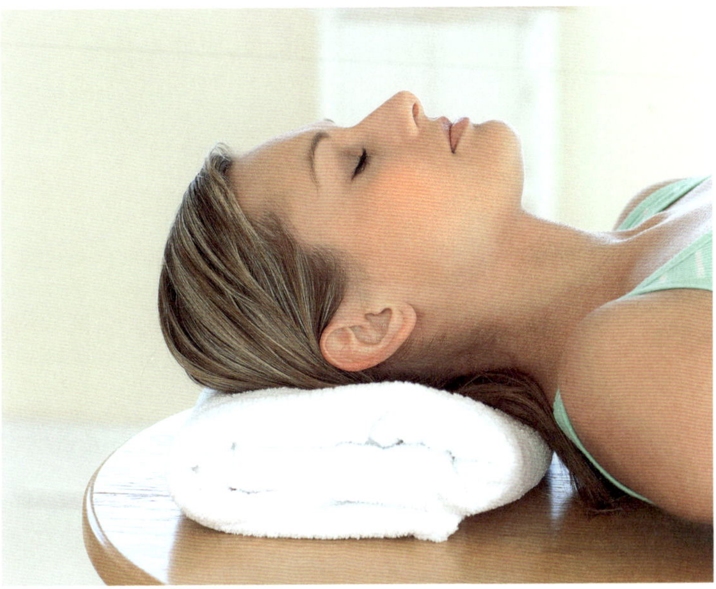

Die Zwerchfellatmung hilft Ihnen, Anspannung und Nervosität abzubauen.

!

Wenn Sie die Zwerchfellatmung beherrschen, üben Sie diese auch im Sitzen und später im Stehen.

en. Sie lässt sich sehr gut als Einschlafhilfe verwenden. Mit der Zeit wird diese effektive Atemform immer mehr zu Ihrer gewohnheitsmäßigen Atmung und löst die Brustatmung ab. So kann auf Dauer Stress der Ausgeglichenheit weichen. Dies bildet eine wichtige Voraussetzung, um Ihre geistigen und seelischen Kräfte zur Entfaltung zu bringen.

Übung: Zwerchfellatmung, Teil 1

Legen Sie sich mit dem Rücken auf eine weiche Decke oder eine Matte. Sie können ein flaches Kissen unter den Kopf legen, wenn es für Sie bequemer ist, nur sollte der Kopf nicht zu hoch liegen. Lockern Sie Ihre Kleidung, falls nötig, vor allem in der Taille.

Legen Sie nun eine Hand auf Ihren Bauch, unmittelbar oberhalb des Nabels, den anderen Arm neben den Körper. Atmen Sie in den Bauch hinein, sodass sich Ihre Hand beim Einatmen hebt, beim Ausatmen senkt. Atmen Sie dabei durch die Nase ein und aus. Versuchen Sie, den Atemrhythmus zu spüren, ohne ihn zu beeinflussen. Nehmen Sie die natürliche Atempause nach dem Ausatmen wahr, den Moment des Wechsels, wenn die Ausatmung in die Einatmung übergeht. Erspüren Sie, wenn die Atmung nach dem Ausatmen von selbst einsetzt.

Üben Sie die Zwerchfellatmung auf diese Weise etwa fünf bis zehn Minuten täglich.

Lassen Sie aufkommende Gedanken zu, ohne sich mit ihnen zu beschäftigen, aber auch ohne sie zu unterdrücken. Bleiben Sie eine Woche bei dieser Übung und gehen erst dann zum nächsten Schritt über. Widerstehen Sie der Versuchung, zu früh zur nächsten Übungsstufe überzugehen, da sich dann der nötige Lerneffekt nicht einstellen kann.

Während Sie die Zwerchfellatmung üben, können Raucher den folgenden Abschnitt durcharbeiten. Falls Sie Nichtraucher sind, überspringen Sie diesen Absatz und fahren auf Seite 228 fort.

Rauchen und hohes Cholesterin

In Verbindung mit hohen Blutfetten kommt man am Thema Rauchen nicht vorbei, da es als eines der stärksten Risikofaktoren, gerade zusammen mit weiteren, angesehen werden muss. Rauchen bewirkt aber auch direkte ungünstige Veränderungen der Blutfette, die das „böse“ LDL-Cholesterin oxidieren und damit seinen normalen Abbau behindern. Auch das Fibrinogen, der unverzichtbare Gerinnungsfaktor, ohne den wir nicht überleben könnten (siehe Seite 200), wird erhöht, wodurch abermals das Risiko ansteigt.

!

Wenn Sie das Rauchen aus eigener Kraft nicht einstellen können, holen Sie sich professionelle Unterstützung.

Die Gefahr, die vom Rauchen ausgeht, ist ernster als oft gemeint: Die unglaubliche Zahl von sechs Millionen Todesfällen weltweit ist jedes Jahr allein auf das Rauchen zurückführen, wie 2009 von der Welt-Lungen-Stiftung und der Amerikanischen Krebs Gesellschaft hervorgehoben wurde. Mit 140.000 Menschen

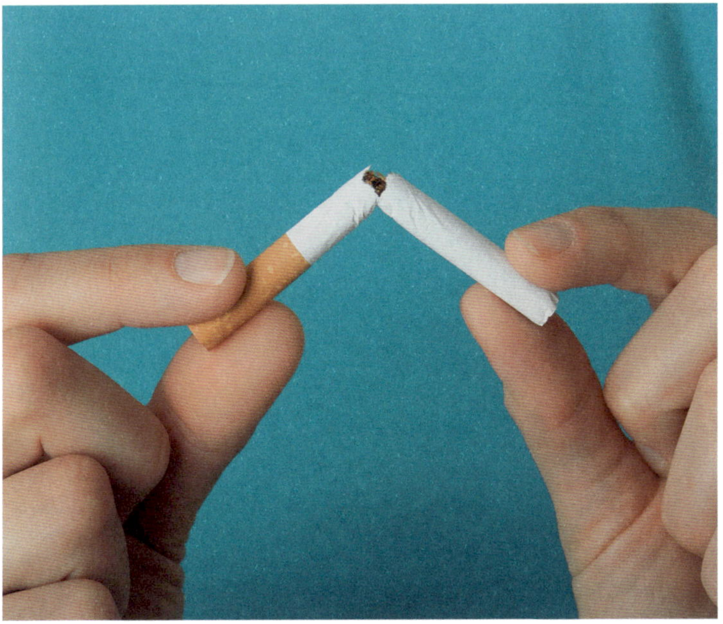

Wer nicht raucht, vermindert sein Herzinfarktrisiko um fast zwei Drittel.

!

Die Gefahren des Passivrauchens traten in den vergangenen Jahren immer deutlicher zutage.

im Jahr verstirbt in Deutschland jeder Sechste an den Folgen des Rauchens. In den letzten Jahren wurde die Öffentlichkeit stärker auf das Passivrauchen aufmerksam. Gemäß der amerikanischen „Cancer Prevention Study II“ (CPS-II-Studie) an 309.599 Paaren erhöht allein das Passivrauchen das Risiko, an einer Herzerkrankung zu sterben, um 20 % gegenüber Personen, die nicht passiv den Rauchauswirkungen ausgesetzt sind. Umso gefährlicher erscheinen diese Daten bei Personen, die ohnehin wegen eines erhöhten Cholesterinspiegels ein höheres Risiko aufweisen.

Wer nicht mehr raucht, vermindert sein Herzinfarktrisiko um fast zwei Drittel.

Mögliche Motive, um mit dem Rauchen aufzuhören:

- Das Krebsrisiko verringern.
- Die Gefahr für Herzinfarkte, Schlaganfälle und Raucherbein reduzieren.
- Impotenz vermeiden.
- Die körperliche Ausdauer erhöhen.
- Die Atmung verbessern.
- Schweren Lungenschäden vorbeugen.
- Tabakgeruch verbannen.
- Geld sparen – z. B. 150 Euro im Monat.
- Ein längeres Leben in Gesundheit ermöglichen.
- Gesundheitsschäden durch Passivrauchen für meine Familie und weitere Personen verhüten.

Weitere Motive:

____

____

So werden Sie Nichtraucher

Nachfolgend finden Sie einige Tipps, die Ihnen dabei helfen, das Rauchen aufzugeben. Nehmen Sie sich einen Tag, am besten innerhalb der nächsten zehn Tage vor, an dem Sie das Rauchen aufgeben wollen. Überlegen Sie vorher, wann es für Sie günstiger ist, ob in der Woche oder am Wochenende. Auch sollten keine besonderen Ereignisse, wie schwere Prüfungen oder besonderer Arbeitsstress, in diesen Zeitpunkt fallen.

- Mein erster Tag ohne Rauchen ist: ______________________
- Werfen Sie alle Rauchutensilien und Zigaretten weg oder verschenken sie.
- Waschen Sie Ihre Kleidung, um den Geruch nach Zigarettenrauch zu entfernen.
- Vereinbaren Sie einen Termin beim Zahnarzt zur professionellen Zahnreinigung.
- Gerade in der ersten Zeit sollten Sie sich von Alkohol fernhalten, da er zum Rauchen verleitet.
- Wenn möglich, versuchen Sie in der ersten Zeit den Kontakt mit Rauchern zu vermeiden oder sorgen Sie nach Möglichkeit dafür, dass wenigstens nicht in Ihrer Anwesenheit geraucht wird. Ihre Freunde werden das sicher verstehen und Sie unterstützen.
- In den ersten Tagen bis wenigen Wochen nach dem Rauchstopp ist man häufiger gereizt, was Ihrer näheren Umgebung sicherlich auffallen wird. Bitten Sie um Verständnis und erklären Sie den Hintergrund Ihrer eventuell schlechteren Laune. Später können Sie sich z. B. bei Ihrem Partner mit einem Abendessen revanchieren.
- Kalkulieren Sie mit ein, dass Sie etwas an Gewicht zunehmen können. Nachdem Sie die Ernährungsumstellung schon durchgeführt haben, wird das die eventuelle Zunahme abmildern. 2 bis 3 kg sollten Sie aber zulassen, um sie eventuell später, wenn Sie die erste rauchfreie Zeit überwunden haben,

!

Wer mit System an den Rauch-Stopp herangeht, erhöht seine Erfolgschancen beträchtlich.

wieder loszuwerden. Gegenüber dem hohen Gesundheitsgewinn durch das Nichtrauchen ist die leichte Gewichtszunahme für Ihre Gesundheit zu vernachlässigen.

- Suchen Sie gerade in der ersten Zeit ohne Nikotin Ablenkung, z. B. in Form von Spaziergängen, Radfahren und anderen Dingen, die Sie gerne tun.
- Sammeln Sie das Geld, das Sie sonst für Zigaretten ausgegeben haben, in einer getrennten Geldbörse und kaufen Sie sich dafür z. B. nach einer Woche etwas Schönes – als zusätzliche Motivation und um sich etwas Gutes zu gönnen.

Lenken Sie sich mit Dingen ab, die Sie gern tun.

Belohnungen unterstützen Sie beim Durchhalten.

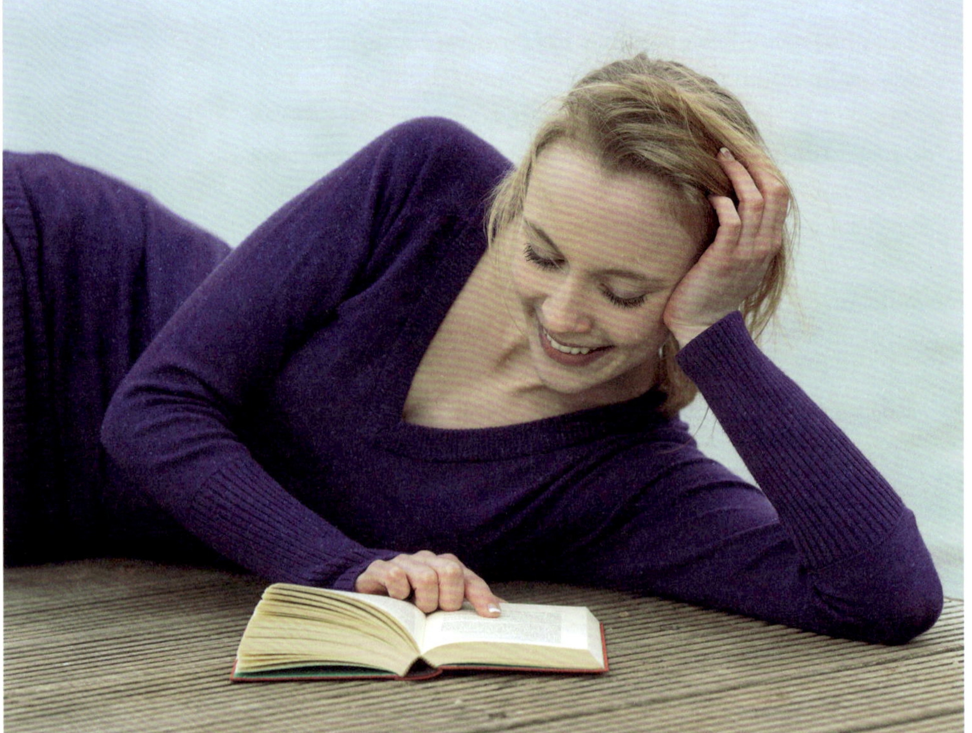

Nichtrauchen zahlt sich sofort aus

Viele Raucher glauben, dass sich das Nichtrauchen erst nach Jahren positiv auf die Gesundheit auswirkt. Weit gefehlt, denn die günstigen Effekte auf die Gesundheit beginnen sofort: Der Blutdruck sinkt unmittelbar nach dem Rauchstopp, da die gefäßverengende Wirkung des Nikotins entfällt. Schon nach kurzer Zeit stellen sich erhebliche Vorteile für Ihre Gesundheit ein und nehmen weiter zu:

- Nach ca. 20 Minuten sinkt Ihr Blutdruck.
- Schon nach einem Tag beginnt das Risiko für einen Herzinfarkt zu sinken.
- Nach ca. einer Woche, manchmal auch früher, verbessert sich die körperliche Leistungsfähigkeit.
- Nach einem Jahr sinkt das Risiko für eine Erkrankung der Herzkranzgefäße auf etwa die Hälfte.
- Nach fünf Jahren hat sich das Risiko für Lungenkrebs schon halbiert.
- Nach zehn Jahren hat sich sogar die Gefahr, an Lungenkrebs zu erkranken, gegenüber Nichtrauchern komplett normalisiert.
- Nach 15 Jahren hat sich auch das Risiko für einen Herzinfarkt auf das Niveau eines Nichtrauchers gesenkt.

Schließlich können Sie Unterstützung beim „Rauchertelefon“ des Deutschen Krebsforschungszentrums (06221 424200) erhalten.

Entspannung – zweiter Teil

> !
>
> Immer wieder hat eine falsche Atmung „Lufthunger" und andere Beschwerden zur Folge.

Übung: Fortsetzung Zwerchfellatmung

In der zweiten Woche nehmen Sie bei dieser Übung die Hand vom Bauch und legen sie seitlich neben den Körper. Versuchen Sie jetzt, die Zwerchfellatmung ohne die Kontrolle der Hand durchzuführen. Falls Sie dabei noch Probleme haben, können Sie zunächst ein Kissen auf den Bauch legen, dessen Auf- und Abbewegung Ihnen die Kontrolle der Zwerchfellatmung erlaubt.

In der dritten Woche, wenn Sie auch dies gut beherrschen, können Sie zusätzlich zwischendurch im Sitzen und auch im Stehen die Zwerchfellatmung praktizieren. Gegebenenfalls nehmen Sie auch hierbei anfangs die Hand am Bauch zu Hilfe. Mit der Zeit sollte Ihnen die Zwerchfellatmung auch ohne diese Hilfe gelingen. Üben Sie regelmäßig, um sich sofort, auch bei empfundener Anspannung, regelmäßig durch die Zwerchfellatmung zu entspannen.

Wenn Sie bei der Übung anfangs Schwierigkeiten haben, versuchen Sie es einmal mit einem Buch auf dem Bauch, während die Arme seitlich neben dem Körper liegen. Atmen Sie so in den Bauch, dass sich das Buch beim Einatmen nach oben hebt, beim Ausatmen nach unten senkt. Die visuelle Kontrolle kann anfangs die Bauchatmung erleichtern.

Üben Sie so eine Woche und wechseln dann auf die anfangs beschriebene Übung mit der Hand am Bauch. Selbstverständlich können Sie, wenn Sie mögen, dabei ruhige Musik hören, um den Genuss der Entspannung zu erhöhen.

Führen Sie die Übungen zur Zwerchfellatmung in dem vorgeschlagenen Tempo durch, keineswegs schneller, damit sich das Geübte festsetzen und automatisieren kann.

Genießen Sie die durch die Bauchatmung erreichte Entspannung, und bauen Sie täglich zumindest einen solchen fünfminütigen „Kurzurlaub" ein. Sie werden anschließend mit mehr Energie und einem klaren Kopf Ihren Tätigkeiten nachkommen können.

Lassen Sie die regelmäßige Entspannung zur Gewohnheit werden, denn die Langzeitwirkungen auf Cholesterin, Blutdruck und auf das gesamte Leistungsvermögen sind beträchtlich.

!

Entspannt sind Sie leistungsfähiger und effektiver als unter Anspannung.

AUFGABE FÜR DIESE WOCHE

Versuchen Sie in dieser Woche, sich ganz bewusst zu entspannen – z. B. mit der Zwerchfellatmung. Kreuzen Sie jeden Tag an, an dem es Ihnen gelungen ist, sich zu entspannen.

TAG 1		TAG 2		TAG 3		TAG 4		TAG 5		TAG 6		TAG 7	
ja	nein	ja	nein	ja	nein	ja	nein	ja	nein	ja	nein	ja	nein

Die Raucher unter Ihnen kreuzen zusätzlich jeden Tag an, an denen es Ihnen gelungen ist, ohne Zigarette auszukommen.

TAG 1		TAG 2		TAG 3		TAG 4		TAG 5		TAG 6		TAG 7	
ja	nein	ja	nein	ja	nein	ja	nein	ja	nein	ja	nein	ja	nein

!

Auch wenn Medikamente notwendig werden, sollten die nicht medikamentösen Maßnahmen fortgeführt werden – sie erhöhen den Effekt beträchtlich.

10. WOCHE

Cholesterinsenkende Medikamente und natürliche Mittel

Trotz intensiver nicht medikamentöser Maßnahmen, wie sie in diesem Buch beschrieben werden, liegt Ihr Cholesterinspiegel immer noch oberhalb der Zielwerte? In diesem Fall müssen Sie Medikamente zur Cholesterinsenkung einnehmen – zusätzlich zu den nicht medikamentösen Maßnahmen, und nicht stattdessen! Zum einen ist der Medikamentenbedarf dann niedriger. Zum anderen wirken sich die nicht medikamentösen Maßnahmen positiv auf die allgemeine Gesundheit, die Fitness und das Wohlbefinden aus. Effekte, die weit über die cholesterinsenkende Wirkung hinausgehen und gerade für Menschen mit Risikofaktoren, wie hohem Cholesterinspiegel, von unschätzbarem Wert sind.

Vor allem diejenigen, die schon eine manifeste Erkrankung aufweisen, z. B. einen Herzinfarkt erlitten, Stents der Herzkranzgefäße oder eine Bypassoperation erhalten haben, bekommen Medikamente verschrieben. In diesen Fällen ist der Nutzen einer medikamentösen Behandlung viel höher als bei sonst Gesunden mit erhöhten Cholesterinwerten. Das ist auch der Grund, warum bei sonst gesunden Personen höhere Cholesterinwerte zugelassen werden als bei einer bereits eingetretenen Gefäßerkrankung.

Ob und wann eine medikamentöse Behandlung begonnen werden muss, ist eine Entscheidung, bei der die gesamte Situation des Betroffenen berücksichtigt werden muss – was die Erfahrung und das Spezialwissen des Arztes erfordert. Leitlinien sind hierzu eine Hilfe, können aber natürlich niemals alle denkbaren Konstellationen berücksichtigen. Vor allem bei sonst gesunden Menschen mit erhöhten Cholesterinwerten sollte nicht allein der numerische Wert ausschlaggebend dafür sein, um eine in der Regel lebenslange Medikation zu beginnen.

Viele suchen nach Alternativen zu Medikamenten, teils aus Furcht vor möglichen Nebenwirkungen, da pflanzliche Mittel als nebenwirkungsarm gelten. Im Folgenden wird auf die bekanntesten Mittel – sowohl medikamentöse als auch pflanzliche – gegen einen hohen Cholesterinspiegel eingegangen und eine Bewertung anhand des aktuellen Kenntnisstandes abgegeben.

!

Sind Medikamente erforderlich, bilden meist Statine die erste Wahl.

Statine – die gebräuchlichsten Medikamente der Welt

Die Behandlung des erhöhten Cholesterinspiegels wurde 1987 revolutioniert, als das erste Medikament einer neuen cholesterinsenkenden Klasse, der sogenannten Statine, auf den Markt kam. Damit stand eine neue Medikamentengruppe zur Verfügung, die deutlich wirksamer war als die bis dahin vorhandenen Substanzen. Inzwischen gehören diese Substanzen mit über 100 Millionen Verordnungen im Jahr zu den am häufigsten verordneten Mitteln – fünfmal häufiger als das Potenzmittel Viagra.

Nachdem über Jahrzehnte die verheerenden Folgen erhöhter Cholesterinwerte im Blut bekannt waren, wurden bald große Studien mit Tausenden Teilnehmern durchgeführt, um festzustellen, wie niedrig das Cholesterin liegen sollte und wer von einer solchen Therapie profitiert. Die Ergebnisse dieser Studien haben letztlich zu den Empfehlungen geführt, auf die bereits ausführlich eingegangen wurde.

Statine, von denen es inzwischen eine Reihe verschiedener Arzneimittel gibt, senken den Cholesterinspiegel am stärksten von allen bekannten Cholesterinsenkern und sind aufgrund mehrerer positiver Studien bei Weitem die gebräuchlichsten Medikamente zur Cholesterinsenkung.

!

Statine senken das „böse" LDL-Cholesterin um bis zu 50 %.

Wie jedes andere Medikament weisen auch die Statine mögliche Nebenwirkungen auf, sodass diese Wirkstoffe nur unter fachkundiger Kontrolle und in den Fällen eingesetzt werden sollten, für die ein klarer Vorteil bekannt ist.

Allerdings profitiert nicht jeder mit leicht erhöhtem Cholesterinspiegel von diesen Medikamenten. Nur unter genau definierten Bedingungen können Cholesterinsenker wirken. Ebenso wie bei anderen Medikamenten dürfen diese Mittel ohne ausreichenden Anlass nicht eingenommen werden – auch wenn es in einigen Ländern mittlerweile üblich ist, Statine rezeptfrei abzugeben. Zwar machen sie unter Kontrolle nur selten Probleme, bei einer Einnahme ohne Überwachung durch einen Arzt können die selten möglichen Nebenwirkungen allerdings gefährlich werden.

Statine wirken, indem sie in der Leber das wichtigste Enzym HMG-CoA-Reduktase hemmen, das für die Bildung des Cholesterins erforderlich ist. Somit wird die Cholesterinproduktion in der Leber stark gedrosselt, es gelangt beträchtlich weniger Cholesterin in den Blutkreislauf.

!

Bei Muskelschmerzen Blutwerte checken lassen.

In der Praxis empfiehlt es sich, mit einer kleineren Dosis zu beginnen und diese später bei Bedarf zu erhöhen, um unnötige Nebenwirkungen, die bei höheren Dosen häufiger auftreten, zu vermeiden. Die bekanntesten und häufigsten sind Muskelbeschwerden, die sich oft wie Muskelkater bemerkbar machen. Diese Nebenwirkung tritt bei niedrigeren Dosen merklich seltener auf als bei höheren. So wurden Muskelschäden unter 20 mg Simvastatin lediglich bei einer von 5000 Personen, unter hoher Dosierung von 80 mg täglich dagegen schon bei einer von 100 Personen festgestellt („SEARCH-Studie"). In einigen Fällen ist bei Muskelschmerzen ohne Anstieg der Blutwerte unter Statinen ein Versuch mit Coenzym Q10 unter ärztlicher Überwachung erfolgreich.

Nehmen Sie Statine am besten abends ein, dann wirken sie vermutlich etwas besser. Die maximale Wirkung ist nach etwa sechs Wochen erreicht, sodass nach dieser Zeit die Lipide und gleichzeitig auch die Leber- und Muskelenzyme (GOT, GPT, GGT,

CK) im Blut bestimmt werden sollten. Liegt dann das „böse" LDL-Cholesterin noch nicht im Sollbereich, kann die Dosierung gesteigert werden. Wird die Medikamentendosis gesteigert, dürfen Sie nicht damit rechnen, dass das LDL-Cholesterin durch diese Dosiserhöhung noch einmal um die gleiche Größe abfällt: Verdoppelt man die Dosis, geht das LDL-Cholesterin um etwa weitere 5 % zurück, vervierfacht man die Dosis, sinkt das LDL „nur" um zusätzliche ca. 10 %.

!

Cholesterinsenker sollten immer nur unter ärztlicher Überwachung zum Einsatz kommen.

Wenn bei der Blutkontrolle die Leberenzyme GOT oder GPT auf mehr als das Dreifache der Norm ansteigen oder die CK auf mehr als das Fünffache, was glücklicherweise nur selten der Fall ist, wird der behandelnde Arzt empfehlen, das Medikament nicht mehr zu nehmen.

Wie gefährlich sind Statine?

Die Schlagzeilen und Meldungen über schwere Komplikationen des Statins „Lipobay", das im Jahr 2001 vom Markt genommen wurde, sind vielen noch gegenwärtig. Diese und andere Berichte haben zu Verunsicherungen bei Patienten auch gegenüber anderen cholesterinsenkenden Präparaten geführt.

In der Praxis sieht man ernste Komplikationen bei den Statinen zum Glück extrem selten. Zu diesen seltenen Nebenwirkungen gehören Störungen der Leberfunktion, die nur selten gravierend sind und sich, wenn sie auftreten, nach dem Absetzen des Präparats in der Regel wieder zurückbilden. Lassen Sie dennoch Ihre Leberwerte kontrollieren. Außerdem gehören zu den seltenen Nebenwirkungen Schädigungen der Muskeln (siehe oben). Diese waren auch der Grund für die Rücknahme des „Lipobay". Diese Muskelschäden können die Nierenfunktion beeinträchtigen und schlimmstenfalls zum Tod führen.

Muskelschmerzen sind eine relativ typische Komplikation, über die 3 bis 5 % aller Personen unter diesen Präparaten klagen. Falls ein Statin wegen Muskelschmerzen nicht vertragen wird,

!

Bei Unverträglichkeiten eines Statins wird oft ein anderes vertragen.

heißt das aber nicht, dass überhaupt kein Statin toleriert wird, deshalb sollte man in dem Fall das Präparat wechseln. Hinweise auf Muskelschäden kann ein Blutwert, die Kreatinkinase (CK), geben, der bei Mitleidenschaft der Muskelzellen erhöht ist.

Auch wenn ernste Nebenwirkungen unter Statinen selten sind, sollten diese Präparate nur unter ärztlicher Kontrolle und nicht ohne klaren medizinischen Anlass eingenommen werden.

Schwangere dürfen keine Statine einnehmen. Unter der Behandlung mit Statinen muss eine sichere Verhütung gewährleistet sein, da sich in Tierversuchen Hinweise auf Fehlbildungen des Embryos ergeben haben.

Nikotinsäure – ein Oldie dankt ab

Nikotinsäure (Niacin) ist seit den 1950er-Jahren bekannt und gehört damit zu den ältesten Wirkstoffen zur Cholesterinsenkung. In kleinen Mengen fungiert Nikotinsäure als Vitamin aus dem Vitamin-B-Komplex, in höheren Dosen aber als Medikament, das die Blutfette auf verschiedene Arten beeinflusst. Die Wirkung resultiert u. a. dadurch, dass es die Fettauflösung im Fettgewebe hemmt.

!

Niacin kann zu Hautrötungen und einem Hitzegefühl führen.

Leider hat Nikotinsäure einen großen Nachteil: Es kommt nach Einnahme fast immer zu einen „Flush" mit Rötung der Haut, Hitzegefühl, manchmal schnellem Herzschlag und gelegentlich Kurzatmigkeit. Es wurde ein zweiter Wirkstoff (Laropiprant) beigefügt, der die Flush-Wirkung der Nikotinsäure in der Haut abmilderte.

!

Nikotinsäure ist kein Standardmittel für jeden.

Nikotinsäurepräparate senken das LDL-Cholesterin um etwa 15 bis 25 %, damit zwar weniger als die Statine, aber doch relevant. Ein weiterer positiver Effekt auf die Blutfette: Die Triglyceride sinken um 20 bis 35 %, das HDL steigt um 15 bis 20 %. Bei Diabetikern haben Nikotinsäurepräparate einen beträchtlichen Nachteil: Sie erhöhen den Blutzuckerspiegel im Blut.

Zunächst stimmten die Ergebnisse einer Untersuchung aus dem Jahr 2010, die Bruckert u. a. veröffentlicht haben und bei der alle verfügbaren Daten aus den bisher mit Nikotinsäure durchgeführten Studien ausgewertet wurden, optimistisch. Von über 6000 Patienten, die Nikotinsäure erhielten, erlitten 27 % weniger Herzinfarkte und 26 % weniger Schlaganfälle.

Wie ein Paukenschlag schlug dann aber eine großangelegte Studie, die 2014 veröffentlichte HPS2-Thrive-Studie, ein. Nicht nur ergab sich keine relevante Wirksamkeit, sondern es traten zum Teil schwerwiegende Nebenwirkungen zu Tage: Die Häufigkeit an Schlaganfällen stieg unter Niacin an und es manifestierten sich mehr Fälle eines Diabetes mellitus. Die Folge war, dass Hersteller diese Präparate vom deutschen Markt nahmen. Es hat über 60 Jahre gedauert, bis durch diese Studie letztlich die negative Einschätzung der Nikotinsäurepräparate erfolgte und die bis dahin über viele Jahrzehnte geltende Meinung revidiert wurde.

!

Medikamente, die den Cholesterinspiegel erhöhen können: Betablocker, Kortison, Hormonpille.

Ezetimib – der umstrittene Kamerad

Dieser Wirkstoff, der deutlich später als die Statine nach der Jahrtausendwende dazu kam, hemmt die Aufnahme des Cholesterins aus der Nahrung und wirkt somit ganz anders als die Statine. Entsprechend hoch waren die Erwartungen an dieses Medikament, vor allem in Kombination mit einem Statin, um eine noch stärkere Cholesterinsenkung zu erreichen.

Zunächst hat die „ENHANCE-Studie“ die Hoffnungen nicht erfüllt, denn die Studiendaten zum Ezetimib lieferten gemischte Ergebnisse. Zwar sank das Cholesterin unter einer Kombination eines Statins mit Ezetimib stärker als unter dem Statin allein, was sich allerdings nicht positiv auf die Herzinfarktrate auswirkte.

Schließlich ergaben sich in einer kleineren Laborstudie aus Köln Hinweise darauf, dass die kleinen, besonders aggressiven LDL-Partikel unter Ezetimib möglicherweise ansteigen.

!

Ezetimib: LDL-Senkung beweist nicht Risikosenkung.

Im Jahre 2015 wurden die Ergebnisse einer „Mega-Studie“ mit über 18.000 Teilnehmern, der IMPROVE-IT-Studie veröffentlicht, die einen positiven Effekt auf die Herzinfarktrate und die Zahl der Schlaganfälle ergab. In dieser Studie wurde ein Statin allein mit der Kombination Statin und Ezetimib verglichen.

Alles in allem würde ich den Einsatzbereich von Ezetimib in den Fällen sehen, bei denen auch mit einem starken Statin (z.B. Atorvastatin) in Maximaldosis das LDL-Ziel nicht erreicht wird oder in Einzelfällen bei besonders hohem Risiko und noch nicht optimalem LDL-Wert. Außerdem in Situationen, wo Statine gar nicht toleriert werden, auch nicht nach mehrfachen Versuchen mit unterschiedlichen Wirkstoffen, bei nicht sehr hohem Risiko. Bei bedeutsamem Risiko sind hierbei heutzutage die sog. „PCSK9-Hemmer" (s. Kapitel PCSK9-Hemmer) oft eine wirksamere Alternative.

Gestatten – der Neue

Als letzte wurde eine neue Wirkstoffgruppe mit dem komplizierten Namen „PCSK9-Hemmer" oder „PCSK9-Inhibitoren" zugelassen. Ihre Wirkung beruht darauf, dass der Abbau von LDL-Rezeptoren gehemmt wird, so dass an den Leberzellen mehr LDL-Rezeptoren vorhanden sind und daher mehr LDL abgebaut werden kann.

Derzeit sind zwei Präparate dieser Wirkstoffklasse in Deutschland zugelassen: Evolocumab, mit Handelsnamen Repatha®, und Alirocumab, Handelsname PRALUENT®. Beide werden in die Haut (subcutan) gespritzt, also ähnlich wie Insulin oder Heparin. Die Spritzen werden je nach Präparat und Anwendung einmal im Monat oder alle zwei Wochen verabreicht.

> **!**
>
> Die Kosten für diese Behandlung liegen mit derzeit über 600 Euro im Monat sehr hoch.

Bislang sind die Erfahrungen mit dieser neuen Wirkstoffklasse noch begrenzt, allerdings ist die Cholesterinsenkung sehr effektiv und erreicht ca. 50 bis 60 % für das LDL. Interessanterweise wird auch das Lipoprotein (a) (s. Kapitel Lipoprotein (a)) um 20 bis 30 % gesenkt.

Die Anwendung ist den Fällen vorbehalten, wo bei entsprechend hohem Risiko Statine auch nach mehrfachem Wechsel des Präparates nicht toleriert werden, oder wenn bei hohem Risiko das LDL trotz optimaler Therapie nicht im Zielbereich liegt.

Fibrate – die Meister der Triglyceride

Sie gehören zu den älteren cholesterinsenkenden Medikamenten und erhöhen die Aktivität eines bestimmten Enzyms, das vereinfacht ausgedrückt die „locker" verpackten Cholesteringebilde (also das „very low density lipoprotein", VLDL, und das „low density lipoprotein", LDL) in festere Formen (in das „high density lipoprotein", HDL) umwandelt. Fibrate senken stärker die Triglyceride (um ca. 30 %), erhöhen das günstige HDL und reduzieren etwas das LDL. Eine Gesamtanalyse von 2010 zeigte unter Fibraten 13 % weniger Herzinfarkte bei gleicher Lebenserwartung.

Bei Diabetikern, die oft erhöhte Triglyceride und ein niedriges HDL erkennen lassen, würde daher theoretisch ein Fibrat das Lipidprofil verbessern. Leider bewirkt nicht jede Korrektur der Blutfette auch automatisch einen wirklichen Nutzen für den Patienten. Diese Fragestellung wurde im Jahr 2010 in der großangelegten Studie „Action to Control Cardiovascular Risk in Diabetes" (ACCORD-Studie) geprüft, bei der über 5000 Diabetiker entweder Fenofibrat oder Placebo erhielten. Das Resultat verlief für viele enttäuschend, denn zwar verringerten sich, wie erwartet, die Triglyceride und das LDL-Cholesterin, während das HDL etwas anstieg. Die Anzahl an Herzinfarkten, Schlaganfällen oder Todesfällen verbesserte sich jedoch nicht, sodass letztlich kein Gewinn aus dieser Behandlung gezogen werden konnte. Somit muss bei Diabetikern die Behandlung mit Fibraten infrage gestellt werden und sollte keinesfalls eine Standardtherapie bilden.

> **!**
> Bei Diabetikern muss die Behandlung mit Fibraten infrage gestellt werden.

Wenn sowohl das LDL als auch die Triglyceride trotz intensiver nicht medikamentöser Maßnahmen erhöht bleiben, kann eine Kombinationsbehandlung mit Statinen und Fibraten erforderlich werden. Natürlich sollte eine solche Kombination nur durch fachkundige Ärzte unter entsprechenden Kontrollen erfolgen, denn zusammen mit einem Statin ist das Risiko für Nebenwirkungen der Muskulatur (sogenanntes Rhabdomyolyse, eine Auflösung der quergestreiften Muskulatur) erhöht, was entsprechende Kontrollen erfordert. Auch in den Beipackzetteln wird auf verstärkte Muskelschmerzen als Nebenwirkungen gewarnt.

Gallensäurebinder – noch aktuell?

!

Bei Gallenblasenproblemen ist Vorsicht geboten: Gallensteine drohen.

Sehr alte Cholesterinsenker werden nicht vom Körper aufgenommen, sondern verbleiben im Darm und binden Gallensäuren. Im Gegenzug bildet die Leber aus Cholesterin Gallensäuren, um den Verlust zu ersetzen. Die cholesterinsenkende Wirkung ist mäßig, häufig treten Magen-Darm-Unverträglichkeiten wie Verstopfung, Blähungen etc. auf. Von Nachteil ist auch, dass die Triglyceride im Gegenzug ansteigen. Heute kommen die älteren Gallensäurebinder aus diesen Gründen nur selten zum Einsatz.

Colesevelam (Cholestagel), erst seit 2008 in Deutschland zugelassen, bindet die Gallensäuren im Darm und wird durch diesen ausgeschieden. Das veranlasst die Leber, aus Cholesterin neue Gallensäuren zu bilden, und senkt so den LDL-Cholesterinspiegel: Das LDL-Cholesterin geht um 15 bis 18 % zurück, das Gesamtcholesterin um 7 bis 10 %, das „gute“ HDL steigt um etwa 3 %.

Da cholesterinsenkende Medikamente nicht automatisch die Herzinfarktrate senken oder gar die Lebenserwartung verlängern, müssen entsprechende Studien zu diesen Endpunkten abgewartet werden.

Als Nebenwirkung sind auch bei der Neuauflage der Gallensäurebinder vor allem Verstopfung, Blähung, Durchfall und Übelkeit, also Nebenwirkungen des Magen-Darm-Traktes, bekannt. Außerdem werden, wie bei den alten Gallensäurebindern, die Triglyceride im Blut um ca. 5 % erhöht. Ein Grund kann sein, dass das LDL-Cholesterin trotz eines Statins nicht im Zielbereich liegt oder ein Statin nicht vertragen wird.

Kombinationen mehrerer Cholesterinsenker

Es gibt einige Fälle, in denen man mit den nicht medikamentösen Maßnahmen und einem Statin dennoch nicht den angestrebten LDL-Wert erreicht. Das kann z. B. bei einer familiären Cholesterinerhöhung, als familiäre Hypercholesterinämie bezeichnet, auftreten. In diesem Fall wird eine Kombinationen zweier, selten auch mehrerer Medikamente verschrieben. Wenn nicht nur das LDL, sondern auch die Triglyceride gesenkt oder das HDL erhöht werden muss, wird häufig das Statin mit einem Nikotinsäurepräparat oder einem Fibrat kombiniert. Über das Für und Wider einzelner Optionen berät Sie Ihr Arzt.

!

Gerade bei hohen Cholesterinwerten sollte der Blutdruck unter Kontrolle und ggf. akkurat behandelt werden.

Bluthochdruck und Cholesterin – wenn 1 + 1 = 4 ist

Die moderne Medizin sieht die einzelnen Risikofaktoren immer mehr in ihrem Zusammenwirken und nicht als getrennte Störungen. Aus diesem Grund wird auch, wie schon erklärt, der Zielwert für den Cholesterinspiegel abhängig von den anderen Risikofaktoren definiert – es gilt also nicht ein einziger Cholesterinwert für alle.

Oft ist ein hoher Cholesterinspiegel mit einem Bluthochdruck vergesellschaftet, da beide durch die gleichen Faktoren begünstigt werden, wie wir schon beim metabolischen Syndrom (siehe Seite 202) gesehen haben. Der Bluthochdruck selbst ist sehr häufig anzutreffen, umso häufiger, je älter jemand ist – etwa jeder Dritte über 40-Jährige und jeder Zweite über 50-Jährige lassen einen Bluthochdruck erkennen.

Die in diesem Buch geschilderten Strategien helfen Ihnen einerseits, Ihre Blutfette zu regulieren, und andererseits oft gleichzeitig, Ihren hohen Blutdruck zu senken. Wie viel die einzelnen Maßnahmen für den Blutdruck einbringen und wie Sie diese Wirkung noch verstärken können, darauf wird im Folgenden in aller Kürze eingegangen, um nicht den Rahmen des Buches zu sprengen.

!

Ist der Blutdruck an einem Arm höher als am anderen, sollte immer am Arm mit den höheren Werten gemessen werden.

Nicht erst sehr hohe Blutdruckwerte sind auf Dauer gefährlich, sondern auch ein mäßig erhöhter Blutdruck kann Schlaganfälle und Herzinfarkte sowie Augen- und Nierenschäden fördern. Die Grenze, ab der ein Bluthochdruck besteht, liegt bei 140/90 mmHg, wenn in der Arztpraxis gemessen wird. Für die Selbstmessung liegt die Obergrenze schon bei 135/85 mmHg, da die Selbstmessungen meist etwas niedriger ausfallen als in der Praxis.

Früher war man der Meinung, dass bei älteren Menschen ein höherer Blutdruck tolerabel sei. Heute gilt: Die Grenze von 140/90 mmHg gilt als Obergrenze für jedes Alter.

Die nicht medikamentösen Maßnahmen haben sich in Studien als hochwirksame Mittel erwiesen, um den Blutdruck zu senken und damit das Risikoprofil zu verbessern. 902 Patienten erreichten in der „Treatment of Mild Hypertension Study" (THOMS-Studie) eine Blutdrucksenkung von ca. 8,5 mmHg systolisch und diastolisch.

Blutdrucksenkende Maßnahmen

Auf die Grundlagen der nicht medikamentösen Blutdrucksenkung wird hier in nur Kurzform eingegangen, für ausführlichere Informationen sei auf mein Buch „Bluthochdruck selbst senken in 10 Wochen" verwiesen.

Zu den nicht medikamentösen Maßnahmen zur Blutdrucksenkung gehören v. a.

- Ernährungsumstellung: weniger Kohlenhydrate, mehr ungesättigte Fettsäuren
- Gewichtsreduzierung bei Übergewicht
- Reduzierte Verwendung von Kochsalz
- Angepasste Bewegung und Sport
- Moderater Alkoholgenuss
- Saunagänge

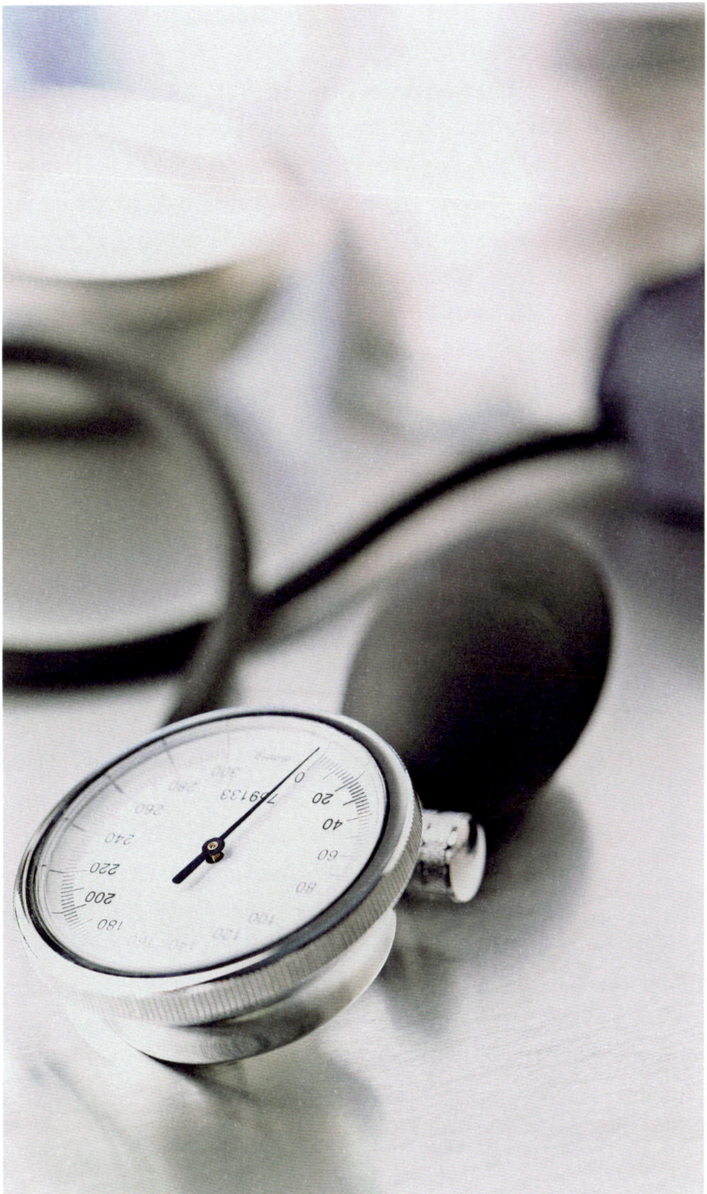

Etwa jeder Dritte über 40-Jährige und jeder Zweite über 50-Jährige lassen einen Bluthochdruck erkennen.

!

Auch pflanzliche Cholesterinsenker sind nicht immer harmlos und frei von Nebenwirkungen. Fachkundiger Rat und Kontrollen sichern den Erfolg.

Wohin die Zukunft geht – quo vadis Cholesterinbehandlung?

Nicht immer sind es nur neue Medikamente, die eine Verbesserung in der Behandlung mit sich bringen. Oft führt auch neues Wissen zu einem bedeutenden Fortschritt. So könnte bei Patienten mit besonders hohem Gesamtrisiko eine weitere Senkung des Ziel-LDL-Cholesterins und die Gabe von Statinen unabhängig vom LDL-Cholesterin, also auch bei einem niedrigen Ausgangswert, dabei helfen, Herz- und Gefäßerkrankungen zu vermeiden.

Erfolgversprechend ist die Entwicklung einer neuen Medikamentengruppe, der CETP-Inhibitoren. Diese bringen das „böse" HDL in bisher unerreichbare Höhen und senken zugleich das LDL. Auch wenn das erste Medikament dieser Art, Torcetrapib, wegen Nebenwirkungen ausgeschieden ist, liegen für eine weitere Substanz, dem Anacetrapib, erste vielversprechende Ergebnisse vor. Es ließ sich damit ein Anstieg des HDL von 41 mg/dl auf 101 mg/dl erzielen. Die Zukunft wird zeigen, ob hier ein neuer Ansatz für die Lipidbehandlung liegt.

In der REVEAL-Studie aus dem Jahr 2017 mit über 30.000 Teilnehmern wurde das LDL-Cholesterin bei Probanden, die bereits das stark wirkende Atorvastatin einnahmen, um zusätzliche 20 % gesenkt und das gute HDL-Cholesterin verdoppelt. Dies ging mit einem Rückgang an Herzinfarkten u.ä. einher.

Diese Ergebnisse lassen darauf hoffen, dass mit diesem Therapieprinzip in Zukunft das Risiko für schwere Herz-Gefäß-Erkrankungen weiter effektiv gesenkt werden kann. Neue Medikamente müssen nicht nur danach beurteilt werden, wie weit sie den Cholesterinspiegel senken, sondern, ob sie auch Herzinfarkte und Schlaganfälle verhindern sowie die Lebenserwartung verlängern.

Pflanzliche Mittel zur Cholesterinsenkung

Tatsächlich gibt es eine Möglichkeit, einen Teil des Cholesterins aus der Nahrung zu beseitigen, sodass es nicht in den Organis-

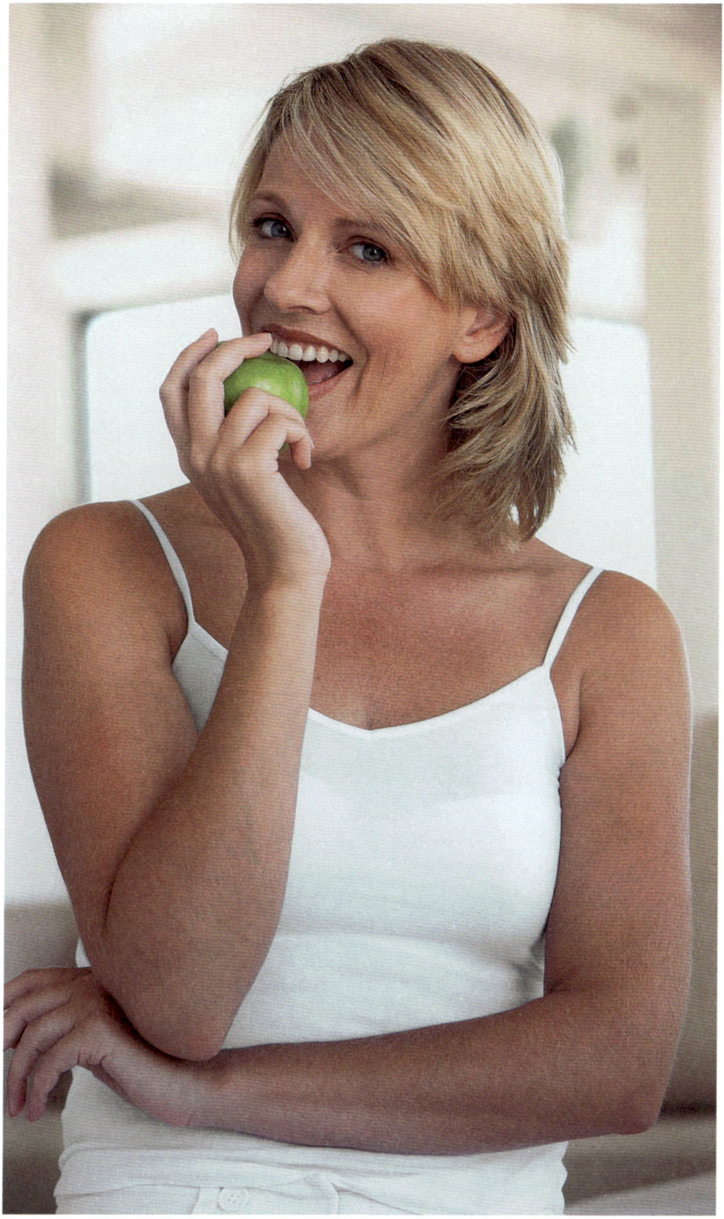

Die Ernährungsumstellung senkt zu hohen Blutdruck, auch wenn nicht abgenommen wird.

mus vordringt, sondern auf natürlichem Weg ausgeschieden wird. Zu verdanken haben wir diesen Effekt der Tatsache, dass Pflanzen zwar kein Cholesterin – wir erinnern uns, Cholesterin kommt nur in tierischen Nahrungsmitteln vor –, aber einen Stoff bilden, der bis auf einen kleinen Unterschied dem tierischen Cholesterin zum Verwechseln ähnlich sieht. Diese pflanzlichen Sterole reduzieren die Aufnahme von Cholesterin.

Hintergrund

Molekülstruktur von tierischem Cholesterin und pflanzlichem Sterol.

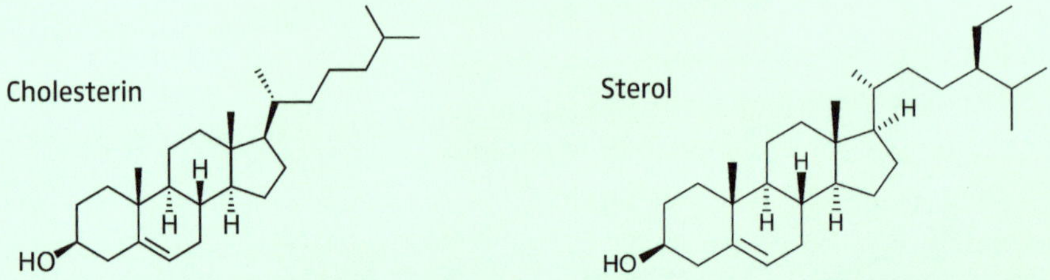

Aufgrund ihrer Ähnlichkeit lagern sich die Sterole im Darm an die Stellen, an denen sonst das Cholesterin ankoppelt, um in den Blutkreislauf eingeschleust zu werden. So werden die „Transportstellen" im Darm besetzt, ein Teil des Cholesterins kann deshalb nicht aufgenommen werden und wird ausgeschieden.

Pflanzliche Sterole und Stanole, auch als Phytosterole, Phytosterine oder pflanzliche Sterine bekannt, senken das LDL-Cholesterin um ca. 10 %, eine beachtliche Wirkung, wenn man bedenkt, dass eine 10%ige Senkung des LDL das Herzinfarktrisiko um etwa 20 % reduziert. In der renommierten medizinischen Zeitschrift „New England Journal of Medicine" wurde 1995 eine Studie über die Wirkung dieser pflanzlichen Zusätze veröffentlicht: Es kam zu einer Senkung des Gesamtcholesterins um 10,2 % und gleichzeitig zu einer Senkung des LDL-Cholesterins um 24 mg/dl.

> **!**
>
> Pflanzliche Sterole sind in Nüssen und Sonnenblumenkernen enthalten.

Diese wohl bekanntesten pflanzlichen cholesterinsenkenden Mittel finden sich in Gemüse, Obst, Nüssen, Samen und Körnern. Sonnenblumenkerne und Sesamkerne ebenso wie kaltgepresstes Sojaöl enthalten größere Mengen an pflanzlichen Sterolen. Seit einiger Zeit werden pflanzliche Sterole einigen Nahrungsmitteln, wie Margarinen und Orangensäften, zugesetzt. Sie erkennen Sie an der Verpackungsaufschrift, denn sie unterstehen der Kennzeichnungspflicht – meistens recht deutlich, da mit ihnen in der Regel für das Produkt geworben wird.

Möglicherweise wirken sich diese Substanzen nicht nur günstig auf das LDL-Cholesterin aus, sondern auch auf die Prostata. Außerdem gibt es Hinweise für eine Senkung des Darmkrebsrisikos – diese beiden Wirkungen sind zwar nicht bewiesen, könnten aber, wenn sich diese ersten Indizien bestätigen sollten, noch einen Zusatzbonus bedeuten.

Sterole sind nicht unumstritten, werden aber trotz Gegenstimmen in den Vereinigten Staaten von offizieller Seite („National Cholesterol Education Program“, NCEP) als Option zur Cholesterinsenkung gehandelt. Da Langzeitdaten und umfangreichere Erfahrungen allerdings noch fehlen, können die Effekte bei einer längeren Einnahme noch nicht abschließend beurteilt werden. Momentan überwiegen die positiven Daten, während sich Gegenstimmen mehr aus theoretischen Überlegungen erheben. Eindeutige Studien, die einen Schaden belegen, gibt es nicht. Bei einer extrem seltenen angeborenen Stoffwechselkrankheit (Phytosterolämie) können sich diese Substanzen im Körper ansammeln und zu Ablagerungen führen.

Pflanzliche Sterole sind zwar teilweise umstritten, allerdings wurden sie 2010 in der „LUdwigshafen RIsk and Cardiovascular Health Study“ (LURIC-Studie) als sicher eingestuft. In einer spanischen Untersuchung zeigten Gesunde höhere Sterol-Spiegel im Blut als Herzinfarktpatienten.

Zur Cholesterinsenkung werden 2 g pflanzlicher Sterole täglich empfohlen. Eine zu hohe Menge sollte aus Sicherheitsgründen nicht eingenommen werden, da insbesondere die Carotinoidaufnahme mit der Nahrung sinkt und bei höheren Mengen keine weitere Wirkung der Sterole und Stanole mehr auftritt. Kinder, Schwangere und Stillende sollten solche angereicherten Produkte aus Sicherheitsgründen und um eine ausreichende Versorgung mit allen Vitaminen und Nährstoffen zu gewährleisten, nicht zu sich nehmen. In dieser empfohlenen Menge von 2 g ist bei allen anderen Personen keine Vitaminunterversorgung zu befürchten.

Policosanol – was bringt das Zuckerrohrmittel?

Diesem meistens aus Zuckerrohr gewonnene Extrakt werden seit Langem cholesterinsenkende Eigenschaften zugeschrieben. Einige Studien, die meisten von einer kubanischen Forschergruppe durchgeführt, zeigen eine cholesterinsenkende Wirkung, wohingegen eine niederländische Studie diese Ergebnisse nicht bestätigte. Auch eine deutsche Studie, die in dem renommierten amerikanischen „Journal of the American Medical Association" 2006 veröffentlich wurde, konnte keinen cholesterinsenkenden Effekt nachweisen. Insofern ist die momentane Datenlage widersprüchlich, sodass größere Studien im üblichen Standard abzuwarten sind, bevor eine Empfehlung gegeben werden kann.

!

Die Wirkung von Policosanol ist bisher noch unklar.

Roter fermentierter Reis – doch nur ein Statin?

Schon seit Jahrhunderten wird der rote fermentierte Reis in der chinesischen Heilkunde verwendet. Inzwischen ist bekannt, dass Cholestin, ein cholesterinsenkendes Medikament aus der Gruppe der Statine, in dieser Reissorte für die Cholesterinsenkung verantwortlich ist. Hergestellt wird er durch Fermentation mit einem Schimmelpilz. Die Senkung des Gesamtcholesterins beträgt ca. 15 %, des LDL-Cholesterins ca. 21 %.

!

Roter fermentierter Reis ist in China schon lange ein Heilmittel.

1998 wurde von der Lebensmittelüberwachung und Arzneimittelzulassungsbehörde der Vereinigten Staaten, der Food and Drug Administration (FDA), der Verkauf als Nahrungsergänzung

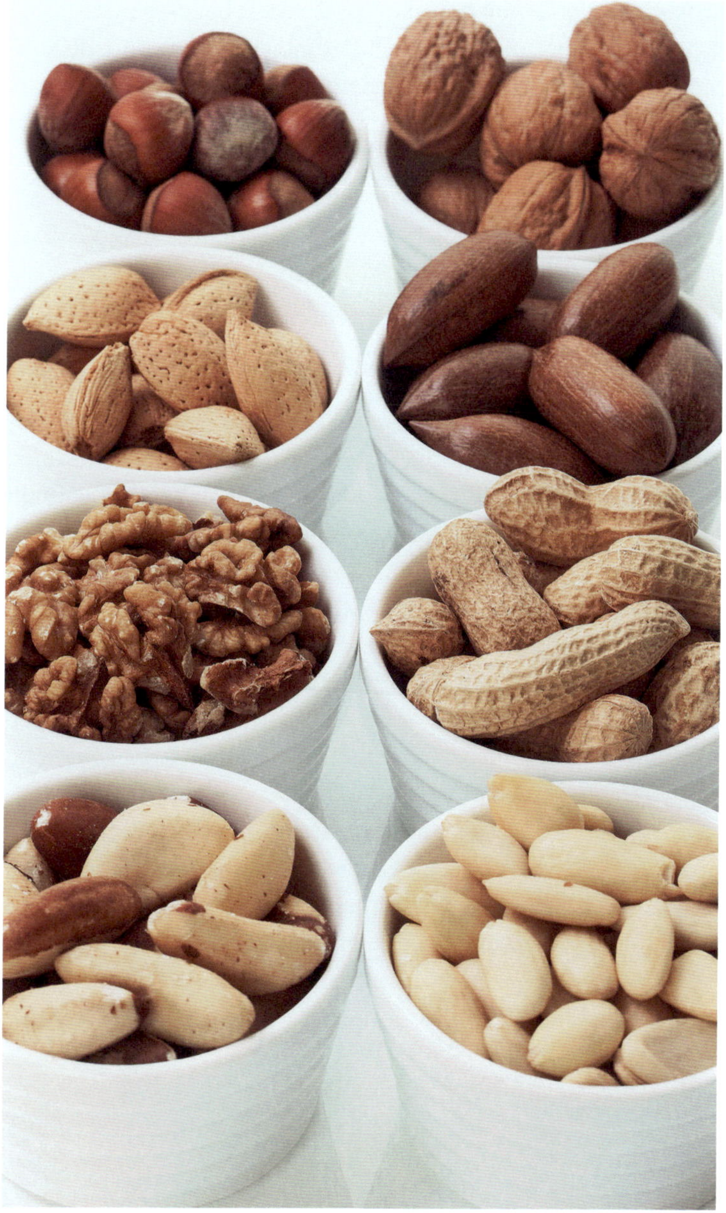

Nüsse enthalten pflanzliche Sterole.

untersagt. Wissenschaftler aus Tennessee berichteten im März 2010 im „American Journal of Cardiology", dass einige Patienten, die Statine nicht vertragen haben, den rot fermentierten Reis tolerierten. Erklärbar ist dies schon, denn Patienten können durchaus ein Statin nicht vertragen, das nächste jedoch problemlos einnehmen. Außerdem kann auch ein Statin, das in einer höheren Dosis Nebenwirkungen bei einem Patienten hervorruft, in einer geringeren Dosis keinerlei Beschwerden verursachen. Für definitive Empfehlungen reicht die kleine Patientengruppe (25 Personen) nicht aus.

Auch die sehr ungleiche Menge des Cholesterinsenkers in diesem Reis stellt ein Problem dar. So fanden sich bei zehn verschiedenen Sorten extreme Unterschiede im Wirkstoffgehalt um den Faktor 100. Insgesamt sind keine Vorteile gegenüber den Statinen vorhanden, da auch der Wirkstoff ein Statin darstellt, aber Unsicherheiten, was die Dosierung angeht.

Artischockenblätterextrakt – herzgesund

Artischocken gelten seit jeher als herzgesund. Tatsächlich gibt es Hinweise auf eine milde Cholesterinsenkung von Artischockenblätterextrakten. Verantwortlich für die Wirkung ist der Wirkstoff Cynarosid, der in der Leber die Cholesterinbildung unterdrückt. Auch wenn keine umfassenden Daten vorliegen, sind angesichts der guten Verträglichkeit keine Risiken zu erwarten, denn Artischocken regen den Appetit an und fördern die Gallensäurebildung. Menschen mit Gallensteinen sollten davon absehen. Wenn Sie zusätzlich etwas für Ihre Blutfette tun möchten, können Sie ruhig darauf zurückgreifen.

Grüner Tee – asiatisches Lebenselexier

In Japan hat eine Untersuchung an über 40.000 Personen zwischen 40 und 74 Jahren, die von 1995 bis 2005 durchgeführt wurde, Folgendes nachgewiesen: Diejenigen, die fünf oder mehr

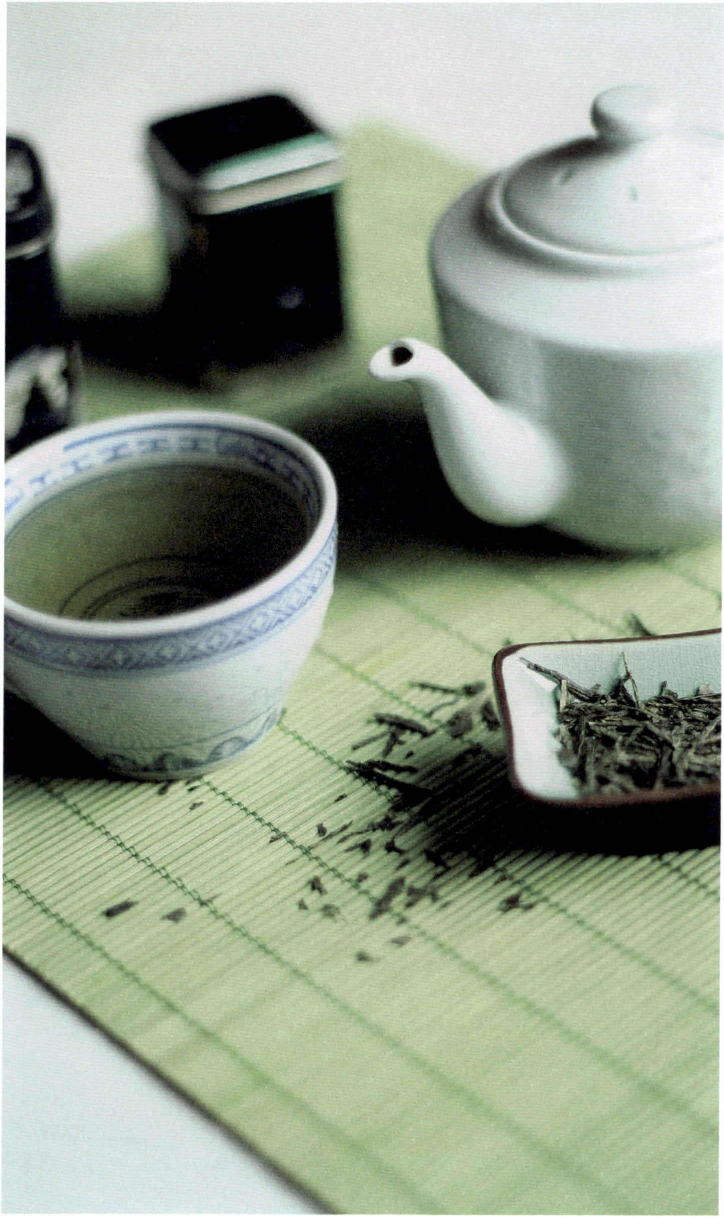

Grüner Tee kann das Schlaganfallrisiko um die Hälfte reduzieren.

!

Grüner Tee wehrt als wirksames Antioxidans die schädliche Oxidation von LDL ab.

Tassen grünen Tee täglich tranken, konnten ihr Risiko, an einem Schlaganfall oder Herzinfarkt zu sterben, bedeutend herabsetzen. Die Sterblichkeit lag bei den Teetrinkern von fünf oder mehr Tassen täglich nach sieben Jahren um mehr als ein Viertel, nach elf Jahren um 16 % niedriger als in der übrigen Bevölkerung. Frauen profitierten sogar noch deutlicher, denn bei ihnen sank das Schlaganfallrisiko sogar auf etwa die Hälfte. Diese bemerkenswerten Ergebnisse waren auf einen Rückgang von Herzinfarkten und Schlaganfällen zurückzuführen und werden auf die im Tee enthaltenen Polyphenole bzw. Catechine, vor allem dem EGCG (Epigallocatechin-3-gallat), zurückgeführt. Von Bedeutung könnte zudem auch sein, dass die Oxidation des LDL-Cholesterins vermindert wird.

2001 wurde im „American Journal of Epidemiology“ über einen Rückgang des Herzinfarktrisikos um etwa 11 % bei Teetrinkern von mindestens drei Tassen täglich berichtet. Über eine mäßige, aber signifikante Verbesserung der Blutfette mit Senkung des LDL und der Triglyceride sowie der Anhebung des HDL wurde auch im renommierten „British Medical Journal“ 2001 berichtet.

Alles in allem gibt es gute Anhaltspunkte für eine Verbesserung des Blutfettprofils und für eine Senkung der Herzinfarkt- und Schlaganfallrate durch grünen Tee. Hier kommen vermutlich noch weitere positive Wirkungen dazu, die für Cholesterinpatienten von Vorteil sind.

Allerdings enthält grüner Tee auch Koffein, das insbesondere bei Menschen mit Herz-Kreislauf-Erkrankungen in höheren Mengen schadet.

Guggulipid – zweifelhafte Wirkung

Guggul hat in der asiatischen Medizin eine lange Tradition und wird bei uns häufiger zur Cholesterinsenkung angepriesen. Es soll Hormonrezeptoren blockieren, die an der Cholesterinbildung beteiligt sind. Einige kleinere Studien ergaben Hinweise auf eine cholesterinsenkende Wirkung. Schließlich konnte aber in einer qualitativ hochwertigen Studie, die 2003 im „Journal of American Medical Association" veröffentlicht wurde, die cholesterinsenkende Wirkung nicht bestätigt werden. In dieser Untersuchung stieg unter Guggulipid das LDL-Cholesterin sogar um 4 % an, während sich Gesamtcholesterin, HDL und Triglyceride nicht änderten. Auch die Verträglichkeit war nicht überzeugend, denn häufig trat ein allergischer Hautausschlag unter dem Präparat auf. Angesichts dieser Datenlage ist die Wirkung sehr zweifelhaft und die Anwendung mit Nebenwirkungen verbunden, sodass ich diese Präparate nicht empfehlen kann.

!

Nebenwirkungen können auftreten.

Soja – die Königin der Bohnen

Sojabohnen genießen einen besonderen Status, denn ihr Eiweißgehalt von etwa 40 % hat sie vor allem bei Vegetariern beliebt gemacht. Daneben besitzt sie – für Bohnen ungewöhnlich – einen hohen Ölanteil von ca. 20 %.

Soja kann den Cholesterinspiegel senken.

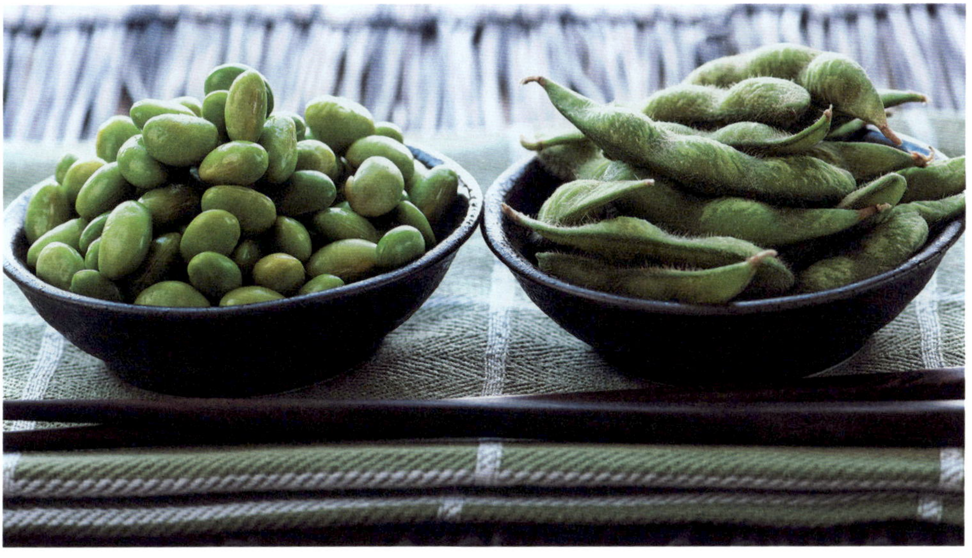

Die amerikanische Gesundheitsbehörde, die Food and Drug Administration (FDA), hat ihr Einverständnis dazu gegeben, dass Soja zur Förderung der Herzgesundheit beworben wird. Hintergrund ist, dass eine Menge von mindestens 25 g den Cholesterinspiegel senken kann, und zwar im Mittel um 10 % für das LDL. Das klingt auf den ersten Blick vielleicht nicht sehr viel, wenn man jedoch bedenkt, dass eine 10%ige LDL-Senkung das Herzinfarktrisiko um 20 % erniedrigt, erscheint die Wirkung doch lohnend.

Vorsicht geboten ist bei Personen mit Birkenallergien, da Kreuzallergien zu Sojabohnen möglich sind. Genauso bei Säuglingsnahrung, da die pflanzlichen Hormone eine Schilddrüsenunterfunktion begünstigen können und ebenso Allergien.

Auch wenn die Phytohormone der Sojabohnen gern gegen Beschwerden der Wechseljahre angewandt werden, sollten vor allem Frauen mit Brustkrebserkrankungen in der Familie aufpassen, denn es kann nicht ausgeschlossen werden, dass die pflanzlichen Hormone das Wachstum von Brusttumoren fördern. Eine Wirkung gegen klimakterische Beschwerden hat sich demgegenüber in Untersuchungen nicht gezeigt und ist, wenn überhaupt vorhanden, so gering, dass es das Risiko nicht rechtfertigt. Vor allem hohe Dosen über 25 g am Tag sind bedenklich.

Soja kommt u. a. in Tofu, Sojamilch und -joghurt vor. Die genannte Wirkung gilt aber nur für diejenigen, die Soja anstelle von Fleisch, Milch etc., nicht jedoch zusätzlich einnehmen. Dennoch, wer konsequent diese Nahrungsmittel durch Soja ersetzt, kann damit den LDL-Cholesterinspiegel nennenswert senken, ebenso die Triglyceride und das HDL-Cholesterin anheben.

> !
> Knoblauch verdünnt das Blut.

Knoblauch – die Kultpflanze für das Herz

Seit Langem ist Knoblauch für seine gefäßschützende Wirkung bekannt. Schon im Altertum wurde er als Heilpflanze u. a. zur allgemeinen Stärkung angewandt. So erhielten die Pyramidenar-

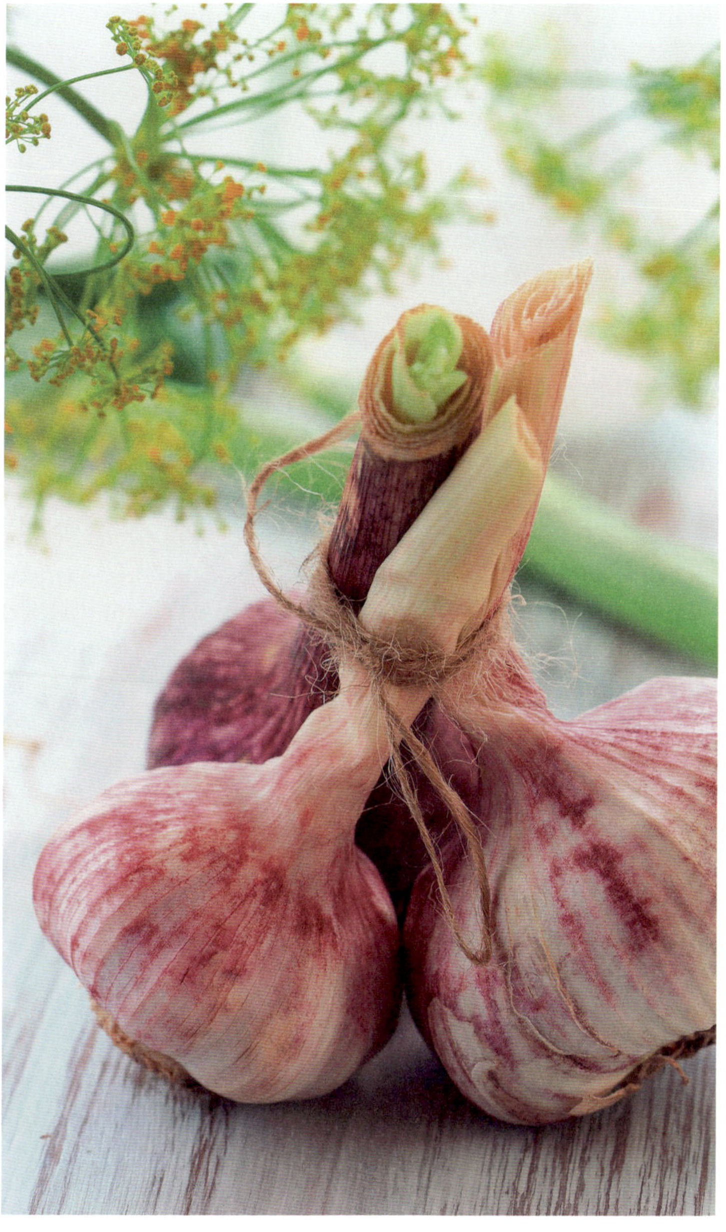

Der wichtigste Wirkstoff des Knoblauchs, das Allicin, hat eine gewisse leicht senkende Wirkung auf den Cholesterinspiegel.

beiter in Ägypten täglich Knoblauch zur Kräftigung und gegen Parasiten.

Was ist am Knoblauch wirklich dran? Zunächst hat der wichtigste Wirkstoff des Knoblauchs, das Allicin, eine gewisse leicht senkende Wirkung auf den Cholesterinspiegel, möglicherweise auf ähnlichem Wege wie viele cholesterinsenkende Medikamente: durch Hemmung eines bestimmten Enzyms (HMG-CoA-Reduktase). Die Daten darüber sind allerdings nicht eindeutig. Weiterhin ist Knoblauch als „Radikalfänger" bekannt und schützt die Zellen vor Angriffen seitens dieser aggressiven Moleküle. Da es darüber hinaus Hinweise auf entzündungshemmende Wirkungen und eine Hemmung der Blutplättchen (ähnlich dem Aspirin) gibt, lassen sich mit Knoblauch durchaus gewisse wünschenswerte Effekte erzielen, wenn der Geruch nicht stört.

Nachdem Knoblauch in den 1970er- und 80er-Jahren als herzschützendes Nahrungsmittel in Kapselform eine große Verbreitung fand, verliefen entsprechende Studien recht ernüchternd. So eine Untersuchung der amerikanischen Gesundheitsbehörde National Institutes of Health (NIH), die lediglich über drei Monate eine Cholesterinsenkung zeigte, nicht aber darüber hinaus.

Knoblauch hemmt allerdings die Blutplättchen, übt also eine blutverdünnende Wirkung aus. Daher ist der Verzehr bei Personen, die andere Gerinnungshemmer wie Aspirin oder Marcumar einnehmen, problematisch. Knoblauch zu den Mahlzeiten kann durchaus empfohlen werden, während größere Mengen keinen nachgewiesenen Effekt auf den Cholesterinwert aufweisen.

Ingwer – das „natürliche Aspirin"

Ingwer soll ähnlich wie Knoblauch eine positive Wirkung auf Cholesterin, Herz und Blutgefäße haben. Ernst zu nehmende Hinweise auf seine cholesterinsenkende Wirkung haben sich in einer kleineren iranischen Studie aus dem Jahr 2008 ergeben: Sowohl das Gesamtcholesterin als auch die Triglyceride gingen unter Ingwer zurück, während das HDL emporstieg.

Eine weitere Eigenart erinnert an den Knoblauch: die blutverdünnende Wirkung. Aus diesem Grund wird Ingwer auch als „natürliches Aspirin" angesehen. Da es außerdem gegen Übelkeit und entzündungshemmend wirkt, kann es ohne Übertreibung als Multitalent bezeichnet werden.

Auch bei Ingwer gilt: Wenn Sie andere Gerinnungshemmer wie Aspirin oder Marcumar einnehmen, sollten Sie Ingwer wegen einer zu starken Blutverdünnung nicht einnehmen.

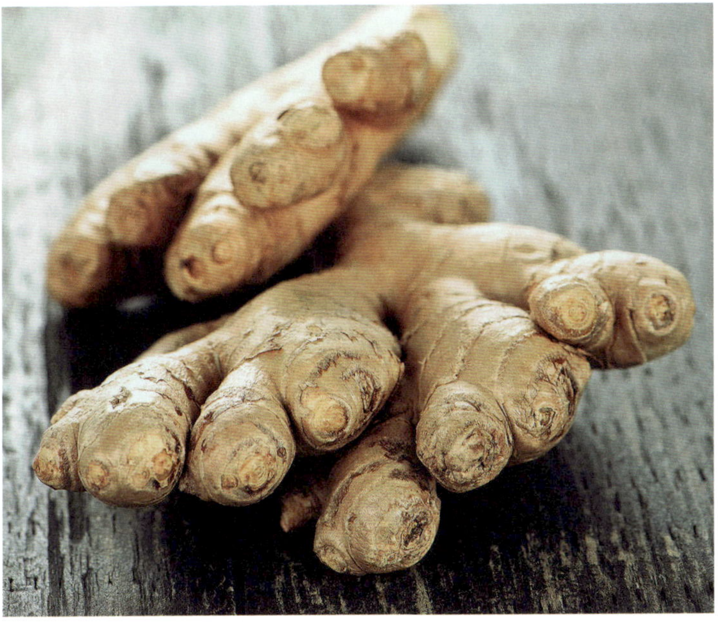

Ingwer: effektiv gegen Reisekrankheit und Völlegefühl.

AUFGABE FÜR DIESE WOCHE

Haben Sie bei den besprochenen natürlichen Mitteln mit positiver Bewertung eines oder mehrere gefunden, die Sie verwenden möchten?

____

____

Prüfen Sie die Liste der gesunden und cholesterinsenkenden Lebensmittel.
Welche davon haben Sie auf Ihrem täglichen Speiseplan?
Kreuzen Sie diejenigen Lebensmittel an, die Sie regelmäßig essen, und tragen Sie sie in die einzelnen Tage ein.

TAG 1	TAG 2	TAG 3	TAG 4	TAG 5	TAG 6	TAG 7

ZU GUTER LETZT

Wenn Sie durchgehalten und die beschriebenen Übungen durchgeführt haben, darf ich Sie beglückwünschen, denn Sie sind dem Ziel eines optimalen Cholesterinspiegels, eines guten Lipidprofils einen großen Schritt näher gekommen und haben darüber hinaus die Basis für ein gesundes, aktives und langes Leben geschaffen.

Die Informationen in diesem Buch sind so vielfältig, dass Sie sicherlich beim ersten Lesen nicht alle wichtigen Tipps und Fakten behalten konnten. Lesen Sie deshalb einzelne Kapitel oder das ganze Buch mehrmals, denn mit jedem Lesen werden Sie die Zusammenhänge besser verstehen und weitere Informationen in Ihrem Alltag nutzen können. Ob Sie höhere Cholesterinwerte oder erhöhte Blutfette haben oder einfach mehr für Ihre Gesundheit tun wollen – dieses Buch ist Ihr idealer Begleiter zum Nachschlagen und Mitmachen.

Sie haben bisher nur ein einziges Kapitel gründlich durchgearbeitet? Damit haben Sie bereits einen beachtlichen Erfolg in Richtung Gesundheit erzielt. Dennoch: Bleiben Sie nicht auf der Hälfte des Weges stehen, nutzen Sie das Wissen aus diesem Buch für sich.

Sie werden sehen, dass Sie – ohne die einzelnen Methoden jedes Mal anzuwenden – in Zukunft vieles, das hier besprochen wurden, „automatisch" ändern: Sie werden z. B. Ihre Ernährung jetzt besser planen sowie etliche Anregungen umsetzen. Aus der Erfahrung weiß ich, dass die meisten, die ihre Blutfette, ihr Wohlbefinden und ihr Leistungsvermögen grundlegend verbessern konnten, das durch die hier aufgeführten Strategien erreicht haben.

Schließlich verfügen Sie jetzt über ein so umfangreiches Wissen über das Thema Cholesterin und Blutfette, dass Sie sehr gut

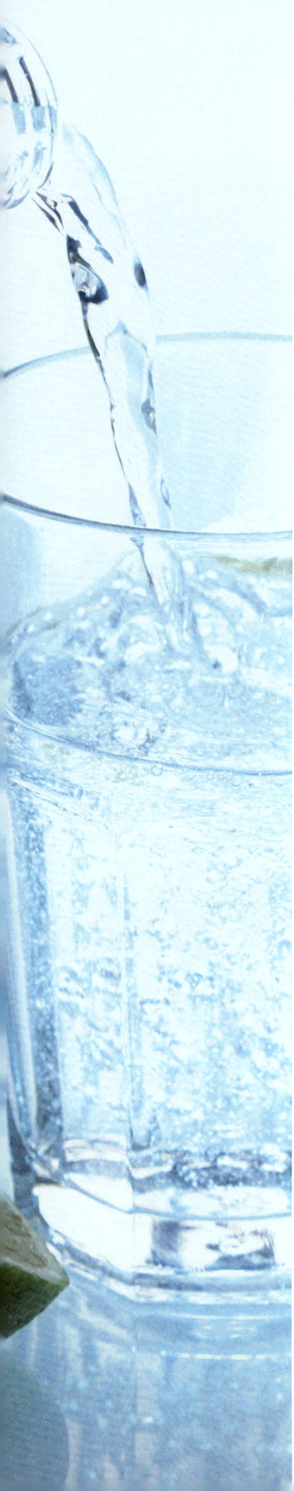

beurteilen können, welche der vielen überall angepriesenen Mittel Ihnen tatsächlich auch helfen können und welche eher von Nachteil sind. Damit sind Sie als sehr gut informierter Laie in der Lage, selbst Ihr Schicksal in die Hand zu nehmen und die Voraussetzungen für ein langes, gesundes Leben zu legen.

Viel Freude und Erfolg mit den empfohlenen Maßnahmen und vor allem Gesundheit wünscht Ihnen

Ihr
Dr. med. Ramon Martinez

Empfehlenswerte Bücher

- R. Martinez: Bluthochdruck selbst senken in 10 Wochen
- C. A. Schlieper: Grundfragen der Ernährung
- P. Schwand, K. Parhofer: Handbuch der Fettstoffwechselstörungen

Register

4-S-Studie 33

Abnehmen 106, 114, 117, 132, 137, 141, 207
Alkohol 93, 115
Allicin 253
Alpha-Linolensäure 98, 172
Arteriosklerose 23, 182
Artischocken 248
Aspirin 57, 254
Ausdauertraining 144
Avocado 58, 93, 199

Ballaststoffe 126
Bauchumfang 210
Blutfette 10, 33, 38, 49, 70, 74, 82, 218, 123, 137
Blutfettprofil 250
Bluthochdruck 28, 45, 62, 117, 134, 141, 151, 162, 203, 239
BMI 208

CARE 34, 124, 191
Cholesterinhypothese 18, 27
Cholesterinkristalle 120
Cholesterinmessung 201
Chrom 174
Chylomikrone 65
Coenzym Q10 173
Colesevelam 238
Cynarosid 248

Depression 138, 184, 219
DHA 98
Diabetes mellitus 28, 35, 44, 66, 84, 94, 188, 198, 202, 203, 207

EGCG 250
einfach ungesättigte Fette 26, 53
Eisen 162
Endothel 119
Entspannungstechniken 221
Entwässerungsmittel 94, 178
EPA 98
Ergometertraining 151, 157
Ernährungsumstellung 27, 49, 66, 92, 99, 107, 125, 134
Ezetimib 235

Fahrradfahren 140, 151, 156, 160
Familiäre Cholesterinerhöhung 204
Fett 49
Fibrate 32, 93, 201
Fibrinogen 201
Fischkonsum 81
Fischölkapseln 94
Fischsorten 61, 81
Flavonoide 167

Flush 125, 234
Folsäure 197
Framingham 23, 207
Französisches Paradoxon 115
Frühstücksei 70

Gallensäurebinder 238
Gehirnleistung 142
Gesamtcholesterin 16, 28, 38, 201
gesättigte Fette 49, 51, 132, 180
Getränke 79, 93, 116, 159
Glykämische Last 90, 108, 118, 134, 167
Grüner Tee 248
Guggulipid 250

Haferkleie 127
HDL 31, 34, 38, 39, 59, 64
Helsinki Herz-Studie 31
Homocystein 197
HS-CRP 199
Hypercholesterinämie 20, 204, 239

Ingwer 255
Insulin 104
INTERHEART 210

Jod 162
Joggen 140, 151, 156, 162
JUPITER 200

Kalium 133, 162, 177
Kalzium 162, 179
Knoblauch 252
Kohlenhydrate 49, 85, 102, 104, 118, 128, 164, 204, 240
Krafttraining 144
Kreta-Diät 54

L-Carnitin 186
LDL 16, 28, 37, 39, 31, 40, 58
LDL-Apherese 195, 206
Linsen 176
Lipidprofil 66, 127, 237, 257
Lipobay 233
Lipoprotein a 193
Lipoproteine 34, 64, 90, 102

Macadamia 58, 172
Magnesium 174, 179, 181, 203
Medikamente 200, 230, 237
mehrfach ungesättigte Fette 55, 56, 74
Metabolisches Syndrom 66, 202, 239
Mikronährstoffe 165, 173, 185, 180, 187, 188
Mineralstoffe 165
Mittelkettige Fettsäuren 102
Mittelmeerkost 54, 83
Muskelschmerzen 232
Muskelschwäche 163

Nahrungsergänzungsmittel 82, 166, 174, 179, 186, 189
Naringin 170
Neutralfette 20, 28, 38, 50, 64, 81, 90, 116, 125, 145
Nikotinsäure 93, 125, 194, 234, 239

Normwerte 20, 39, 96
Nüsse 55, 58, 63, 79, 84, 111, 115, 136, 170, 180, 192

Olivenöl 26, 51, 54, 59, 78, 134
Ölsorten 58
Omega-3-Fette 57, 81, 90, 198
Omega-6-Fettsäuren 54, 96, 100
Oxidativer Stress 169

Paranüsse 184
Pedometer 161
Pflanzliche Mittel 231, 242
Polyphenole 59, 115, 169
PROCAM 28, 91, 195
Puls 148

Radikale 163, 168, 170
Radikalfänger 170, 174, 190, 254
Rapsöl 51, 55, 58, 78, 106
Rauchen 215
Responder 71, 75
Risikofaktoren 27, 36, 41, 66, 96, 123, 138, 162, 180
Risikofaktoren, neue 193
Risikogruppen 40
Risikosenkung 38, 190
Roter fermentierter Reis 246
Rotwein 84, 116

Schilddrüse 183, 252
Schlaganfall 38, 56, 91, 119, 121, 133, 162, 177, 193, 201, 224, 235
Sekundäre Pflanzenstoffe 59, 165
Selen 168, 174
Soja 245
Sport 64, 92, 109, 125, 132, 137, 140
Spurenelemente 161
Stanole 244
Statine 47, 125, 173, 199, 231
Sterole 244
Stress 144, 173, 218

Taillen-Hüft-Verhältnis 210
Training 67, 137, 141
Transfettsäuren 56, 87
Triglyceride 64, 90, 116, 137, 144, 172, 188, 201

Ubichinon 169

Vitamintabletten 189
Vollkorn 105, 126, 131, 167

Walking 150, 151, 152
Weizenkeimöl 173

Zielwerte Cholesterin 40, 123
Zink 162, 164, 169, 174

Bibliografische Information der Deutschen Nationalbibliothek
Die Deutsche Nationalbibliothek verzeichnet diese Publikation in der deutschen Nationalbibliografie; detaillierte bibliografische Daten sind im Internet über http://dnb.ddb.de/ abrufbar.

ISBN 978-3-86910-335-8 (Print)
ISBN 978-3-86910-705-9 (PDF)
ISBN 978-3-86910-706-6 (EPUB)

Fotos:
Umschlag: Titelfoto: Yuri Arcurs – 123rf.com; hinterer Umschlag (innen): Getty Images
123rf.com: Alila: 25; Werner Muenzker: 67; Vslp: 121; Yuri Arcurs: 139; Cathy Yeulet: 160, 243; Monika Adamczyk: 178; Lilyana Vynogradova: 179; svl861: 189; Svetlana Kolpakova: 253; Elena Elisseeva: 255
Fotolia: Myra Olislaegers: 1; Noam: 2, 5; Japolia: 8/9; Firebrand Photography: 19; Tatiana Mirlin: 55; Thomas Francois: 59; sil007: 62; Brigitte Bonaposta: 73; moonrun: 76; JJAVA: 77, 103; sarsmis: 83; manla: 86; Jiri Hera: 88; 187; ElinaManninen: 95; sonia chatelaine: 110; Hannes Eichinger: 127; victoria p.: 135; contrastwerkstatt: 153, 226; hjpix: 170; Matthew Bowden: 176; Viktorija: 192; Myra Olislaegers: 198; Robynmac: 205; Helder Almeida: 213; Mediamo: 214; Pixelot: 216; Yuri Arcurs 220; WavebreakMediaMicro:: 221; mapoli-photo: 223; MP2: 247; Elenathewise: 251; Torsten Schon: 258; madjuszka: 262
iStockphoto.com: matka_Wariatka: 6; 80; blackred: 14/15; Fajean: 53; Nicolebranan: 106; Floortje: 131; kali9: 147; Ivonne Wierink-vanWetten: 166; Tjasam: 249
Getty Images: Chris Ryan: 241

3. Auflage

Die Ratgebermarke der Schlütersche Fachmedien GmbH
Hans-Böckler-Allee 7, 30173 Hannover
www.humboldt.de
www.schluetersche.de

Aus Gründen der besseren Lesbarkeit wurde in diesem Buch die männliche Form gewählt, nichtsdestoweniger beziehen sich Personenbezeichnungen gleichermaßen auf Angehörige des männlichen und weiblichen Geschlechts sowie auf Menschen, die sich keinem Geschlecht zugehörig fühlen.
Autor und Verlag haben dieses Buch sorgfältig erstellt und geprüft. Für eventuelle Fehler kann dennoch keine Gewähr übernommen werden. Weder Autorin noch Verlag können für eventuelle Nachteile oder Schäden, die aus in diesem Buch vorgestellten Erfahrungen, Studien, Therapien, Medikamenten, Methoden und praktischen Hinweisen resultieren, eine Haftung übernehmen. Insgesamt bieten alle vorgestellten Inhalte und Anregungen keinen Ersatz für eine medizinische Beratung, Betreuung und Behandlung.

Lektorat: Dagmar Fernholz, Köln
Layout: Groothuis, Lohfert, Consorten, Hamburg
Covergestaltung: semper smile Werbeagentur GmbH, München
Satz: Die Feder · Werbeagentur GmbH, Wetzlar
Druck und Bindung: Gutenberg Beuys Feindruckerei GmbH, Langenhagen